U0344139

甘肃西部蒙药资源

GANSU XIBU MENGYAO ZIYUAN

张 勇 晋 玲 ◎主编

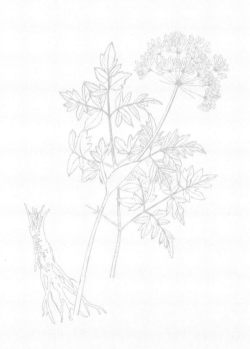

甘肃科学技术出版社

图书在版编目(CIP)数据

甘肃西部蒙药资源 / 张勇,晋玲主编. -- 兰州 ：
甘肃科学技术出版社,2022.8
ISBN 978-7-5424-2762-5

Ⅰ.①甘… Ⅱ.①张… ②晋… Ⅲ.①蒙医 – 中药材
– 甘肃 Ⅳ.①R291.208

中国版本图书馆CIP数据核字(2020)第033212号

甘肃西部蒙药资源

张 勇 晋 玲 主编

责任编辑 陈学祥
封面设计 麦朵设计

出 版 甘肃科学技术出版社
社 址 兰州市城关区曹家巷1号 730030
网 址 www.gskejipress.com
电 话 0931-2131572(编辑部) 0931-8773237(发行部)

发 行 甘肃科学技术出版社 印 刷 甘肃兴业印务有限公司
开 本 889毫米×1194毫米 1/16 印 张 16.75 插页 4 字 数 355千
版 次 2022年9月第1版
印 次 2022年9月第1次印刷
印 数 1~1000
书 号 ISBN 978-7-5424-2762-5 定 价 160.00元

图书若有破损、缺页可随时与本社联系:0931-8773237
本书所有内容经作者同意授权,并许可使用
未经同意,不得以任何形式复制转载

甘肃省第四次全国中药资源普查成果

编辑领导小组

组　　长：李金田　刘维忠

副 组 长：刘伯荣　郑贵森

成　　员：甘培尚　崔庆荣　晋　玲　李成义

编辑委员会

总 顾 问：黄璐琦

顾　　问：张士卿　段金廒　赵润怀　安黎哲

主　　任：郑贵森

副 主 任：晋　玲

委　　员（按姓氏拼音排序）：

蔡子平	陈学林	陈　垣	程亚青	崔治家	丁永辉
杜　弢	冯虎元	高海宁	何春雨	黄兆辉	雷菊芳
李成义	李建银	李善家	廉永善	蔺海明	林　丽
刘　立	刘晓娟	吕小旭	马世荣	马晓辉	马　毅
蒲　训	秦临喜	师立伟	宋平顺	孙　坤	孙少伯
孙学刚	王明伟	王　艳	王一峰	王振恒	杨扶德
杨　韬	杨永建	张东佳	张启立	张世虎	张西玲
张　勇	赵建邦	赵文龙	周天林	朱俊儒	朱田田

《甘肃西部蒙药资源》
编 委 会

主　　编：张　勇　晋　玲

副 主 编：李　鹏　高海宁

编　　委（按姓氏拼音排序）：

陈广泉（河西学院）

高海宁（河西学院）

郭延秀（甘肃医学院）

韩多红（河西学院）

晋　玲（甘肃中医药大学）

李波卡（兰州大学）

李彩霞（河西学院）

李　鹏（河西学院）

马晓辉（甘肃中医药大学）

潘建斌（兰州大学）

斯　琴（肃北蒙古族自治县蒙医院）

王恩军（河西学院）

王冬梅（河西学院）

薛国庆（河西学院）

张　勇（河西学院）

张小荣（甘肃中医药大学）

项目支持

第四次全国中药资源普查甘肃省普查项目

财政部和农业农村部国家现代农业产业技术体系项目

国家中医药管理局"道地药材生态种植及质量保障"项目

甘肃省珍稀中药资源评价与保护利用工程研究中心

甘肃省河西走廊特色资源利用重点实验室

河西学院"祁连人才工程计划"

河西学院农业资源与环境省级重点学科

序

　　甘肃西部是我国蒙古族分布的一个重要地区,主要集中分布在河西地区的一县两乡,所辖面积约 68 851km²,包括酒泉市肃北蒙古族自治县(66 748km²)、张掖市肃南裕固族自治县的白银蒙古族自治乡(448km²)和张掖市甘州区的平山湖蒙古族自治乡(1655km²)。

　　蒙古族是我国具有悠久历史的少数民族。蒙药是蒙古族人民长期同疾患作斗争的经验总结,是我国民族医药的重要组成部分。蒙药资源是研究和使用蒙药的物质基础,摸清蒙药资源分布、种类及利用现状,对蒙医药的发展具有重要的现实意义。

　　张勇教授一直从事植物学教学与科研工作,对河西地区植物学、荒漠地区植物资源开发与利用均有一定的研究。同时,他作为第四次全国中药资源普查甘肃省肃南县、肃北县、山丹县、民乐县和临泽县的普查队队长兼技术负责人,带领其团队对甘肃西部的中药资源和蒙药资源进行了系统地调查。在该工作的基础上,协同甘肃中医药大学和兰州大学的同仁编著了《甘肃西部蒙药资源》一书。该书首次系统整理了甘肃西部地区蒙药资源的中文名称、拉丁学名、所属科属、异名、蒙药名、形态特征、河西地区的生境分布、药用部位、采集加工、性味功能及主治应用,并均附精美照片。该书的出版将为甘肃西部蒙药资源的保护与开发利用提供基础资料,对促进该地区以及相邻地区的蒙药研究大有裨益。

　　受张勇教授所托,特欣然作序。

2021.11.2

前　言

　　蒙药是蒙古族医药学的重要组成部分,也是中华民族传统医药学的重要组成部分。它是蒙古族人民在漫长的历史时期与疾病作斗争的劳动创造与智慧结晶,有悠久的历史、丰富的内涵、明显的区域特色和民族特色。蒙古族传统药物统称蒙药。蒙药学是研究蒙药的原基、采收、性状、炮制、药性、功能、主治及配伍应用的一门科学,随现代科学的发展,蒙药学的研究已深入到药材鉴定、化学成分分析、药理学研究等多个方面。根据《中华本草·蒙药卷》记述,我国已知蒙药有2000余种,从类群上说,可分为植物药、动物药、矿物药以及某些制成品,其中以植物药最多,有1400余种;动物药次之,有400余种;矿物药及其他药较少,有200余种。

　　蒙古族在我国主要分布于内蒙古自治区、东北三省、新疆、河北、青海等地。甘肃蒙古族主要集中分布于甘肃西部地区的一县两乡,即酒泉市的肃北蒙古族自治县、张掖市肃南裕固族自治县的白银蒙古族自治乡和张掖市甘州区的平山湖蒙古族自治乡。

　　肃北蒙古族自治县地处河西走廊西北段,是甘肃省唯一的蒙古族自治县。肃北县由南部南山地区和不相连的北部马鬃山地区组成,两地区之间与敦煌、玉门、瓜州三市县齿错相邻。南山地区坐落于河西走廊西南侧祁连山山脉西北端,地理坐标为北纬38°13′~40°01′、东经94°33′~98°59′,其东接甘肃省玉门市及肃南裕固族自治县,南与青海省海西蒙古族自治州的德令哈、天俊两市县接壤,西邻甘肃省阿克塞哈萨克族自治县,北靠敦煌、瓜州两市县。北部马鬃山地区位于河西走廊西北部,地理坐标北纬40°42′~42°47′、东经95°31′~98°26′,其东临内蒙古自治区额济纳旗,西接新疆维吾尔自治区哈密市,南连敦煌、玉门、瓜州三县市,北与蒙古国为邻。肃北县周边与1个国家(蒙古国)、3个省区(新疆、青海、内蒙古)、10个县市接壤,全县总面积66 748km²,约占甘肃省总面积的1/7,是甘肃省面积最大的县。全县辖3个乡镇26个村,总人口约13 100人,其中蒙古族占38.2%,约5000人。

　　白银蒙古族乡位于肃南裕固族自治县北部,平均海拔2600m,年均降雨量170mm,年平均气温6 ℃,全年无霜期130d。白银蒙古族乡行政区域面积450km²,辖村民委员会3个,总人口578人,以蒙古族为主。

　　平山湖蒙古族乡位于张掖市甘州区东北部的合黎山北麓,巴丹吉林沙漠南缘,全乡东西长40km,南北宽26km,总面积1040km²。所处地理位置特殊,夏季干旱少雨,冬季寒冷缺雪,属典型的大陆性荒漠气候,年平均气温5.7℃,年平均降雨量130mm,蒸发量高于

1900mm,境内海拔高度在1800~3700m之间。全乡辖3个行政村,人口约700人,其中蒙古族约200人。

居住在甘肃西部的蒙古族,是一个以游牧为主的少数民族,广大牧民在同大自然、疾病的斗争中积累了丰富的医疗经验,也非常重视发掘和整理当地丰富的药材资源。1982年,肃北县蒙古族医师江琦随甘肃民族药材普查队,深入肃北县各地和肃南部分地区进行民族药调查,采集了许多蒙药标本;1986年,肃北县蒙古族医师热格德勒随内蒙古自治区药检所来肃北采集药材标本的医药人员,在肃北各地考察采集了分布于肃北县的蒙药资源,初步掌握了肃北县蒙药的种类、分布。2002年7月热格德勒和江琦两位医师在肃北县卫生局和肃北县蒙医院的支持下,编辑出版了蒙、汉两种文字的《肃北蒙古族自治县地产蒙药材》一书,书中记载了肃北县常见蒙药资源100种,其中植物药70种、动物药26种、矿物药4种,每种药物介绍了其名称、别名、蒙药名音译、形态特征、肃北县分布、采集加工方法、性味功能、主治应用等内容,这为甘肃省蒙药资源的开发利用提供了宝贵的第一手资料。

在2012年开始的第四次全国中药资源普查甘肃省的试点工作中,我们发现河西地区不但中药资源丰富,蒙药资源也很丰富。因此我们在此次普查工作的基础上,结合多年在甘肃河西地区教学科研工作的实践,并参考相关文献资料,编纂了这部《甘肃西部蒙药资源》,以期为甘肃西部地区蒙药资源的开发利用提供本底资料。本书记载了分布于甘肃西部地区的主要蒙药资源238种,其中植物药204种、动物药30种、矿物药4种。每种植物药及动物药都简单记述了其中文名称、拉丁学名、所属科属、异名、蒙药名、形态特征、河西地区的生境分布、药用部位、采集加工、性味功能及主治应用,药用植物、动物附有彩色照片,矿物药记述了其在河西地区的分布、采集加工、性味功能及主治应用并附有彩色照片。

本书的编纂与出版得到国家中医药管理局"第四次全国中药资源普查甘肃省普查工作"、河西学院"祁连人才工程计划"等的支持,在此表示衷心感谢。南京中医药大学段金廒教授在百忙中抽出时间为本书作序,在此也表示衷心感谢。

由于我们水平有限,尤其在蒙医药学知识方面的欠缺,本书的错误与遗憾是难免的,在此恳请各位读者批评指正。

编　者
2021.9.12

目　录

植物药

目
录

动物药

矿物药

植物药

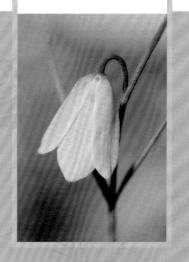

麦角菌科 Clavicipitaceae

冬虫夏草

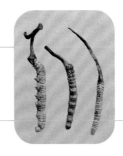

来源　麦角菌科虫草属植物冬虫夏草 *Cordyceps sinensis*（Berk.）Sacc. 寄生在蝙蝠蛾科昆虫幼虫上的子座和幼虫尸体的干燥复合体。

【蒙药名】

浩如海—磨姑。

【异名】

虫草、冬虫草;叶日萨贡布。

【形态特征】

虫体与菌座相连,全长9~12cm。虫体长3~6cm,粗0.4~0.7cm。外表呈深黄色,粗糙,背部有多数横皱纹,腹面有足8对,位于虫体中部的4对明显易见。断面内心充实,白色,略发黄。菌座自虫体头部生出,棒状,弯曲,上部略膨大,表面灰褐色或黑褐色,长可达4~8cm,径约0.3cm,折断时内心空虚,粉白色,微臭,味淡。

【生境分布】

河西地区生于祁连山海拔3600~4000m高山草甸和灌丛草甸。

【采集加工】

夏至前后,积雪尚未溶化时采集,此时子座多露于雪面,过迟则积雪溶化,杂草生长,不易寻找,且土中的虫体枯萎,不宜药用。挖起后,在虫体潮湿未干时,除去外层的泥土及膜皮,晒干。

【性味功能】

味甘,性平。补肾,益精,填髓,益肺。

【主治应用】

遗精,腰膝疼痛,咯血,月经淋漓,月经不调。

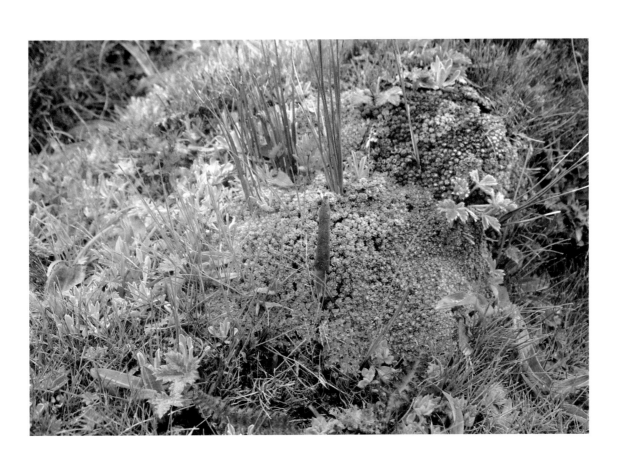

梅衣科 Parmeliaceae

藻纹梅花衣

来源 梅衣科梅衣属植物藻纹梅花衣 *Parmelia saxatilis*（L.）Ach. 的地衣体。

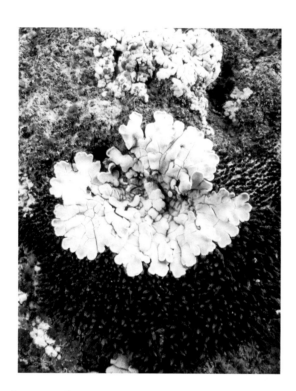

【蒙药名】

哈敦—哈格。

【异名】

地衣、石花、乳花；道日格、楚鲁乃哈格、哈敦乃—西莫、哈达乃—其其格。

【形态特征】

叶状地衣，表面灰绿色至灰褐色，平滑，背面黑褐色。全体作放射状深裂，裂片宽1~3mm，顶端和边缘2叉状或不规则的分歧；子囊盘褐色，多数散生，呈皿状，直径1~4mm；子囊椭圆状棍棒形，内生8个无色子囊孢子；子囊孢子椭圆形。

【生境分布】

河西地区分布于荒漠、戈壁、山地岩石上。

【采集加工】

四季可采，铲下，除去泥土杂质，晒干。

【药材性状】

地衣体叶状，近圆形或不整齐伸展，直径可达15cm以上，裂片深裂，狭长，长0.5~4cm，宽1~5mm，边缘有光泽，呈截形或凹入；上表面灰色至灰褐色，中央部分暗色，具圆形或线形白斑及鼓起的网纹，裂芽多集中于中央；下表面黑色，密生不分枝的黑色假根。

【性味功能】

味甘、苦，性凉，效燥。清热，解毒，开胃，止吐，止泻。

【主治应用】

肝热，肿毒，吐血，鼻衄，血协日性头痛，亚玛，脑刺痛。

注：中药名石花，功效为：补肝益肾，明目，止血，利湿解毒。

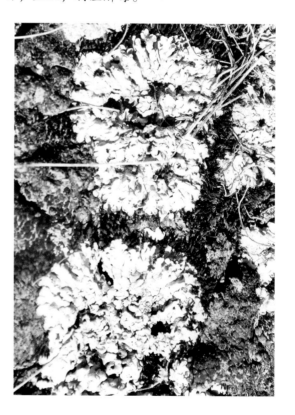

灰包科 Lycoperdaceae

大马勃

【来源】 灰包科马勃属植物大马勃 *Calvatia gigantea*（Batsch ex Pers.）Lloyd. 的子实体。

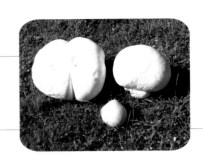

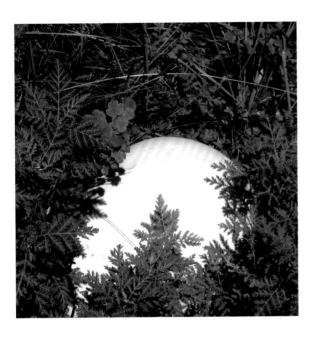

【蒙药名】

都力—莫古。

【异名】

马勃、马皮泡;热沙芒、齐图胡日—莫古、西他森贵—纹素、乌力—莫古。

【形态特征】

子实体球形或近球形,直径15~30cm,不孕基部无或很小;包被白色,后变浅黄或淡青色,由膜状外被和较厚的内被所组成,初微具绒毛,渐变光滑,质脆,成熟后开裂成块而脱落,露出孢体;孢子粉状,球形,光滑或有时具细微小疣,淡青黄色,直径3.5~5μm;孢丝长,与孢子同色,稍分枝,有稀少横隔,粗2.5~6μm。

【生境分布】

河西地区分布于祁连山海拔2500~3500m高山草甸和灌丛草甸。

【采集加工】

夏季在子实体刚成熟时采集,清除泥沙,晒干。

【药材性状】

子实体呈扁球形,或压扁的不规则块状物,直径15~20cm或更大,不孕基部小或无。外包被灰黄色,纸质,常脱落,内包被厚硬而脆,成块裂开,黄棕色;孢体淡青褐色,絮状而轻,松散,轻轻捻动即有孢子飞扬。气微臭,味微苦涩。

以个大、完整、饱满、松泡有弹性者为佳。

【性味功能】

味辛,性平。止血,解毒,愈伤,燥湿。

【主治应用】

主治鼻出血,吐血,外伤出血,尿血,便血,月经淋漓,蛇咬伤,烧伤。

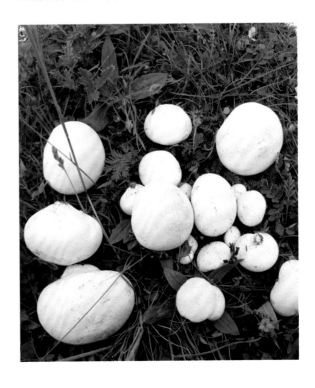

植物药

木贼科 Equisetaceae

问荆

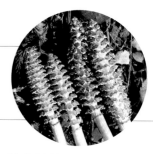

来源 木贼科木贼属植物问荆 *Equisetum arvense* L. 的全草。

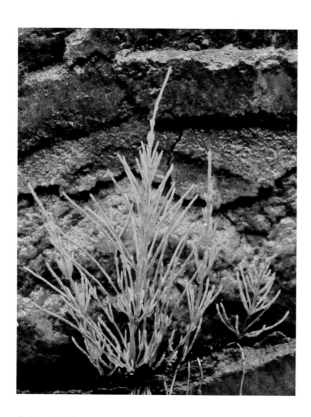

【蒙药名】

呼荷—乌布斯、那日松—乌布斯。

【异名】

节节草、接续草、笔头菜;枯朱格、草枯朱格、敦布丈楚布、古沙萨陆、枯朱格贼套格、枯朱格砸丈、玛玛高札格。

【形态特征】

多年生草本。根茎匍匐,黑色或暗褐色。地上茎直立,二型。生殖枝早春先发,常为紫褐色,肉质,不分枝,鞘长而大。孢子囊穗5~6月抽出,顶生,钝头,长2~3.5cm;孢子叶六角形,盾状着生,螺旋排列,边缘着生长形孢子囊。营养枝在生殖枝枯萎后生出,高15~60cm,有棱脊6~15条。叶退化,下部联合成鞘,鞘齿披针形,黑色,边缘灰白色,膜质;分枝轮生,中实,有棱脊3~4条,单一或再分枝。

【生境分布】

河西地区分布于祁连山及川区溪边或阴谷。

【采集加工】

5~7月割取营养枝,除去杂质,阴干。

【性味功能】

味苦、涩,性平。止血,利尿,破石痞,开窍。

【主治应用】

膀胱结实,水肿,闭尿,尿道灼烧,外伤出血,鼻出血,吐血,月经淋漓,病后体虚。

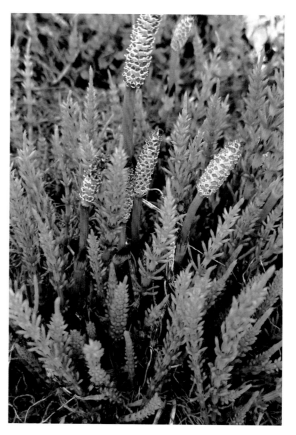

节节草

来源 木贼科木贼属植物节节草 *Equisetum ramosissimum* Desf. 的全草。

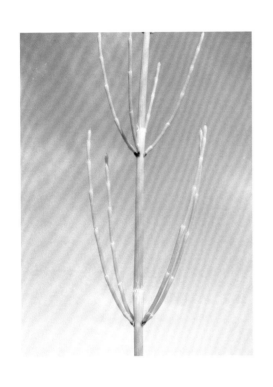

【蒙药名】

萨格拉嘎日—呼呼格。

【异名】

土木贼；萨格拉嘎日—西伯里。

【形态特征】

多年生草本。根茎直立、横走或斜升，黑棕色，节和根疏生黄棕色长毛或光滑无毛。地上枝一型，高15~50cm，主茎有棱脊6~16条，沿棱脊有小瘤状突起1列；叶鞘先端棕褐色。以根茎或孢子繁殖。根茎3月发芽，4月产孢子囊穗，成熟后散落。

【生境分布】

生于祁连山海拔2800m以下及川区沟底草丛、田间。

【采集加工】

夏、秋季采收，洗净泥土，晒干。

【性味功能】

味苦、涩，性平。止血，利尿，破痞，生津。

【主治应用】

水肿，闭尿，石淋，尿道灼烧，创伤出血，鼻出血，吐血，月经过多，体虚。

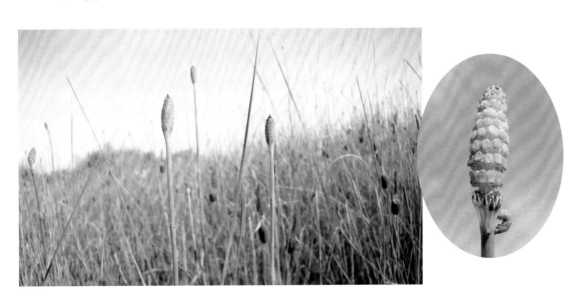

中国蕨科 Sinopteridaceae

银粉背蕨

来源 中国蕨科粉背蕨属植物银粉背蕨 *Aleuritopteris argentea*（Gmél.）Fée 的全草。

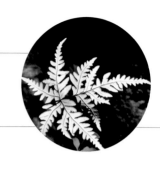

【生境分布】

生于祁连山海拔 2000~3000m 的林缘、岩石缝隙。

【采集加工】

7~8 月采集全草,除去须根残叶,洗净,晒干。

【性味功能】

味微苦,性平。愈伤,明目,解痉,止咳,止血。

【主治应用】

创伤,化脓,骨折,眼睑干性糜烂,目赤,视物模糊,昏朦症,肺痨,咳嗽,吐血。

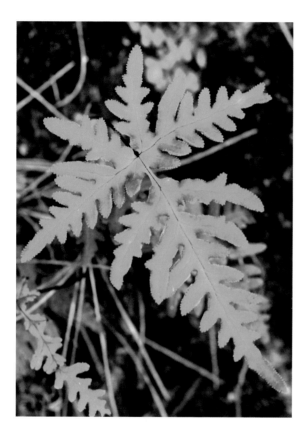

【蒙药名】

吉斯—乌布斯。

【异名】

通经草、铜丝草;座瓦—阿瓦、孟根—奥依莫。

【形态特征】

多年生草本。根状茎直立或斜升,外被亮黑色披针形鳞片。叶丛生,表面暗绿,背面有银白色或乳黄色粉粒,叶呈五角星状,羽片基部彼此相连或分离,顶生羽片近菱形,叶柄栗褐色。孢子囊群生于孢子叶边缘,卵圆形,成熟时汇合成条,棕色,囊群盖的内缘呈疏圆齿状,膜质;孢子球形。

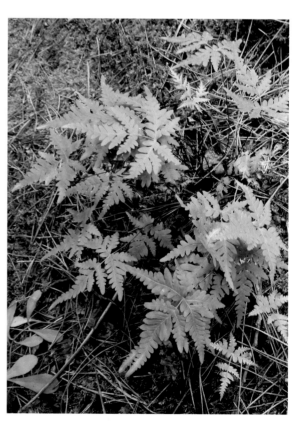

槲蕨科 Drynariaceae

秦岭槲蕨

来源 槲蕨科槲蕨属植物秦岭槲蕨 *Drynaria sinica* Diels 的根状茎。

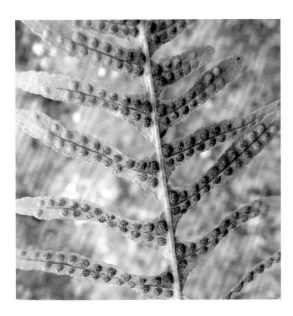

【蒙药名】

伯苓—斯古勒。

【异名】

秦岭槲蕨；波京—热日乐。

【形态特征】

植株高20~50cm。根状茎横生，肉质，密被红棕色、披针形鳞片。叶二型，沿叶轴和叶脉有疏短毛；营养叶稀少，长圆状披针形，深羽裂；孢子叶有狭翅的柄，基部有关节，叶片阔披针形，长20~40cm，中部宽5~10cm，深羽裂几达叶轴，裂片14~25对，边缘具缺刻状锯齿。孢子囊群圆形，无囊群盖，着生于内藏小脉的交叉点上，在中脉两侧各成1行。

【生境分布】

河西地区分布于祁连山区海拔2800m以下山坡林下岩石缝、草地、灌丛。

【采集加工】

夏、秋采挖，除去泥沙，干燥，或燎去毛状鳞片，切片。

【性味功能】

味苦，性凉。清热，解毒，止血，愈伤。

【主治应用】

毒热，创伤，肾热。

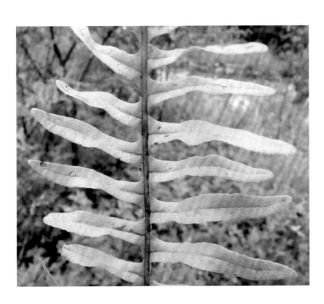

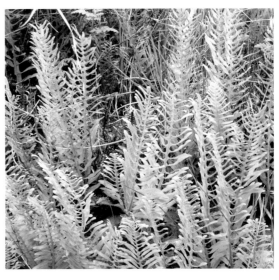

松科 Pinaceae

油松

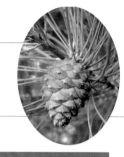

| 来源 | 松科松属植物油松 *Pinus tabulaeformis* Carr. 的松节、干燥瘤状节、分枝节和松脂树脂。 |

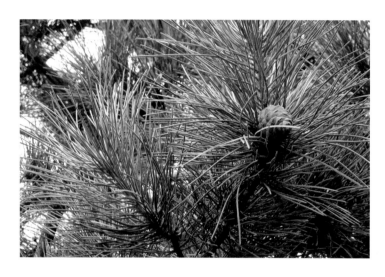

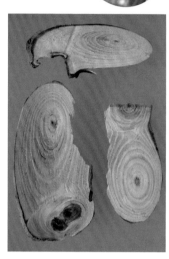

【蒙药名】

那日森—格树。

【异名】

松树、短叶松;润兴、唐兴、珠拉—毛杜。

【形态特征】

常绿乔木。树皮灰褐色,裂成不规则较厚的鳞状块片;一年生枝条淡褐色或灰黄绿色,无毛。冬芽矩圆形,具树脂,芽鳞红褐色。叶2针1束。雄球花圆柱形。球果卵形或圆卵形,成熟后开裂,可在树上宿存数年。种鳞的鳞盾肥厚,呈扁菱形或菱状多角形,鳞脐凸起有尖刺。种子卵圆形或长卵圆形,连翅长1.5~1.8cm。花期4~5月,球果第2年10月成熟。

【生境分布】

天然分布于祁连山东段大通河流域,生于海拔2600m上下阴坡、半阴坡,多组成纯林。河西地区各地多有栽培。

【采集加工】

松节:油松松节全年可采收,锯取后阴干。

松脂:6~7月在疤节较少的向阳面树干上刮去粗皮,粗皮刮无裂纹即可,残留粗皮厚度不超过0.4cm,然后在刮面正中开中沟,长25~35cm,宽1.5~2cm,沟槽外宽内窄,笔直而光滑,深度以不伤及内皮为宜。第1对侧沟开在中沟顶端,侧沟夹角为90°,沟深0.3~0.4cm,宽度不超过0.2cm。第2对侧沟开在第1对侧沟的下方,依次由上往下开侧沟,收集树脂,阴干。

【性味功能】

松节:味甘、苦,性温、燥、糙、腻。祛巴达干赫依,祛寒性协日乌素,止痛,消炎。松脂:味辛、甘苦,性温。祛风燥湿,排脓拔毒,生肌止痛。

【主治应用】

松节:关节红肿,屈伸受限等寒性协日乌素病,白癜风,瘙痒,疥、疮、疹等皮肤病;赫依性佝偻病,骨关节疼痛,肌肉萎缩,关节赫依性浮肿。松脂:治希日乌素症,疥癣,疮疡。

柏科 Cupressaceae

杜松

【来源】　柏科刺柏属植物杜松 *Juniperus rigida* Sieb. et Zucc. 的枝叶。

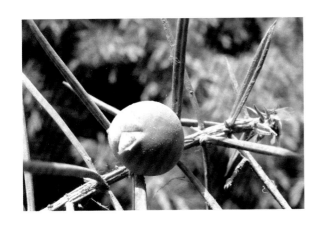

【蒙药名】

乌热格素图—阿日查。

【异名】

树格刺儿、哈担—阿日查。

【形态特征】

灌木或小乔木。树皮暗灰褐色,老树有纵剥裂纹,树冠圆锥形或圆形。叶3枚轮生,针形。雌雄异株,雄球花卵形,为多对雄蕊组成,黄色;雌球花球形,绿色。球果通常球形,直径8mm左右,紫褐色,表面被白粉。花期5月,果期10月。

【生境分布】

河西各地多有栽培。

【采集加工】

夏、秋季采收枝叶,阴干。

【性味功能】

味苦、涩,性凉,效糙、轻、钝。清肾热,利尿,燥协日乌素,愈伤,止血。

【主治应用】

肾热,尿血,尿道灼热,肾伤,小便脓血不利,炭疽,陶赖,赫如虎,协日乌素病,肾达日干,创伤。

011

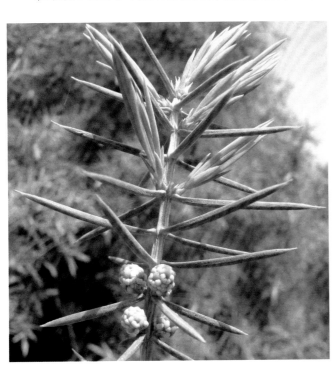

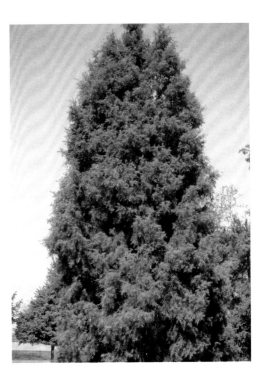

植物药

叉子圆柏

| 来源 | 柏科刺柏属植物叉子圆柏 *Juniperus sabina* L. 的枝叶。 |

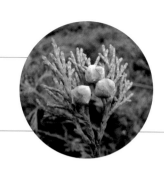

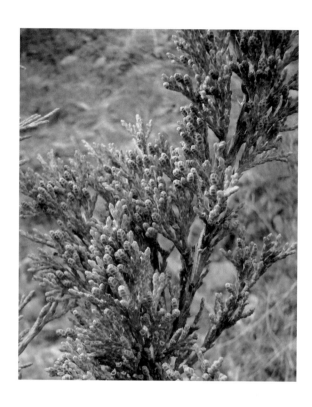

【生境分布】

河西地区分布于祁连山海拔3000m以下阳坡荒地、林缘。河西各地常做城市地被绿化植物。

【采集加工】

夏、秋采收枝叶,晒干。

【性味功能】

味甘,性凉。清热发汗,利尿,祛风湿。

【主治应用】

肾脏损伤,尿血,膀胱热,尿闭,浮肿,发症,痛风,游痛症,希日乌素症,创伤。

【蒙药名】

伊曼—阿日查。

【异名】

臭柏、沙地柏、爬地柏。

【形态特征】

常绿匍匐灌木;枝密,斜上升。叶二型,刺叶常生于幼树上,稀在壮枝上与鳞叶并存,常交互对生或3枚轮生;鳞叶交互对生,排列紧密或稍疏。雌雄异株,稀同株;雄球花椭圆形或矩圆形,小孢子叶5~7对,各具2~4花粉囊;雌球花初期直立而随后俯垂。球果生于向下弯曲的小枝顶端,熟前蓝绿色至紫蓝色或黑色,多少有白粉;种子常为卵圆形,微扁。

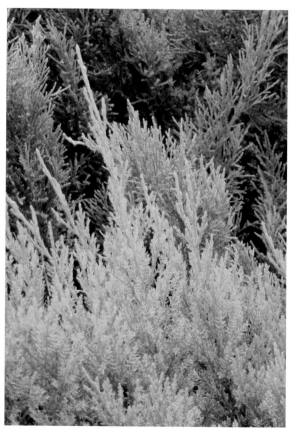

侧柏

来源 柏科侧柏属植物侧柏 *Platycladus orientalis*（L.）Franco 的嫩枝和叶。

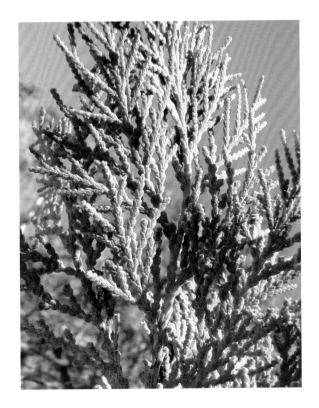

【蒙药名】

阿日查。

【异名】

扁柏、香柏；哈布塔盖—阿日查、浩宁—阿日查、鲁格树格。

【形态特征】

常绿乔木。株高达20m。树皮浅灰色。枝条开展，小枝扁平。叶为鳞形叶，交互对生。雌雄同株，雄球花有6对交互对生的小孢子叶；雌球花具4对交互对生的珠鳞。球果当年成熟，熟时开裂；种鳞4对，木质，扁平，背部上有一弯曲的钩状尖头，中间2对种鳞各有1~2枚胚珠。种子长卵形。花期4~5月，球果当年10月成熟。

【生境分布】

河西地区各地多有栽培。

013

【采集加工】

夏、秋二季采收，阴干。

【性味功能】

味苦、涩，性凉。清热，利尿，消肿，止血，燥协日乌素。

【主治应用】

肾热，膀胱热，尿闭，淋病，肺热咳嗽，肺脓痛，炭疽，陶赖，赫如虎，协日乌素病，创伤。

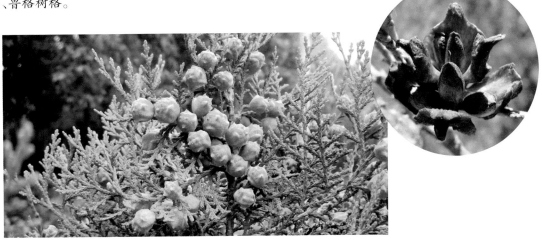

麻黄科 Ephedraceae

草麻黄

| 来源 | 麻黄科麻黄属植物草麻黄 *Ephedra sinica* Stapf 的全草。 |

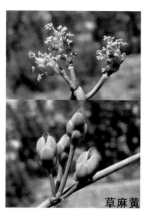
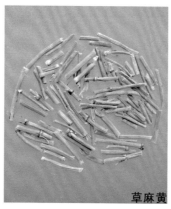
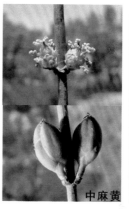
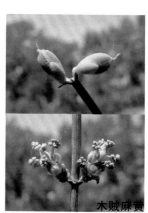

草麻黄　　草麻黄　　中麻黄　　木贼麻黄

【蒙药名】

哲日根。

【异名】

麻黄;策都木。

【形态特征】

草本状灌木,高20~40cm;木质茎短或成匍匐状,小枝直伸或微曲,对生或轮生。叶2裂,裂片三角形,先端急尖。雄球花多成复穗状,苞片通常4对,雄蕊7~8,花丝合生,稀先端稍分离;雌球花单生枝顶或老枝腋,苞片4对,最上一对合生部分达1/2以上;雌花2。雌球花成熟时苞片肉质化,红色,矩圆状卵圆形或近于圆球形;种子通常2粒,三角状卵圆形或宽卵圆形,长5~6mm。花期5~6月,种子8~9月成熟。

【生境分布】

河西地区分布于山前冲积扇、荒漠戈壁或干枯河床。

【采集加工】

秋末割取嫩枝,切段,晒干,生用或炙用。

【性味功能】

味苦、涩,性寒,效燥、轻、糙。清肝热,止血,破痞,消肿,愈伤,发汗。

【主治应用】

肝损伤,肝血炽盛,身目发黄,鼻衄,咯血,吐血,子宫出血,血痢,外伤出血,讧热,协日热,毒热,查哈亚,苏日亚,肾伤,白脉病后遗症等。

注:河西地区还有中麻黄 *Ephedra intermedia* Schrank ex Mey.、木贼麻黄 *Ephedra equisetina* Bge.,功效同草麻黄。中麻黄:灌木,茎直立粗壮,基部多分枝。叶常3裂,少数2裂,下部合生成鞘。雄球花无梗,多数集成团状,具5~7对交互对生或3片轮生的苞片,雄蕊5~8个,花丝合生。雌球花2~3个成簇,对生或轮生于节上,具3~5对(轮)交互对生或轮生的苞片,仅基部合生,边缘窄膜质。雌球花成熟时苞片增大肉质红色,种子不外露。木贼麻黄:直立灌木,高达1m。木质茎粗壮。小枝较细。叶2裂,裂片为短三角形。雄球花单生或3~4个集生于节上,具苞片3~4对,各具雄蕊6~8个;花丝结合,稍外露。雌球花常2个对生于节上,有苞片3对,最上1对约有2/3结合,有雌花1~2朵。雌球果长卵形或卵球形,肉质红色。

胡桃科 Juglandaceae

胡桃

来源 胡桃科胡桃属植物胡桃 *Juglans regia* L. 的成熟种仁。

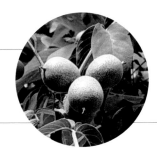

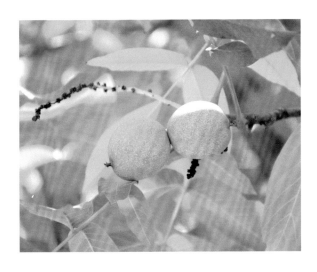

【蒙药名】

胡西嘎音—楚莫。

【异名】

核桃;胡西嘎、达日嘎。

【形态特征】

落叶乔木。树皮幼时平滑,灰绿色,老时灰白色,有浅丛裂。奇数羽状复叶,常具5~9枚小叶。花单性,雌雄同株。雄花序为柔荑花序,下垂,长达5~10cm。雌花序通常具1~3花。果序具1~3个果。果实近球状,无毛。花期4~5月,果期9~10月。

【生境分布】

河西地区各地有栽培。

【采集加工】

秋季果实成熟时采收,除去肉质果皮,晒干,再除去核壳和木质隔膜。

【性味功能】

味甘,性温。镇赫依,舒筋,润肠,平喘,固精。

【主治应用】

赫依症,赫依性抽搐,协日乌素疮,疥癣,遗精。

015

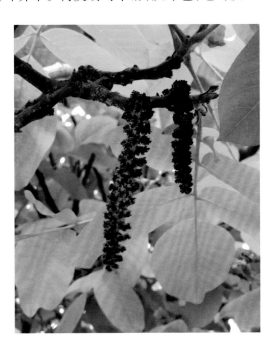

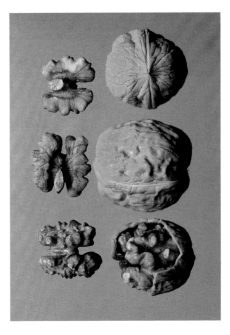

植物药

杨柳科 Salicaceae

山杨

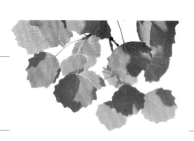

来源　杨柳科杨属植物山杨 *Populus davidiana* Dode 的树皮。

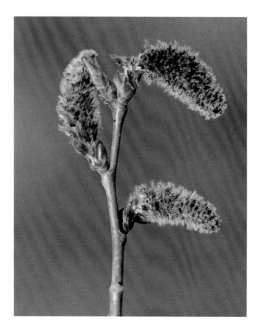

【形态特征】

　　乔木,高达20m,树冠圆形或近圆形,树皮光滑;叶芽微具胶质。叶卵圆形、圆形或三角状圆形,边缘具波状浅齿,幼时疏被柔毛,后变光滑。花单性,雌雄异株,雄花序长5~9cm,苞片淡褐色,深裂,被长柔毛,雄蕊5~12;雌花序长4~7cm,柱头2,再2裂。蒴果椭圆状纺锤形,通常2裂。花果期4~6月。

【生境分布】

　　河西地区分布于祁连山2500m山坡上。

【采集加工】

　　春、夏、秋季剥取树皮,晒干,切丝。

【性味功能】

　　味苦,性凉。排脓,止咳。

【主治应用】

　　咳嗽,肺脓肿,麻疹。

【蒙药名】

　　奥力牙苏。

【异名】

　　响杨;麻嘎勒。

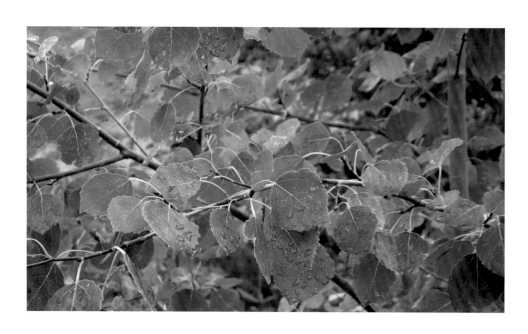

旱柳

杨柳科柳属植物旱柳 *Salix matsudana* Koidz. 的树皮。

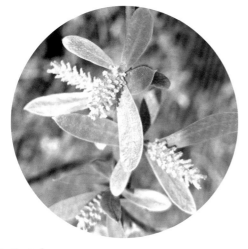

【蒙药名】

噢管。

【异名】

河柳、山杨柳、江麻。

【形态特征】

乔木,高达10m,树皮深灰至暗灰黑色,不规则浅纵裂;枝斜升,小枝绿色、黄绿色。叶披针形或线状披针形,边缘具细锯齿,两面无毛。花序轴有长柔毛;苞片卵形,腺体背腹各1枚;雄花序长1.5~2.5cm,雄蕊2,花丝分离;雌花序长1~2cm,子房短椭圆形,柱头2裂。蒴果2瓣裂。花期4~5月,果期5~6月。

【生境分布】

河西地区分布于2300m河滩、沟谷。各地多有种植。

【采集加工】

夏、秋季剥取树皮,晒干,切丝。

【性味功能】

味苦,性凉。止血,消肿,解毒。

【主治应用】

各种出血,痈肿,水肿,毒热。

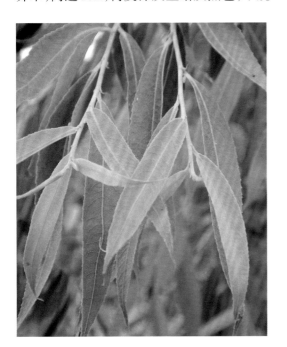

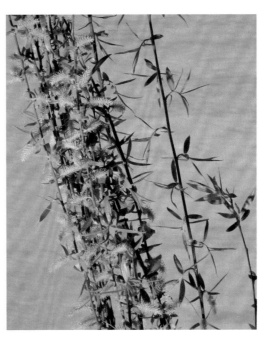

桦木科 Betulaceae

白桦

来源 桦木科桦木属植物白桦 *Betula platyphylla* Suk. 的树皮。

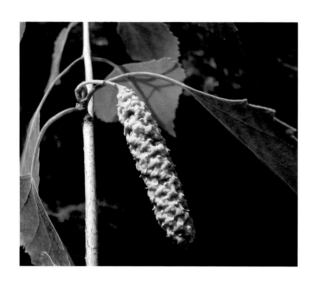

【蒙药名】

查干—虎斯。

【异名】

桦树;达格玛。

【形态特征】

落叶乔木。树干直立,树冠卵圆形,树皮白色,平滑,有横线形皮孔,呈纸片状剥落。小枝细,红褐色,无毛,外被白色蜡层。叶互生,三角状卵形或近菱状卵形,边缘有不规则重锯齿。花单性,雌雄同株,柔荑花序。果序单生,下垂,圆柱形,果苞中裂片三角形,侧裂片平展或下垂,小坚果椭圆形,膜质翅与果等宽或稍宽。花期5~6月,果期7~10月。

【生境分布】

祁连山区分布于海拔2300m上下的山坡。

【采集加工】

春、夏、秋季剥取,晒干,切丝。

【性味功能】

味苦,性平。止咳,祛痰,清热,解毒。

【主治应用】

肺热咳嗽,耳脓,牙痛,疖痈,烫伤。

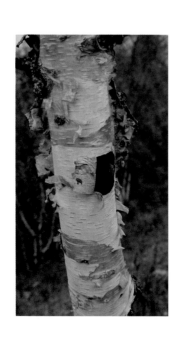

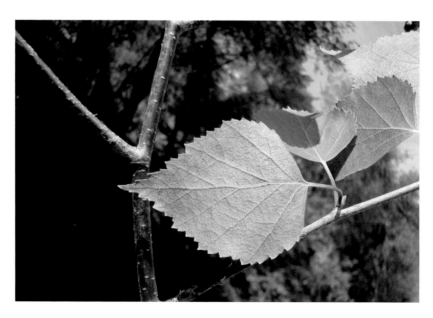

榆科 Ulmaceae

榆树

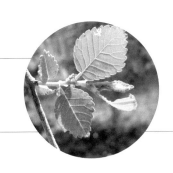

来源　榆科榆属植物榆树 *Ulmus pumila* L. 的树皮。

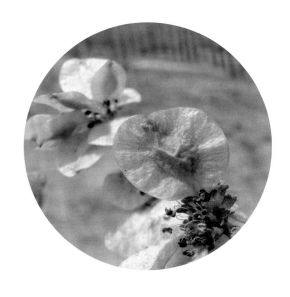

【形态特征】

　　落叶乔木。小枝无毛或有微毛,淡黄灰色或淡褐灰色,有散生皮孔。叶椭圆状卵形或椭圆状披针形,先端尖或渐尖,基部偏斜,叶缘不规则重锯齿或单齿,无毛或脉腋微有簇生柔毛,老叶质地较厚。花簇生。翅果近圆形,熟时黄白色。花先叶开放。花期3~4月,果熟4~6月。

【生境分布】

　　河西地区各地有分布。

【采集加工】

　　夏、秋季剥取树皮,除去外层粗皮,晒干。

【蒙药名】

　　海拉苏。

【异名】

　　白榆、榆;药布嘎。

【性味功能】

　　味甘、淡,性平。清热,治伤。

【主治应用】

　　金伤,热伤,痈肿。

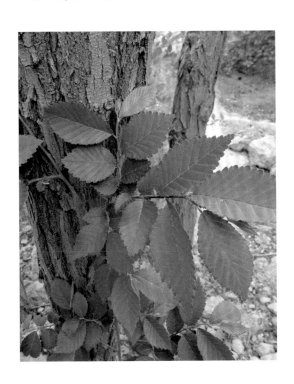

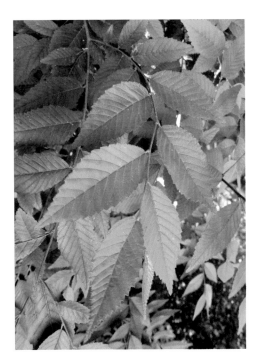

桑科 Moraceae

大麻

来源 桑科大麻属植物大麻 *Cannabis sativa* L. 的种仁。

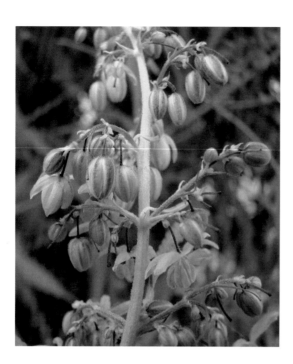
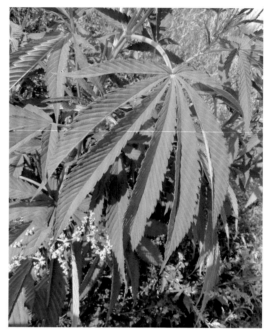

【蒙药名】

傲鲁孙—乌热。

【异名】

线麻、白麻、火麻;苏日麻—纳格布。

【形态特征】

一年生高大草本。茎粗壮,直立,分枝或不分枝,具沟纹,密生短柔毛,表皮富有纤维。下部叶对生,上部叶互生;叶掌状5~7全裂,裂片披针形至条状披针形。花单性,雌雄异株,雄花序圆锥花序,顶生;雌花簇生于叶腋,花被膜质,紧包子房。瘦果卵圆形。花期7~8月,果期9~10月。

【生境分布】

河西地区各地有栽培。

【采集加工】

种子成熟后采收,晒干,除去杂质。

【性味功能】

味甘,性平。祛协日乌素,杀虫,滋补强身,润肠通便。

【主治应用】

陶赖,赫如虎,协日乌素病,皮肤病,关节炎,黄水疮,便秘。

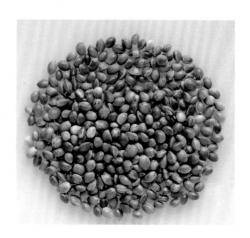

蒙桑

来源 桑科桑属植物蒙桑 *Morus mongolica*（Bur.）Schneid.
的果实(桑椹)。

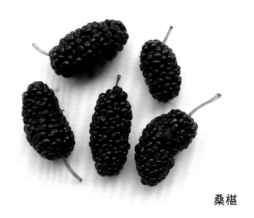

桑椹

【蒙药名】

依拉玛。

【异名】

岩桑;达日兴、达日兴布如。

【形态特征】

乔木或灌木,高3~8m;树皮灰褐色,纵裂;小枝暗红色,常有白粉。叶卵形至椭圆形,长8~18cm,宽6~8cm,顶端渐尖或尾状渐尖,基部心形,边缘有粗牙齿,齿端有刺芒尖。雄花序长约3cm;雌花序长约1cm,花柱极短,柱头2。桑椹果红色或近黑色;果梗长2~2.5cm。花期4~5月,果熟期6月。

【生境分布】

河西地区各地有栽培。

【药用部位】

果实(桑椹)。

【采集加工】

果实成熟时采收,晒干或制膏。

【性味功能】

味甘、酸,性凉。清骨热,滋补。

【主治应用】

妇女骨热,骨伤热,血盛症,口渴。

注:河西地区还有桑 *Morus alba* L.,入药部位及功效同蒙桑。桑:小乔木或灌木,叶卵形或阔卵形,叶缘有粗大的钝锯齿或浅裂。河西地区各地有栽培。

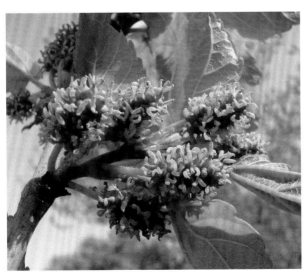

蒙桑

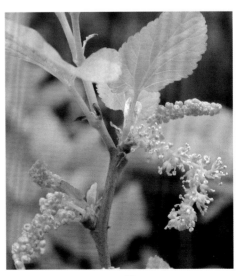

桑

荨麻科 Urticaceae

狭叶荨麻

来源　荨麻科荨麻属植物狭叶荨麻 *Urtica angustifolia* Fisch. ex Hornem. 的根。

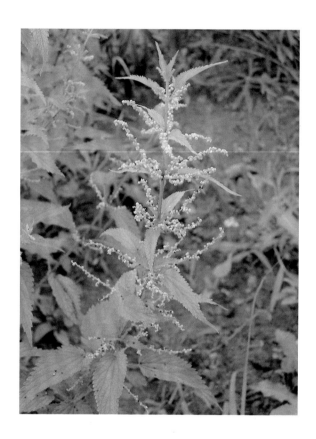
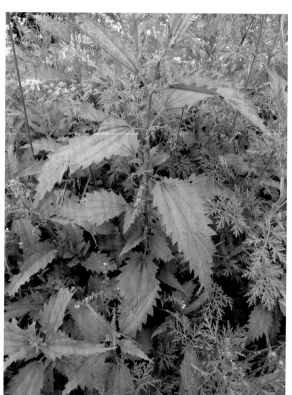

【蒙药名】

哈拉盖。

【异名】

螫麻子、小荨麻；苏瓦高得、苏瓦、苏瓦布如木、呼日勒其珲乃—法日。

【形态特征】

多年生草本，高40~150cm。茎四棱形，疏生螫毛和稀疏的细糙毛，分枝或不分枝。叶披针形至条状披针形，边缘有粗牙齿或锯齿；叶柄生螫毛和糙毛；托叶每节4枚，离生。雌雄异株，花序圆锥状，有时分枝短而少近穗状；花被4；雄花退化雌蕊碗状；雌花小，近无梗。瘦果卵形或宽卵形，双凸透镜状。花期6~8月，果期8~9月。

【生境分布】

河西地区分布于海拔3000m山坡、林边或沟边。

【采集加工】

夏、秋采收地上部分，晒干，切段。

【性味功能】

味甘、辛，性温。有小毒！镇赫依，温胃，破痞，解毒。

【主治应用】

赫依巴达干病，消化不良，胃痛，胃寒，痞症，虫蛇咬伤。

麻叶荨麻

来源 荨麻科荨麻属植物麻叶荨麻 *Urtica cannabina* L. 的地上部分。

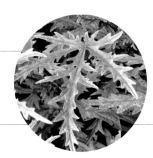

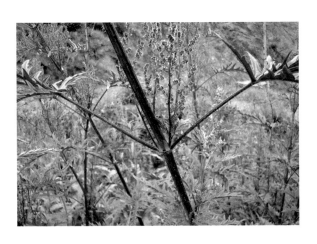

【蒙药名】

哈拉盖。

【异名】

裂叶荨麻、蝎子草、焮麻;扫瓦。

【形态特征】

多年生草本。茎高有棱,生螫毛和紧贴的微柔毛。叶对生,叶片轮廓五角形,3深裂或3全裂。雌雄同株或异株,同株者雄花序生于下方;花被片4,雄蕊4;雌花花被片4深裂。瘦果卵形,扁。花期7~8月,果期8~9月。

【生境分布】

河西地区分布于海拔2600m山野、路边、草原、坡地。

【采集加工】

夏、秋采收地上部分,晒干,切段。

【性味功能】

味甘、辛,性温。有小毒! 镇赫依,温胃,破痞,解毒。

【主治应用】

赫依巴达干病,消化不良,胃痛,胃寒,痞症,虫蛇咬伤。

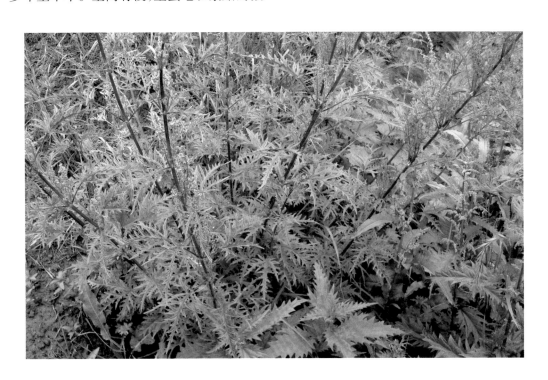

蓼科 Polygonaceae

拳参

来源 蓼科蓼属植物拳参 *Polygonum bistorta* L. 的根茎。

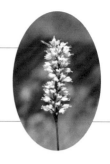

【蒙药名】

莫格日。

【异名】

草河车、紫参、刀剪草；嘎都日、利嘎都日、乌赫日—莫格日。

【形态特征】

多年生草本，根茎肥厚扭曲，外皮紫红色。茎直立，单一或数茎丛生，不分枝。根生叶丛生，有长柄，叶片椭圆形至卵状披针形，叶基下延成翅；茎生叶较小，叶片披针形至线形；花小，花被白色或淡红色，5裂；雄蕊8；花柱3裂。瘦果三棱形。花期6~9月，果期9~11月。

【生境分布】

河西地区分布于祁连山海拔2600m林下、山坡、草地。

【采集加工】

春、秋采挖，洗净去须根，晒干，切片。

【性味功能】

味辛、涩，性微寒。清肺热，止泻，消肿，解毒。

【主治应用】

感冒，肺热咳嗽，瘟疫，肠刺痛，脉热，中毒，关节肿痛。

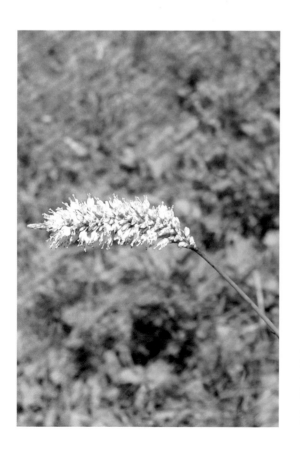

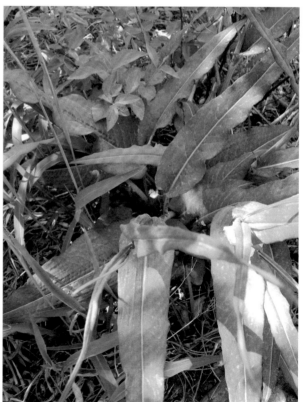

酸模叶蓼

【来源】 蓼科蓼属植物酸模叶蓼 *Polygonum lapathifolium* L. 的全草。

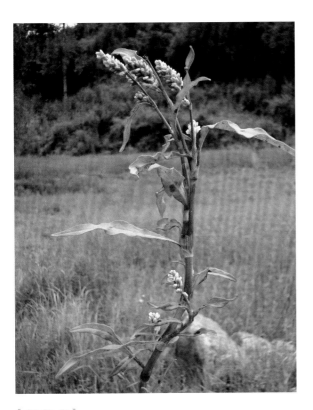

【采集加工】

夏、秋季采收全草,除去杂质,晒干。

【性味功能】

味酸、苦,性凉、轻、钝。利尿,消肿,止痛,止呕,燥希日乌素。

【主治应用】

口渴,水肿,希日乌素症,关节痛,黄水疮,青腿病。

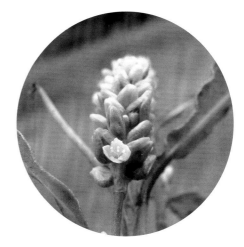

【蒙药名】

乌和日—希没乐—得格。

【异名】

大马蓼;哈日—初麻色。

【形态特征】

一年生草本。茎直立,上部分枝,粉红色,节部膨大。叶互生;叶片披针形至宽披针形,全缘,边缘具粗硬毛,叶面上常具新月形黑褐色斑块;托叶鞘筒状。花序穗状,顶生或腋生,数个排列成圆锥状;花被浅红色或白色,4深裂。瘦果卵圆形,黑褐色。花果期7~9月。

【生境分布】

河西地区分布于海拔2200m以下路旁、湿地。

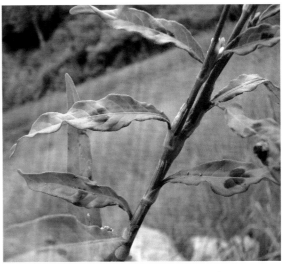

植物药

西伯利亚蓼

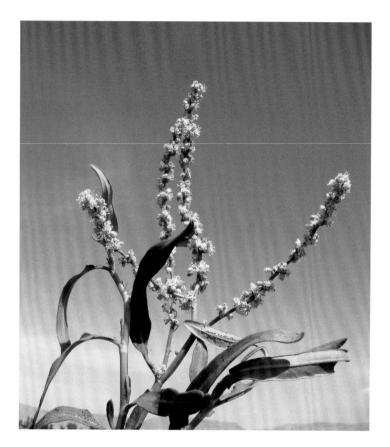
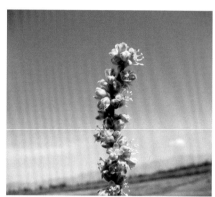
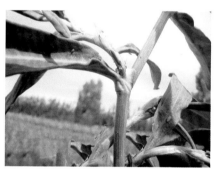

【蒙药名】

西伯日—希没乐—得格。

【异名】

剪刀股、醋柳。

【形态特征】

多年生草本。茎外倾或直立,基部分枝。叶片长椭圆形或披针形,全缘,基部截形或楔形;托叶鞘筒状,上部偏斜,开裂。花序圆锥状,顶生。苞片漏斗状,每苞片内常具4~6朵花。花被片5深裂,长圆形,黄绿色。雄蕊7~8,稍短于花被,花丝基部较宽;花柱3,柱头头状。瘦果卵形,具3棱,黑色,包于宿存的花被内。花果期6~9月。

【生境分布】

河西地区分布于海拔1500~3800m荒地、沟边、宅旁。

【采集加工】

秋季采挖,除去杂质,晒干。

【性味功能】

味微辛,性平。消肿,燥希日乌素。

【主治应用】

口渴,水肿,希日乌素症。

珠芽蓼

蓼科蓼属植物珠芽蓼 *Polygonum viviparum* L. 的根茎。

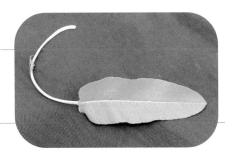

【蒙药名】

好日根—莫和日。

【异名】

剪刀七;然布。

【形态特征】

多年生草本。茎直立,高15~60cm,不分枝,通常2~4条自根状茎发出。基生叶长圆形或卵状披针形,具长叶柄;茎生叶较小,披针形,近无柄;托叶鞘筒状,膜质,下部绿色,上部褐色,偏斜,开裂。总状花序呈穗状,顶生,紧密,下部生珠芽;苞片卵形,膜质,每苞内具1~2花;花被深裂,白色或淡红色。花被片椭圆形;雄蕊8枚,花丝不等长;花柱3,下部合生。瘦果卵形,具3棱,深褐色,包于宿存花被内。花期5~7月,果期7~9月。

【生境分布】

河西地区分布于祁连山海拔2000~3800m林下、草丛。

【采集加工】

9~10月采挖根茎,洗去泥土,除去须根,切碎,晒干。

【性味功能】

味涩、酸,性温。止痛,止泻。

【主治应用】

寒性腹泻胃病,消化不良,胃痛。

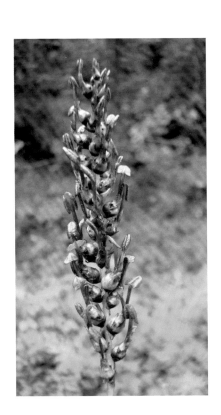

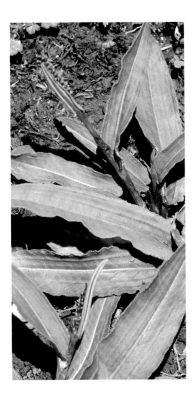

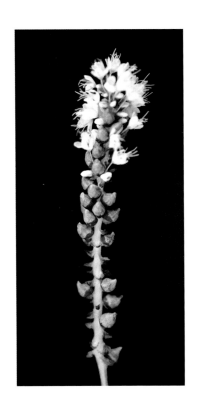

唐古特大黄

来源 蓼科大黄属植物唐古特大黄 *Rheum tanguticum* Maxim. ex Regel 的根及根茎。

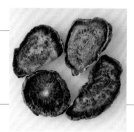

【蒙药名】

阿拉根—给西古纳、格西古纳、朱大查、格秀讷。

【异名】

北大黄、鸡爪大黄;朱木萨、西莫兴。

【形态特征】

高大草本。根茎及根肥大,黄褐色。茎中空。基生叶宽卵形或近圆形,掌状5深裂,中央3裂片再羽状裂,叶脉5,基出;茎生叶少。大型圆锥花序,分枝多;花小,花被紫红色,少数为鲜红色;花被片6,2轮,椭圆形;花柱短,柱头头状。瘦果三棱形,沿棱生翅。种子卵形,黑色。花期5~6月,果期7~8月。

【生境分布】

河西地区分布于海拔2200~3300m山地林缘或草坡,野生或栽培。

【采集加工】

深秋采挖根,去泥土,晒干。

【性味功能】

味苦、酸,性凉,效糙、稀、动、轻。清热,解毒,消食,缓泻,敛疮。

【主治应用】

协日热,毒热,腑热,消化不良,便秘,经闭,胎衣不下,外伤,疮疡痈疖。

注:河西地区另有掌叶大黄 *Rheum palmatum* L.,根茎也作大黄入药,药性及药效同唐古特大黄。其特点为:多年生高大草本。根茎粗壮。叶宽心形或近圆形,径达40cm以上,3~7掌状深裂。瘦果三角形,有翅。河西地区有栽培。

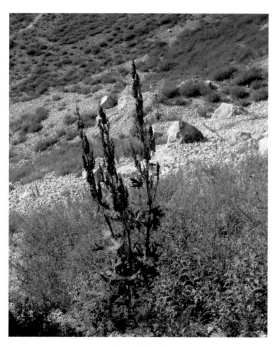

唐古特大黄

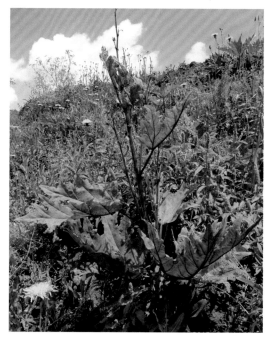

掌叶大黄

皱叶酸模

来源 蓼科酸模属植物皱叶酸模 *Rumex crispus* L. 的根及根茎。

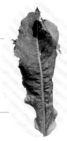

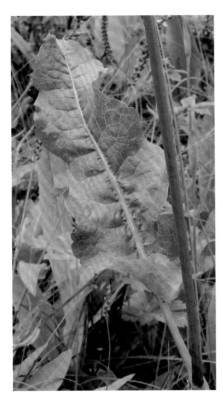

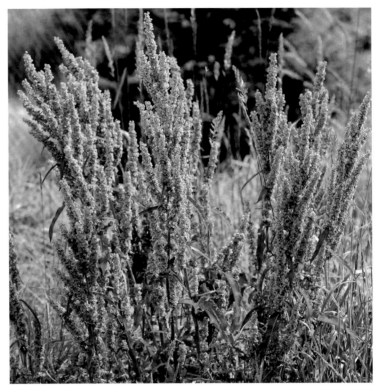

【蒙药名】

胡日干—其赫。

【异名】

羊蹄、土大黄、牛西西;初日萨、衣曼—爱日干纳。

【形态特征】

多年生草本。根肥厚,黄色,有酸味。茎直立,通常不分枝,具浅槽。叶互生;托叶鞘膜质,管状,常破裂;叶片披针形或长圆状披针形。花多数聚生于叶腋,或形成短的总状花序,合成一狭长的圆锥花序;花被片6,2轮,宿存;雄蕊6;柱头3,画笔状。瘦果三棱形,有锐棱,褐色有光泽。花果期6~8月。

【生境分布】

河西地区分布于海拔2600m上下田边、路旁、沟边湿地、河岸及水甸子旁。

【采集加工】

春、秋采收根及根茎,去泥土,鲜用,或切片,晒干。

【性味功能】

味酸、苦、涩,性平、稀、柔、糙、重、软、锐。杀黏,泻下,消肿,愈伤。

【主治应用】

黏症,瘀症,发症,丹毒,乳腺炎,腮腺炎,骨折,金疮,结喉,痈肿,烫伤。

植
物
药

巴天酸模

来源	蓼科酸模属植物巴天酸模 *Rumex patientia* L. 的根(羊蹄根)或地上部分(羊蹄草)。

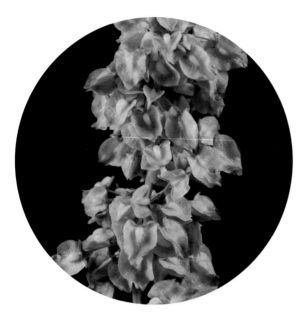

壮,单一或分枝。基生叶具长柄,长椭圆形;茎生叶较小,长圆状披针形,近无柄,托叶鞘膜质,管状。大型圆锥状花序顶生或腋生;花两性,多数簇状轮生;花被片6,淡绿色;雄蕊6;花柱3,柱头细裂。瘦果卵状三棱形。花期5~6月,果期8~9月。

【蒙药名】

胡日根—齐赫。

【异名】

酸模、羊蹄;楚日匝、爱日嘎那。

【形态特征】

多年生草本。根粗壮,黄褐色。茎直立,粗

【生境分布】

河西地区分布于海拔2300~2700m低凹湿地、田间及沟畔。

【采集加工】

春、秋采收根,去泥土,鲜用,或切片,晒干。夏、秋采收地上部分,洗净鲜用或阴干。

【性味功能】

味苦酸,性寒。有小毒!清热解毒,止血,消炎退肿,杀虫止痒。

【主治应用】

各种出血性疾患,血小板减少性紫癜,疥癣秃疮,痈肿。

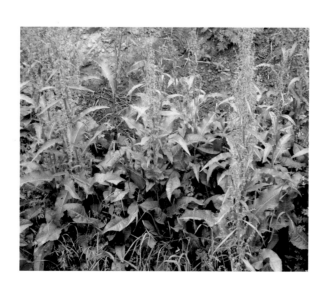

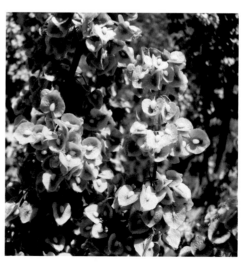

石竹科 Caryophyllaceae

石竹

来源　　石竹科石竹属植物石竹 *Dianthus chinensis* L. 的地上部分。

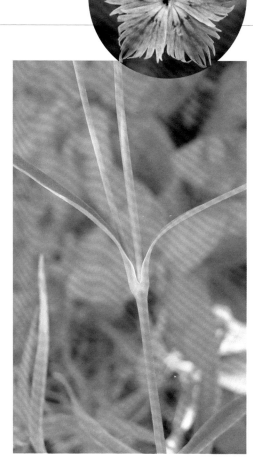

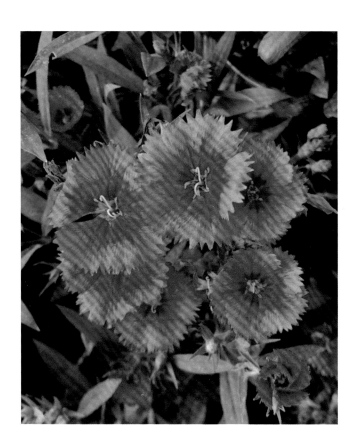

【蒙药名】

高要—巴西嘎。

【异名】

洛阳花。

【形态特征】

多年生草本,茎丛生,直立,上部二歧分枝,节膨大。单叶对生,线形至线状披针形。花单生或数朵集成疏聚伞花序,白色、红色或各种不同深浅的红、紫色。苞片4~6,宽卵形,长约为萼筒的1/4;萼圆筒状,细长,先端5裂;花瓣先端牙齿状;雄蕊10;子房1室,花柱2。蒴果长筒形,4齿裂,有宿萼。种子扁平,黑色。花期5~7月,果期7~10月。

【生境分布】

河西地区广为种植。

【采集加工】

夏、秋季花果期采收地上部分,除去杂质,晒干。

【性味功能】

味苦,性寒、钝、轻、稀。凉血、止痛、解毒。

【主治应用】

血热,血热刺痛,肝热,疹症,产后发热。

植物药

蔓茎蝇子草

来源 石竹科蝇子草属植物蔓茎蝇子草 *Silene repens* Patr. 的根。

【蒙药名】

希日—苏古恩乃—其黑。

【异名】

毛萼麦瓶草，匍生蝇子草。

【形态特征】

多年生草本，全株被短柔毛。茎疏丛生或单生，不分枝或有时分枝。叶片线状披针形、披针形、倒披针形或长圆状披针形。总状圆锥花序，小聚伞花序常具1~3花；苞片披针形，草质；花萼筒状棒形；花瓣白色，稀黄白色，爪倒披针形；雄蕊微外露，花丝无毛；花柱微外露。蒴果卵形；种子肾形，黑褐色。花期6~8月，果期7~9月。

【生境分布】

分布于祁连山海拔3000m山地草坡。

【采集加工】

夏、秋季采挖，除去杂质，晒干。

【性味功能】

味苦、辛，性平。开窍，清肺。

【主治应用】

肺热，耳聋，鼻塞症，鼻干，鼻息肉。

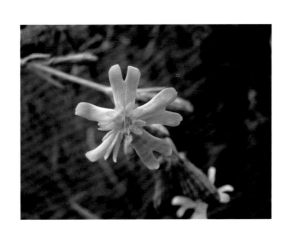

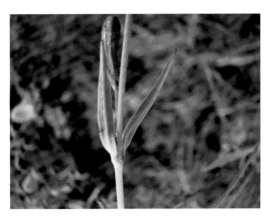

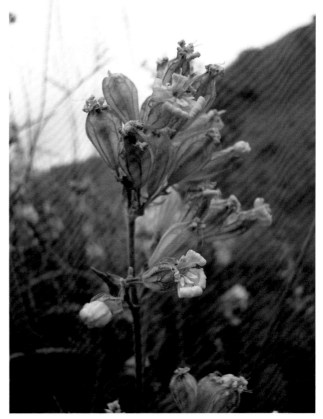

麦蓝菜

来源 石竹科麦蓝菜属植物麦蓝菜 *Vaccaria hispanica* （Miller）Rauschert 的成熟种子。

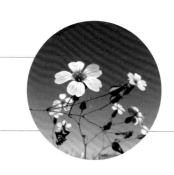

【生境分布】

　　河西地区分布于海拔 1400~2300m 山地、路旁及田间，尤以麦田中最多。

【采集加工】

　　6~7月果实成熟未裂时收集种子，晒至足干。

【性味功能】

　　味苦，性平。行血调经，消肿止痛，活血通乳，催生下乳，产后胸腺疏通。

【主治应用】

　　血瘀经闭，痛经，难产；产后乳汁不下，乳痈肿痛。

033

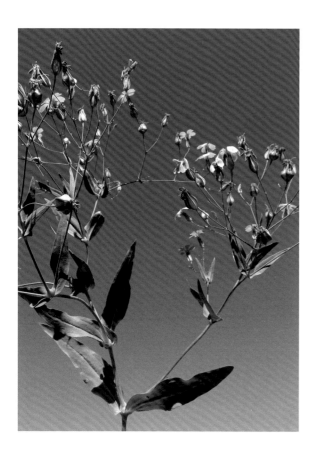

【蒙药名】

　　素勒呼—乌热。

【异名】

　　奶米、王不留、王不留行。

【形态特征】

　　一年生草本。茎直立，上部叉状分枝，节稍膨大。叶对生，粉绿色，卵状披针形或卵状椭圆形，基部稍连合而抱茎。聚伞花序顶生，花梗细长；萼筒有5条绿色宽脉，并具5棱；花瓣5，淡红色，倒卵形，先端有不整齐小齿，基部有长爪。蒴果卵形，4齿裂，包于宿萼内。种子多数，球形，黑色。花期4~5月，果期5~6月。

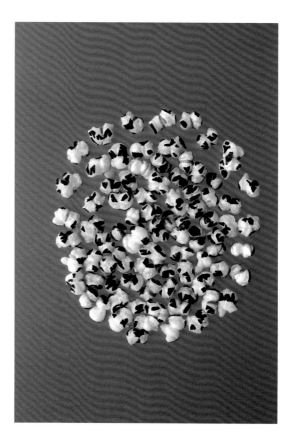

植物药

藜科 Chenopodiaceae

沙蓬

【来源】　藜科沙蓬属植物沙蓬 *Agriophyllum squarrosum*（L.）Moq. 的全草。

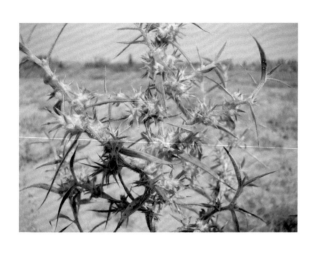

基部分枝,叶无柄,披针形或披针状条形,穗状花序紧密,卵圆状或椭圆状,无梗,花被片膜质;雄蕊花丝锥形,膜质,花药卵圆形。果实卵圆形或椭圆形,种子近圆形,光滑,有时具浅褐色的斑点。花果期8~10月。

【生境分布】

　　河西地区分布于沙丘或流动沙丘之背风坡上。

【采集加工】

　　夏、秋季采收,除去杂质,切段,阴干。

【性味功能】

　　味苦、涩,性平。清热,解毒,利尿。

【主治应用】

　　疫热,头痛,赤眼,黄疸,口糜,齿龈溃烂,尿道灼痛,肾热等症。

【蒙药名】

　　楚力格日。

【异名】

　　沙米;吉刺儿、吉泽日。

【形态特征】

　　茎直立,坚硬,浅绿色,具不明显的条棱,由

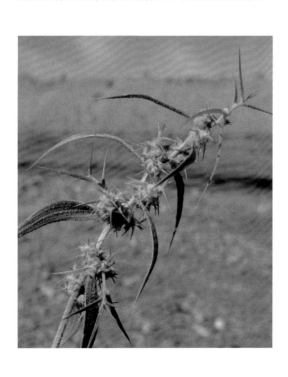

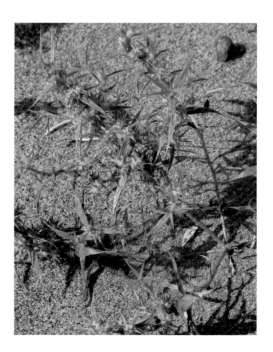

驼绒藜

来源 藜科驼绒藜属植物驼绒藜 *Ceratoides latens* (J. F. Gmel.) Reveal et Holmgren 的花。

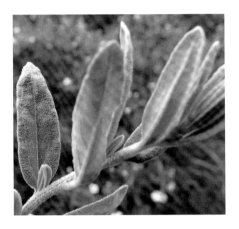

【蒙药名】

特斯格。

【异名】

优若藜；其兴。

【形态特征】

半灌木。分枝斜展或平展。叶互生，条形、披针形、条状披针形或矩圆形，先端急尖或钝，基部楔形或圆形。花单性，雌雄同株，雄花在枝端集成穗状花序；雌花腋生，无花被；苞片2，合生成管，果期管外具4束与管长相等的长毛。胞果椭圆形或倒卵形，种子与胞果同形。花果期6~9月。

【生境分布】

河西地区分布于干旱山坡或草原、戈壁、荒漠。

【采集加工】

夏、秋季开花时采收，阴干。

【性味功能】

味淡，性凉。清肺，止咳。

【主治应用】

肺热咳嗽，肺脓肿，肺结核，气管炎。

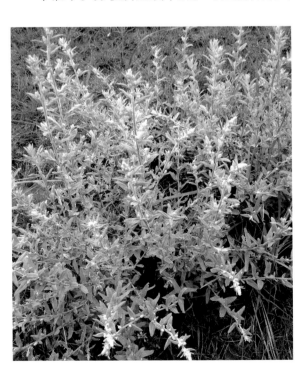

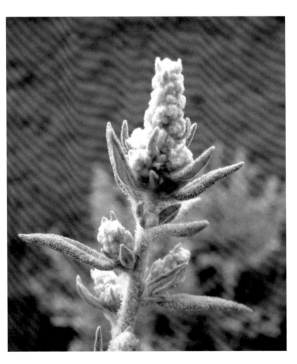

藜

来源 藜科藜属植物藜 *Chenopodium album* L. 的全草。

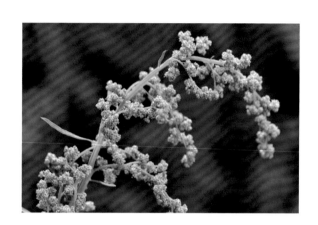

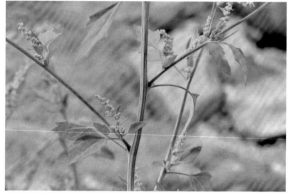

【蒙药名】

诺衣乐。

【异名】

灰菜、灰藜;劳力。

【形态特征】

一年生草本。茎直立,具条棱,多分枝。叶互生;叶柄与叶片近等长;下部叶片菱状卵形或卵状三角形,边缘有牙齿或作不规则浅裂;上部叶片披针形,下面常被粉质。花小形,两性,黄绿色,每8~15朵聚生成一花簇,许多花簇集成大或小的圆锥状花序,生于叶腋和枝顶;花被片3~4,稀5;雄蕊5,伸出花被外;子房扁球形,花柱短,柱头2。胞果稍扁,近圆形。种子横生,双凸镜状。花期8~9月,果期9~10月。

【生境分布】

河西地区分布田间、荒地、宅旁。

【采集加工】

夏、秋季采收,除去杂质,去泥土,晒干。

【性味功能】

味甘、微辛,性平。有小毒! 解表,止痒,解毒,治伤。

【主治应用】

赫依热,心热,皮肤瘙痒,金伤。

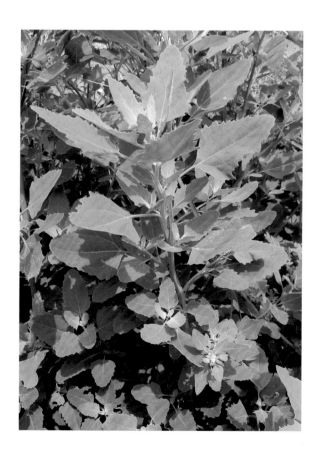

菊叶香藜

来源 藜科藜属植物菊叶香藜 *Chenopodium foetidum* Schrad. 的全草。

【蒙药名】

乌努日特—诺衣乐。

【异名】

努玛日。

【形态特征】

一年生草本,有强烈气味,全体有具节的疏生短柔毛。茎直立,通常有分枝。叶片矩圆形,边缘羽状浅裂至羽状深裂;叶柄长2~10mm。复二歧聚伞花序腋生;花两性;花被5深裂;裂片卵形至狭卵形,有狭膜质边缘,背面通常有具刺状突起的纵隆脊并有短柔毛和颗粒状腺体;雄蕊5,花丝扁平,花药近球形。胞果扁球形,果皮膜质。种子红褐色或黑色。花期7~9月,果期9~10月。

【生境分布】

河西地区分布于海拔2300m上下河滩、荒地、田边、宅旁。

【采集加工】

夏、秋季采收,除去杂质、泥土,晒干。

【性味功能】

味甘、微辛,性平。解表,止痒,解毒,治伤。

【主治应用】

感冒,头痛,麻疹不透,皮肤瘙痒,金伤。

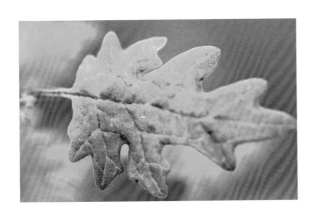

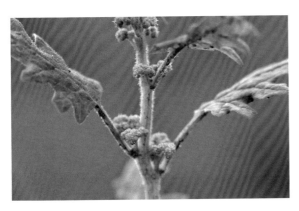

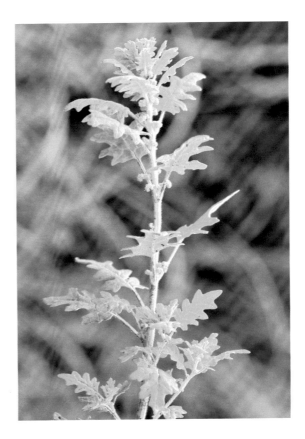

苋科 Amaranthaceae

鸡冠花

| 来源 | 苋科青葙属植物鸡冠花 *Celosia cristata* L. 的花序。 |

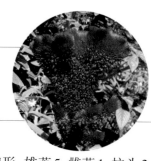

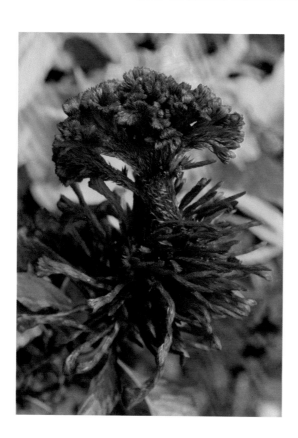

存;花被片5,椭圆状卵形;雄蕊5;雌蕊1,柱头2浅裂。胞果卵形。花期7~9月,果期9~10月。

【生境分布】

河西地区各地均有栽培。

【采集加工】

9~10月剪取花序,晒干备用。

【性味功能】

味甘,性凉,效轻、燥、平。止血,止泻。

【主治应用】

各种出血,赤白带下,肠刺痛,腹痛,腹泻。

【蒙药名】

铁汉—色其格—其其格、塔黑彦—斯其格—其其格。

【异名】

鸡髻花、鸡公花、鸡冠苋;塔黑彦—乌日勃勒格—其其格。

【形态特征】

一年生草本。茎直立,粗壮,稀分枝,近上部扁平,绿色或带红色,有棱纹凸起。单叶互生;叶片长椭圆形至卵状披针形。穗状花序扁平,顶生,如鸡冠状,中部以下多花,淡红色至紫红色,黄白或白色;苞片、小苞片和花被片干膜质,宿

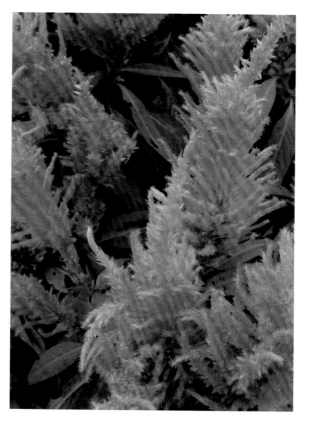

毛莨科 Ranunculaceae

铁棒锤

来源 毛莨科乌头属植物铁棒锤 *Aconitum pendulum* Busch 的块根和叶。

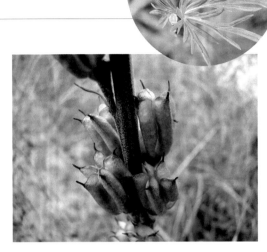

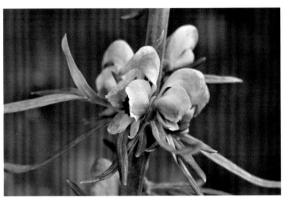

【蒙药名】

块根:曼钦;叶:本阿—音—那布其。

【异名】

铁牛七、雪上一支蒿、八百棒。

【形态特征】

块根倒圆锥形。茎中部叶有短柄;叶片深裂,小裂片线形,两面无毛。总状花序顶生,花多数;花轴和花梗密被伸展的黄色短柔毛;下部苞片叶状,或3裂,上部苞片线形;小苞片生花梗上部,披针状线形;萼片黄色,常带绿色,上萼片船状镰刀形或镰刀形,具爪,弧状弯曲,侧萼片圆倒卵形,下萼片斜长圆形;花瓣无毛或有疏毛,距向后弯曲;心皮5;菁葖果。花期7~9月。

【生境分布】

河西地区分布于祁连山区海拔 2600~3400m 山地草坡或林边。天祝等地有种植。

【采集加工】

块根:秋季采挖,除净泥土和须根,用水浸泡 7d 左右,每天换水 2~3 次,捞出。用甘草、黑豆、铁棒锤(每 100kg 铁棒锤加甘草 5kg、黑豆 10kg)

煎汤,煮至内无白心为度,捞出晒至五六成干,闷润后切片,晒干。叶:夏季叶茂盛花前采收,晒干。

【性味功能】

块根:味辛,性热。有大毒! 温中散寒,祛风湿,止痛。叶:味辛,性平。有小毒! 清热,止痛。

【主治应用】

块根:胃寒痛,风湿性关节炎疼痛,半身不遂,手足拘挛。叶:肠刺痛,流感,瘟疫,淋巴肿,肺感染。

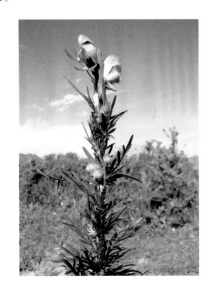

耧斗菜

【来源】 毛茛科耧斗菜属植物耧斗菜 *Aquilegia viridiflora* Pall. 的全草。

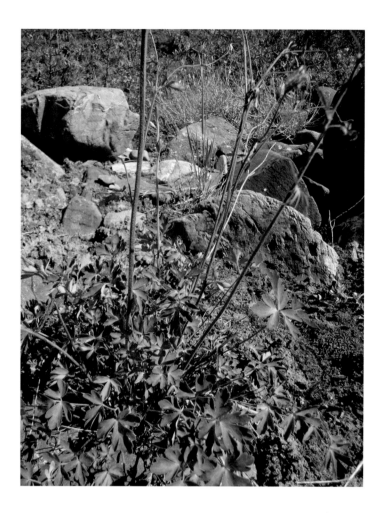

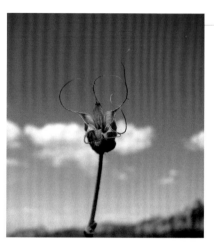

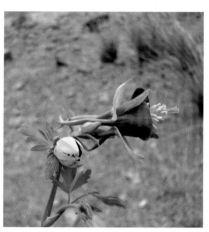

【蒙药名】

乌日勒其—乌布斯。

【异名】

血见愁、猫爪花、耧斗花、漏斗菜。

【形态特征】

多年生草本植物,株高50~70cm。茎直立。二回三出复叶。花冠漏斗状、下垂,花瓣5枚,通常深蓝紫色或白色;萼片5,与花瓣同色。蓇葖果深褐色。花期4~6月,果熟期5~7月。

【生境分布】

河西地区分布于海拔2000~2900m阴坡疏林下、林缘或河边湿地。

【采集加工】

夏季采收,除去杂质,晒干。

【性味功能】

味苦,性凉,效软、稀、钝、柔。有毒!调经、增强宫缩,愈伤,燥希日乌素,止痛。

【主治应用】

月经不调,胎衣不下,金伤,骨折,跌打损伤。

芹叶铁线莲

来源　毛茛科铁线莲属植物芹叶铁线莲 *Clematis aethusifolia* Turcz. 的枝叶。

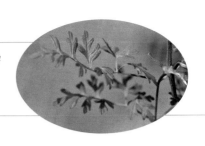

【蒙药名】

　　查干—特木尔—敖日阳古。

【异名】

　　细叶铁线莲;那林—那布其特—奥日雅木格。

【形态特征】

　　草质藤本。枝纤细,具细纵棱。叶对生,三至四回羽状细裂;聚伞花序腋生,具1~3朵花;苞片叶状;花萼钟形,淡黄色,萼片4,矩圆或狭卵形;雄蕊多数,花丝条状披针形;心皮多数,被柔毛。瘦果倒卵形,扁,红棕色。花期7~8月,果期9月。

【生境分布】

　　河西地区分布于海拔2100~2500m阴坡,也见于河谷草甸。

【采集加工】

　　夏季花盛开时采收,切段,晒干。

【性味功能】

　　味辛、微甘,性热,效锐、轻、燥、糙。有毒!破痞,助温,燥希日乌素,祛腐,排脓,消肿,止泻。

【主治应用】

　　寒痞,积食,希日乌素症,水肿,寒泻,疮疡,肠痈。

　　注:与芹叶铁线莲同等入药的铁线莲属植物还有黄花铁线莲 *Clematis intricata* Bge.,主要区别是:二回三出羽状复叶,小叶条形至披针形,先端渐尖;花黄色;无退化雄蕊。

041

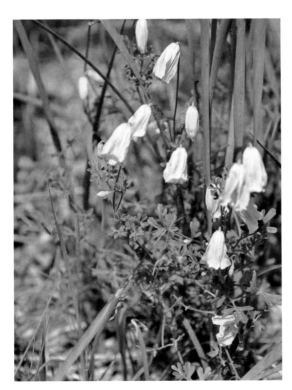

芹叶铁线莲

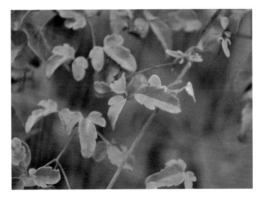

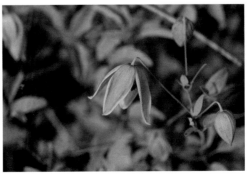

黄花铁线莲

短尾铁线莲

【来源】　毛茛科铁线莲属植物短尾铁线莲 *Clematis brevicaudata* DC. 的茎。

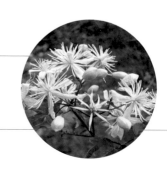

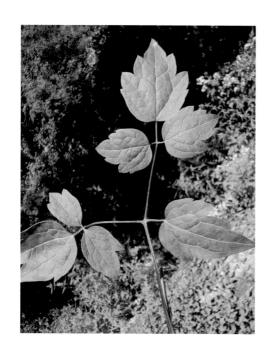

【蒙药名】

奥日雅木格、敖赫日—敖日亚木格。

【异名】

林地铁线莲。

【形态特征】

　　草质藤本;枝条褐紫色,疏生短毛。叶对生,为二回三出或羽状复叶;小叶卵形至披针形,先端渐尖或长渐尖,基部圆形,边缘疏生粗锯齿,有时3裂。圆锥花序顶生或腋生;萼片4,展开,白色,狭倒卵形;雄蕊和心皮均多数。瘦果卵形,密生短柔毛,花柱羽毛状,宿存。花期7~9月,果期9~10月。

【生境分布】

　　河西地区分布于海拔2650m上下阴坡、灌丛或疏林。

【采集加工】

　　四季采收,除去粗皮,去净泥土,晒干。

【性味功能】

　　味苦,性凉、轻、糙。清热,止泻,止痛。

【主治应用】

　　肝热,肺热,肠刺痛,热泻。

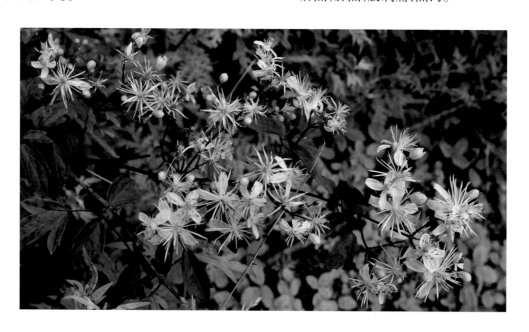

甘青铁线莲

来源   毛茛科铁线莲属植物甘青铁线莲 *Clematis tangutica* （Maxim.）Korsh.的地上部分。

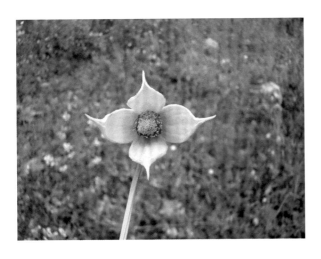
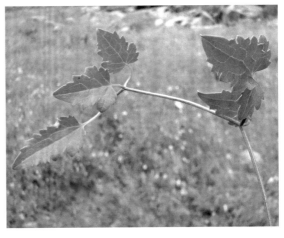

043

【蒙药名】

    那日布其—奥日亚木格。

【异名】

    唐古特铁线莲。

【形态特征】

    草质藤本。主根粗壮,木质。茎有明显的棱。一回羽状复叶,小叶5~7,小叶基部常浅裂、深裂或全裂。花单生,有时为有3花的单聚伞花序。萼片4,黄色,斜上展,狭卵形、椭圆状长圆形;花丝下面稍扁平,被开展的柔毛,花药无毛;子房密生柔毛。瘦果倒卵形,有长柔毛,宿存花柱长。花期6~9月,果期9~10月。

【生境分布】

    河西地区分布于海拔1800~3000m阳坡。

【采集加工】

    6~7月采收茎叶,除去泥土、枯枝残叶及根,晾干。

【性味功能】

    味微苦、辛,性温。健胃消食。

【主治应用】

    消化不良,排脓,消痞块。

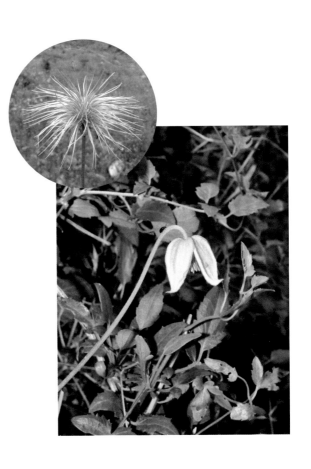

植
物
药

川赤芍

来源 毛茛科芍药属植物川赤芍 *Paeonia anomala* subsp. *veitchii*（Lynch）D.Y.Hong & K.Y.Pan 未成熟的根。

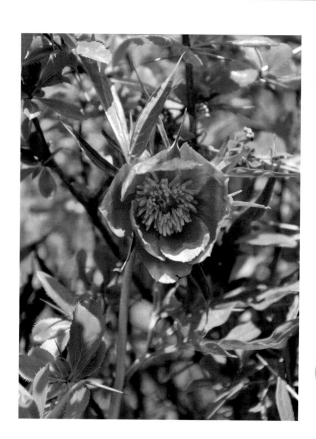

【生境分布】

河西地区分布于海拔2400m沟谷、山坡、林下、灌丛。

【采集加工】

春、秋采挖，除去泥土，切片，晒干。

【性味功能】

味酸、苦，性微寒。清热凉血，祛瘀血，止痛。

【主治应用】

经闭，痛经，月经不调，跌打损伤，痈肿疮疡。

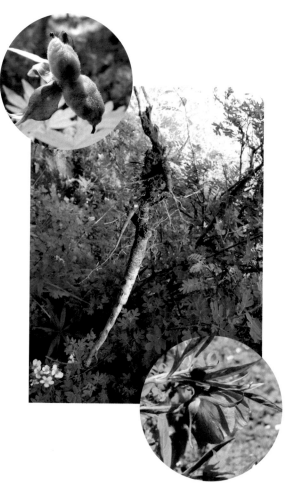

【蒙药名】

查那—其其格。

【异名】

将离、离草；萨巴德—麻日布。

【形态特征】

多年生草本。叶为二回三出复叶，叶片宽卵形；小叶羽状分裂，裂片窄披针形至披针形，全缘。花2~4朵，生茎顶及上部叶腋，有时仅顶端一朵花开放；苞片2~3，分裂或不分裂，披针形，大小不等；萼片4，宽卵形；花瓣6~9，倒卵形，紫红色或粉红色；花盘肉质，仅包裹心皮基部；心皮2~3（5），密生黄色绒毛。蓇葖果密生黄色绒毛。花期5~6月，果期7~8月。

蒙古白头翁

来源 毛茛科白头翁属植物蒙古白头翁 *Pulsatilla ambigua* Turcz. ex Pritz. 的全草。

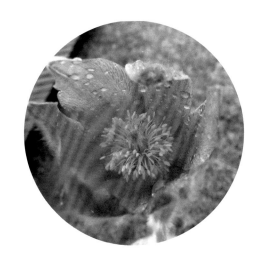

【蒙药名】

那林—伊日贵。

【形态特征】

多年生草本,高5~20cm,结果时达30cm。基生叶6~8片,叶片轮廓卵形或长卵形,下面有长柔毛,3或5全裂,裂片近羽状全裂或深裂,小裂片通常线形或披针形;叶柄较长,有长柔毛。花葶高5~20cm,疏生长柔毛;萼片花瓣状,6片,排成2轮,蓝紫色,狭卵形,上部往往向外反折,外面密生柔毛。瘦果卵形或纺锤形,有长柔毛。花期5~6月,果期6月。

【生境分布】

河西地区分布于祁连山海拔2000~3000m山坡、草地。

【采集加工】

春、夏季采收,洗净泥沙,晒干。

【性味功能】

味苦,性热,效轻、糙、燥、锐。破痞,燥希日乌素,排脓,祛腐,消食。

【主治应用】

寒痞,寒希日乌素症,黄水疮,食积。

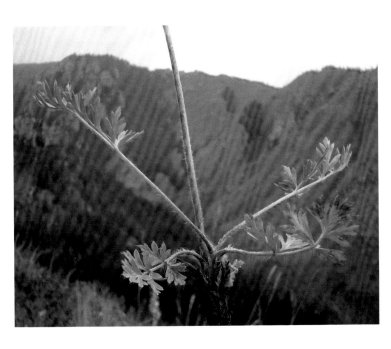

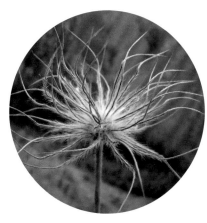

茴茴蒜

来源　毛茛科毛茛属植物茴茴蒜 *Ranunculus chinensis* Bge. 的全草。

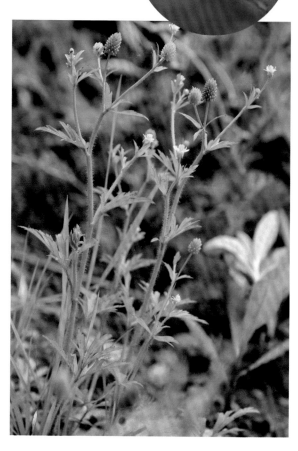

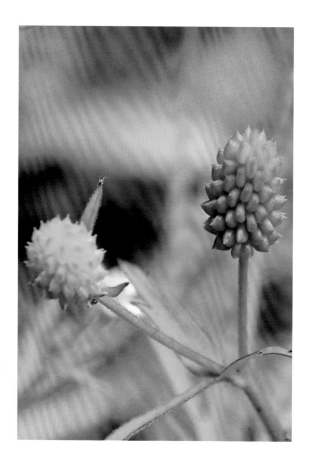

【蒙药名】

　　乌素泰—浩鲁达顺—其其格。

【异名】

　　茴茴蒜毛茛。

【形态特征】

　　多年生草本,茎直立,全株被淡黄色长硬毛。基生叶和茎下部叶具长柄,掌状3全裂,裂片有长柄,再2~3全裂,小裂片顶端具少数不规则锐锯齿;茎上部叶片小,3全裂。花单生茎顶或组成聚伞花序;萼片5,花瓣5,黄色。聚合果卵状长圆形,似桑椹;瘦果扁椭圆形,有短喙。花期5~7月,果期8~9月。

【生境分布】

　　河西地区分布于海拔2400m溪边或湿地。

【采集加工】

　　夏秋采收,鲜用或晒干。

【性味功能】

　　味辛、微苦,性温。有毒! 杀虫,治疟,退黄疸。

【主治应用】

　　急性黄疸肝炎,疟疾,哮喘。

云生毛茛

来源　毛茛科毛茛属植物云生毛茛 *Ranunculus longicaulis* C. A. Mey. var. *nephelogenes*（Edgew.）L. Liu 的全草。

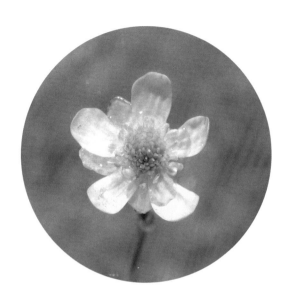
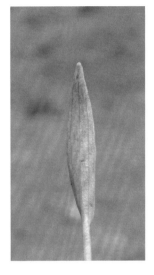
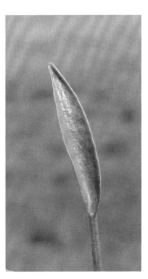

【蒙药名】

　　胡鲁都顺—其其格。

【形态特征】

　　水生或湿地生草本。须根密集。茎直立,具二歧长分枝。基生叶线状披针形,全缘;茎生叶数枚,叶片披针形至线形,全缘,基部成膜质宽鞘抱茎,无毛或边缘疏被柔毛。花单生于茎顶和分枝顶端;花梗伸长,贴生黄柔毛;萼片5,卵形,黄色,外面密生短柔毛;花瓣5,倒卵形至卵圆形,长于萼片,黄色,蜜槽呈点状袋穴;花托短圆锥形,生细毛。聚合瘦果卵球形,喙下弯或不弯。花果期6~8月。

【生境分布】

　　河西地区分布于海拔2400~3500m的山地阴坡、河边、沼泽、水旁草地。

【采集加工】

　　盛花时采收,晾干。

【性味功能】

　　味辛,性温。消肿、破瘀、毒痈。

【主治应用】

　　消肿,消化不良等症,可提高体温。

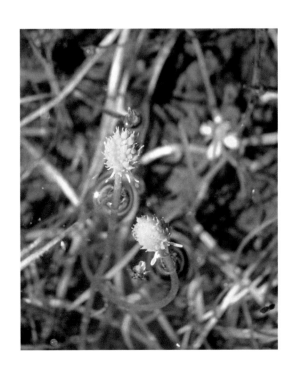

植物药

高原毛茛

来源 毛茛科毛茛属植物高原毛茛 *Ranunculus tanguticus*（Maxim.）Ovcz. 的全草。

【蒙药名】

好乐得存—其其格。

【异名】

吉萨。

【形态特征】

多年生草本。茎直立或斜升，多分枝，生白柔毛。基生叶多数，和下部叶均有生柔毛的长叶柄；叶片圆肾形或倒卵形，三出复叶，小叶片二至三回全裂或深、中裂；小叶柄短或近无。上部叶渐小，3~5全裂。花较多，单生于茎顶和分枝顶端；萼片椭圆形，生柔毛；花瓣5，倒卵圆形；花托圆柱形。聚合果长圆形；瘦果小而多，卵球形。花果期6~8月。

【生境分布】

河西地区分布于海拔2700~3000m山坡和沼泽。

【采集加工】

夏、秋季采收，除去杂质，鲜用或晒干，切段。

【性味功能】

味辛，性热、轻、燥、糙、锐。有毒！破痞，助温，祛腐，消肿，燥希日乌素。

【主治应用】

心口痞，肝痞，虫痞，食积，结喉，乳痈，疮疡，寒希日乌素症，水肿，偏头痛。

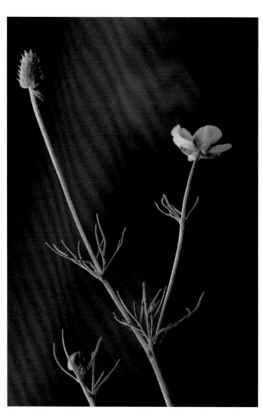

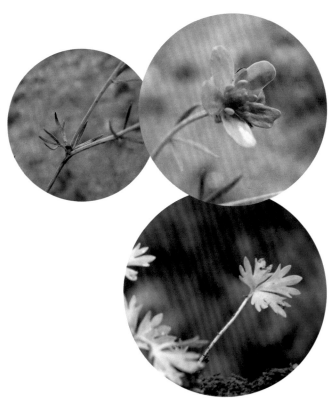

瓣蕊唐松草

【来源】　毛茛科唐松草属植物瓣蕊唐松草 *Thalictrum petaloideum* L. 的果实。

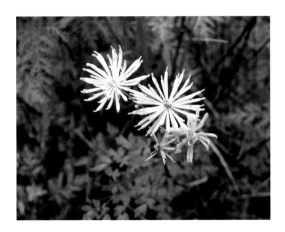

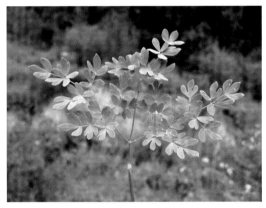

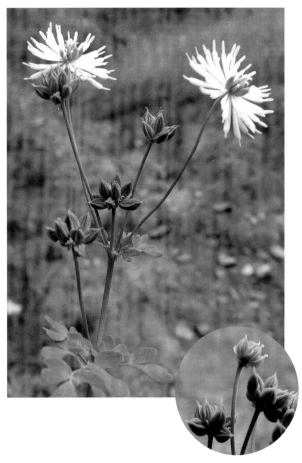

【蒙药名】

查存—其其格。

【异名】

肾叶唐松草、花唐松草、土黄连。

【形态特征】

多年生草本植物，植株全部无毛。茎高20~80cm，上部分枝。基生叶数个，为三至四回三出或羽状复叶；小叶草质，形状变异很大，宽倒卵形，菱形或近圆形。花序伞房状，有少数或多数花；萼片4，白色，卵形；雄蕊多数，花药狭长圆形，花丝上部倒披针形，比花药宽。瘦果卵形，有8条纵肋。6~7月开花。

【生境分布】

河西地区分布于祁连山海拔2450m山坡、草地。

【采集加工】

秋季采收成熟果实，除去杂质，晒干。

【性味功能】

味苦，性寒。清肺，愈伤，提脓。

【主治应用】

肺热咳嗽，肺脓肿，失血。

植
物
药

小檗科 Berberidaceae

鲜黄小檗

【来源】 小檗科小檗属植物鲜黄小檗 *Berberis diaphana* Maxim. 的根。

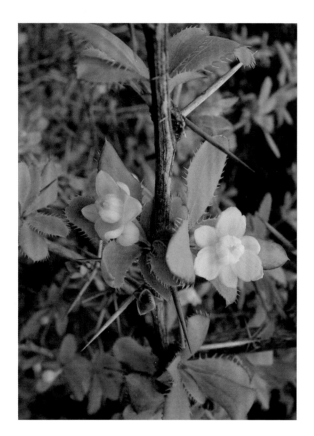

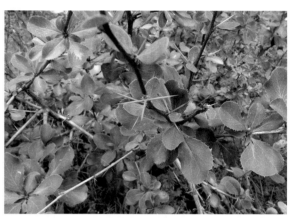

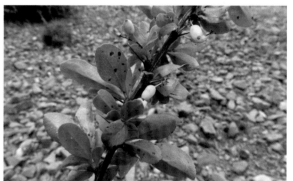

【蒙药名】

希日—毛都。

【异名】

山黄柏、三颗针、元柏、酸狗奶子。

【形态特征】

落叶灌木;小枝灰色,具条棱及疣状突起;刺3叉,淡黄色;叶长椭圆形至倒卵状长椭圆形,先端圆钝或急尖,基部渐狭成短柄,边缘具纤毛状锯齿,两面无毛。花单生或3~5朵集成近总状;苞片锥形;花鲜黄色;内轮萼片宽椭圆形;花瓣倒卵形,蜜腺长椭圆形;子房长椭圆形,无花柱,柱头头状。浆果卵状长圆柱形,红色,柱头宿存。花果期5~8月。

【生境分布】

河西地区分布于祁连山海拔2400~2800m林下、灌丛、沟谷。

【采集加工】

春、秋采挖,去净泥土,刨片,晒干。

【性味功能】

味苦,性凉,效钝、糙、稀。除希日乌素,明目,止血,止泻,清热,解毒。

【主治应用】

热性希日乌素症,秃疮,疖,皮肤瘙痒,疥,癣,火眼,鼻衄,吐血,崩漏,便血,毒热,肾热,遗精,小便不利,尿道肿痛,肠热腹泻。

细叶小檗

来源 小檗科小檗属植物细叶小檗 *Berberis poiretii* Schneid. 的根。

【蒙药名】

希拉—毛都。

【异名】

波氏小檗。

【形态特征】

落叶灌木,高1~2m。老枝灰黄色,幼枝紫褐色,生黑色疣点,具条棱;茎刺缺如或单一,有时三分叉。叶纸质,倒披针形至狭倒披针形,全缘。穗状总状花序具8~15朵花,常下垂;花黄色;苞片条形;小苞片2,披针形;萼片2轮;花瓣倒卵形或椭圆形,先端锐裂,基部微缩,略呈爪状,具2枚分离腺体;胚珠通常单生,有时2枚。浆果长圆形,红色。花期5~6月,果期7~9月。

【生境分布】

河西地区分布于海拔2000~2700m山地灌丛、山沟河岸或林下。

【采集加工】

春、秋采挖,去净泥土,刨片,晒干。

【性味功能】

味苦,性寒。清热燥湿,泻火解毒。

【主治应用】

痢疾,肠炎,品疮,气管炎,湿疹疮疖,丹毒,烫火伤。

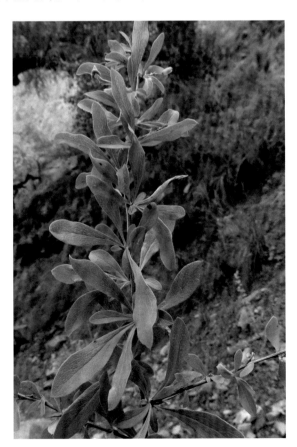
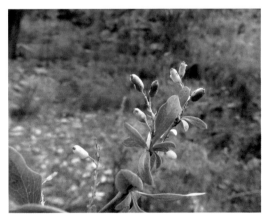
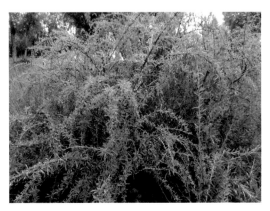

植
物
药

罂粟科 Papaveraceae

白屈菜

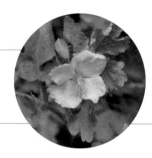

| 来源 | 罂粟科白屈菜属植物白屈菜 *Chelidonium majus* L. 的全草。 |

【蒙药名】

希古得日—格纳、树德日根。

【异名】

山黄连、小人血七;扎格朱。

【形态特征】

多年生草本,高30~80cm。茎多分枝。基生叶少,早凋落,叶片倒卵状长圆形或宽倒卵形,羽状全裂,全裂片2~4对,倒卵状长圆形;茎生叶小。伞形花序多花;苞片小,卵形。萼片卵圆形,舟状,早落;花瓣倒卵形,全缘,黄色;花丝丝状,黄色;子房线形,绿色,柱头2裂。蒴果狭圆柱形。种子卵形。花果期4~9月。

【生境分布】

河西地区分布于祁连山东段海拔2500m以下山地林缘、沟谷、路边。

【采集加工】

夏、秋季开花时采收,除去杂质,阴干。

【性味功能】

味苦,性凉。有毒! 杀黏,清热、解毒。

【主治应用】

黏热,发症,毒热,浊热,未成熟热。

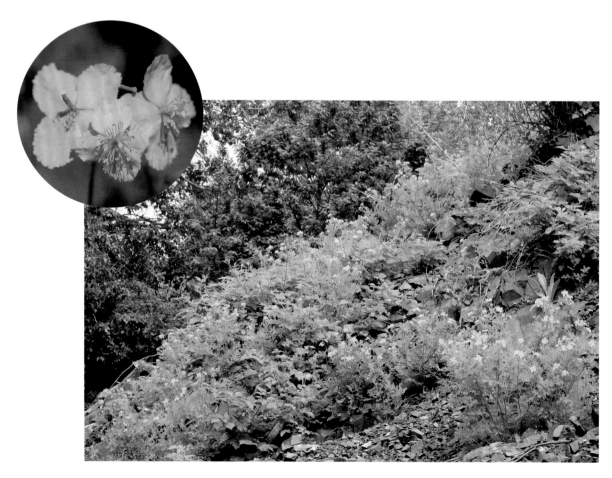

地丁草

来源 罂粟科紫堇属植物地丁草 *Corydalis bungeana* Turcz. 的全草。

【蒙药名】

好如海—其其格。

【异名】

布氏紫堇、地丁;萨巴乐—干纳。

【形态特征】

二年生灰绿色草本,高10~50cm,茎自基部铺散分枝,具棱。基生叶多数,叶柄约与叶片等长,基部多少具鞘,边缘膜质;叶片二至三回羽状全裂,一回羽片3~5对,具短柄,二回羽片2~3对。茎生叶与基生叶同形。总状花序。苞片叶状。花粉红色至淡紫色,平展。外花瓣顶端多少下凹,具浅鸡冠状突起,边缘具浅圆齿。蒴果椭圆形,下垂。花果期5~6月。

【生境分布】

河西地区分布于祁连山海拔2500~2900m疏林下、丘陵草地。

【采集加工】

夏季采收,除去杂质,晒干,切段。

【性味功能】

味苦,性寒。清热,平息"协日",愈伤,消肿。

【主治应用】

隐热,流感,黏热,伤热,烫伤。

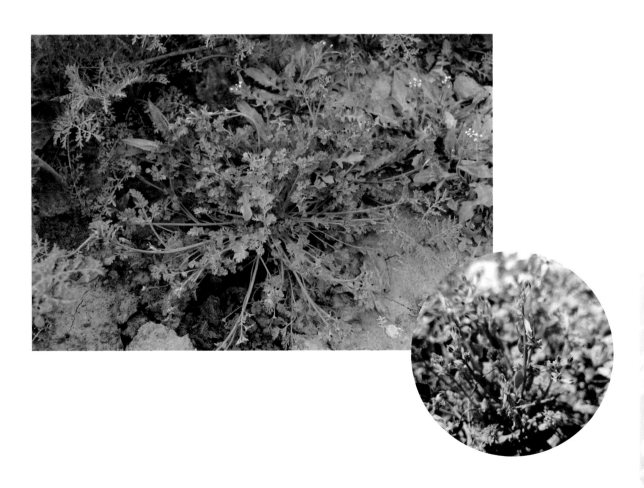

细果角茴香

来源　罂粟科角茴香属植物细果角茴香 *Hypecoum leptocarpum* Hook. f. et Thoms. 的全草。

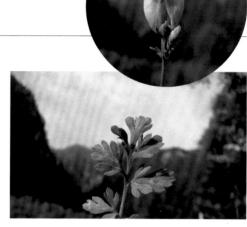

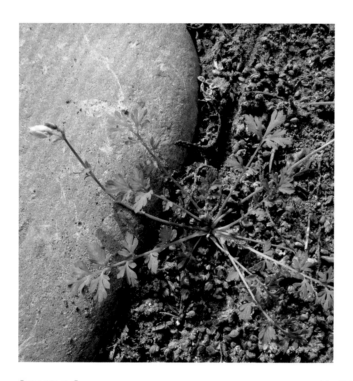

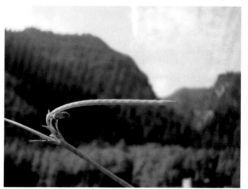

【蒙药名】

嘎伦—塔巴克。

【异名】

节裂角茴香、黄花草角茴香、咽喉草、野茴香；巴尔巴达、拉桑—斯日布、拉桑西勒瓦。

【形态特征】

一年生草本。基生叶多数；叶片轮廓矩圆形，二回羽状细裂，小裂片披针形或狭倒卵形。花葶3~7条；花序具少数或多数分枝；萼片小，狭卵形；花瓣4，淡紫色或白色，外面2枚较大，宽倒卵形，全缘，内面2枚较小，3裂，中央裂片船形；雄蕊4。蒴果条形，成熟时在每2种子之间分裂成十数小节。花期5~6月，果期7~8月。

【生境分布】

河西地区分布于海拔2000~3000m河谷、草地、田间。

【采集加工】

春季开花前采挖，晒干全草，备用。

【性味功能】

味苦，性寒，效糙、稀、钝、轻、动。杀黏，清热，解毒。

【主治应用】

流感，瘟疫，黄疸，阵刺痛，结喉，发症，麻疹，劳热，炽热，搏热，毒热。

注：本区还有角茴香 *Hypecoum erctum* L., 与细果角茴香主要区别是花瓣黄色，蒴果条形，裂为2果瓣。分布于海拔2600m以下干燥山坡或草地。入药，功能主治同节裂角茴香。

多刺绿绒蒿

来源 罂粟科绿绒蒿属植物多刺绿绒蒿 *Meconopsis horridula* Hook. f. et Thoms. 的地上部分及花。

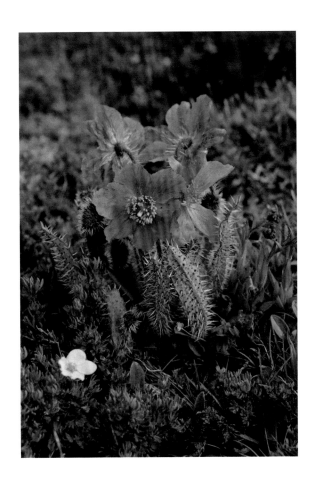

被锈色或黄褐色平展或反曲的刺。6~7月开花。

【生境分布】

　　河西地区分布于祁连山海拔3300~4300m的草坡或岩坡上。

【采集加工】

　　7~8月花期采收,晾干。

【性味功能】

　　味淡,性寒。消炎、止骨痛。

【主治应用】

　　头痛、骨折。

055

【蒙药名】

　　乌日格斯图—呼和。

【异名】

　　绿绒蒿。

【形态特征】

　　多年生草本植物,全株被黄褐色或淡黄色坚硬而平展的刺。基生叶莲座状,叶片倒披针形或近匙形,全缘或波状,茎生叶互生,较小。总状花序具4~8朵花,生于茎端,最上部的花下无苞片。花大,半下垂,直径4~6cm;花瓣5~8,蓝紫色或深蓝色,宽倒卵形。蒴果倒卵形或椭圆状长圆形,

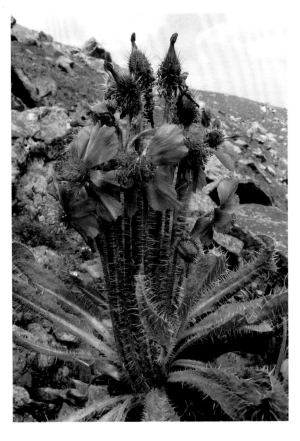

植物药

五脉绿绒蒿

| 来源 | 罂粟科绿绒蒿属植物五脉绿绒蒿 Meconopsis quintuplinervia Regel 的花。

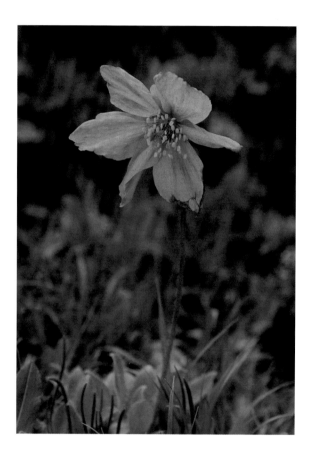

或长椭圆状。种子狭卵形,黑褐色。花果期6~9月。

【生境分布】

河西地区分布于祁连山海拔3300~3800m灌丛、山坡草地或多石砾处。

【采集加工】

6~8月采花,晾干。

【性味功能】

味微甘、辛,性寒。清肝热、肺热等症。

【主治应用】

治肺炎,胆囊炎。

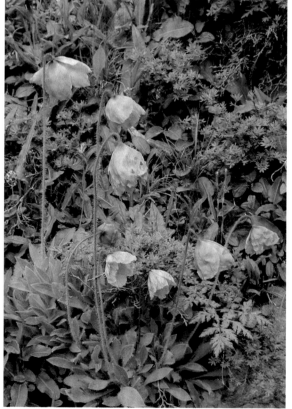

【蒙药名】

呼和—乌都布拉。

【异名】

山兰花、蒙古山萝卜。

【形态特征】

多年生草本,基部被宿存的叶基,其上密被淡黄色多分枝的硬毛。须根纤维状,细长。叶全部基生,莲座状,叶片倒卵形至披针形;具长叶柄。花单生于基生花葶上,下垂。花瓣4~8,蓝紫色,宽倒卵形;雄蕊多数,花丝丝形;子房卵形,密生黄色硬刺,花柱明显,柱头头形。蒴果椭圆状

十字花科 Brassicaceae

荠

来源 十字花科荠属植物荠 Capsella bursa-pastoris（L.）Medic. 的种子。

【蒙药名】

阿布嘎—淖嘎、阿布嘎。

【异名】

荠菜、净肠草；苏克嘎巴、阿布嘎—诺高。

【形态特征】

一年生草本。茎直立，有分枝，全株具毛。基生叶具柄，叶片有羽状深裂、浅裂或不裂；茎生叶披针形，基部抱茎，边缘缺刻。总状花序顶生，花小有柄，萼片4，长椭圆形，花瓣4，白色，倒卵形排列成十字。短角果为倒三角形，扁平，含种子多粒。花果期5~7月。

【生境分布】

河西地区分布于海拔1400~2500m田边、路旁。

【采集加工】

夏、秋采收成熟果实，打下种子，除去杂质，晒干。

【性味功能】

味辛、甘，性平、重、固。止吐，利尿，降压。

【主治应用】

呕吐，水肿，尿潴留，脉动热，高血压症。

057

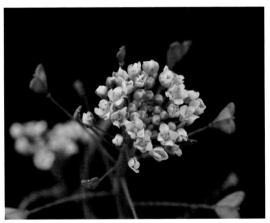

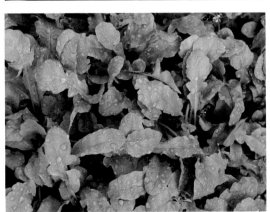

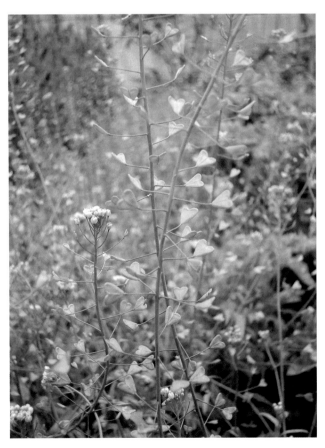

植物药

播娘蒿

来源 十字花科播娘蒿属植物播娘蒿 *Descurainia sophia* (L.) Webb. ex Prantl 的种子。

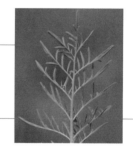

【蒙药名】

嘎希昆—含毕勒。

【异名】

野芥菜、南葶苈子；希热乐金—哈木白。

【形态特征】

一年生草本。茎直立，分枝多。叶互生，三回羽状深裂，末端裂片条形或长圆形，下部叶具柄，上部叶无柄。总状花序顶生，花黄色。萼片直立，长圆条形，早落，背面有分叉细柔毛；花瓣黄色，长圆状倒卵形，或稍短于萼片，具爪；雄蕊6枚，比花瓣长1/3。长角果圆筒状。种子长圆形，淡红褐色。花果期5~9月。

【生境分布】

河西地区分布于海拔2550m以下的山坡、沟底、田野及农田。

【采集加工】

夏季果实成熟时打下种子，簸去杂质，晒干。

【性味功能】

味苦、辛，性凉，效钝、稀、糙、轻。清热，解毒，止咳，祛痰，平喘。

【主治应用】

搏热，脏热，毒热，血热，协日热，肺感，咳嗽，气喘，肺心病。

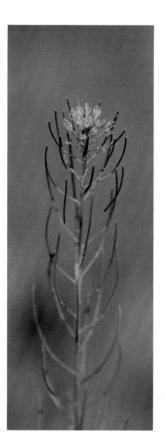

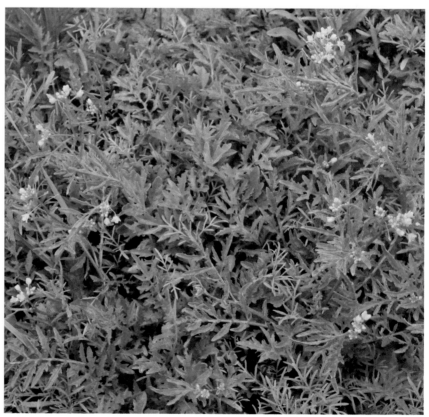

菘蓝

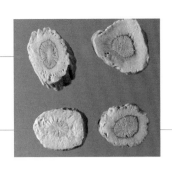

来源 十字花科菘蓝属植物菘蓝 *Isatis indigotica* Fort. 的叶。
Flora of China 拉丁名已改为 *Isatis tinctoria* L.（欧洲菘蓝）。

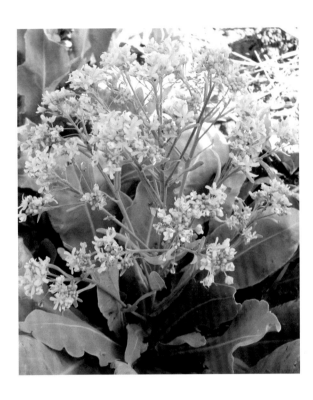

【异名】

　　板蓝根、大青叶；呼和—那布其。

【形态特征】

　　二年生草本。主根深长，外皮灰黄色。茎直立，高40~90cm。叶互生；基生叶较大，叶片长圆状椭圆形；茎生叶长圆形至长圆状倒披针形，渐上渐小，基部箭形，半抱茎。阔总状花序；花小，花梗细长；花萼4，绿色；花瓣4，黄色，倒卵形；雄蕊6，4强；雌蕊1，长圆形。长角果长圆形，扁平翅状，具中肋。种子1枚。花期5月，果期6月。

【生境分布】

　　河西地区多栽培，尤以民乐县为多。

【采集加工】

　　夏、秋季生长旺盛时，采叶，除去杂质，晒干。

【性味功能】

　　味苦，性寒。清热，解毒，杀黏。

【蒙药名】

　　德瓦、呼呼日—根纳。

【主治应用】

　　瘟疫，流感，协日热。

059

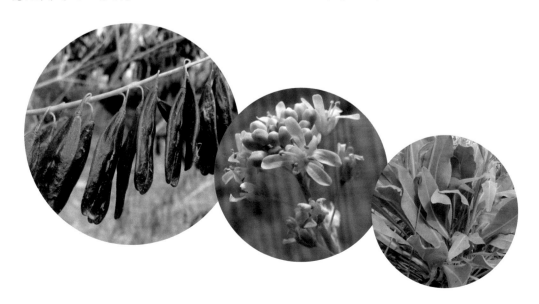

植物药

独行菜

【来源】 十字花科独行菜属植物独行菜 *Lepidium apetalum* Willd. 的种子。

【蒙药名】

阿木塔图—含毕勒、鲁音—苏亚—格布斯。

【异名】

辣辣根、北葶苈子、甜葶苈、辣辣菜、辣麻麻；昌古。

【形态特征】

一或二年生草本。茎直立或斜升，多分枝，被微小头状毛。基生叶莲座状，平铺地面，羽状浅裂或深裂，叶片狭匙形；茎生叶狭披针形至条形；总状花序顶生；花小，不明显；花梗长约1mm，被棒状毛；萼片舟状，椭圆形；花瓣极小，匙形，白色。短角果近圆形，种子椭圆形，棕红色。花果期5~7月。

【生境分布】

河西地区多生于村边、路旁、田间撂荒地，也生于山地、沟谷。

【采集加工】

果实成熟时采割，稍晒，打下种子，去净杂质，晒干。

【性味功能】

味辛、苦，性凉，效钝、稀、轻、糙。止咳，祛痰，平喘，清热，解毒。

【主治应用】

咳嗽，气喘，肺感，搏热，脏热，毒热，协日热，血热，肺心病。

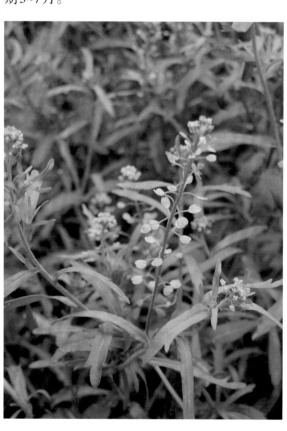
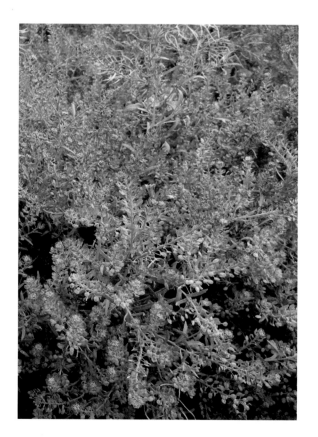

菥蓂

来源 十字花科菥蓂属植物菥蓂 *Thlaspi arvense* L. 的种子。

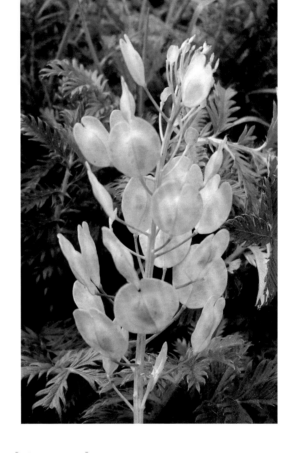

061

【蒙药名】

横格日格—乌布斯、恒格日格—额布斯。

【异名】

遏兰菜、野榆钱；勃日嘎、套利图—乌布斯。

【形态特征】

一年生草本。茎直立，分枝或不分枝。基生叶长圆形，有长柄，全缘；茎生叶披针形或长圆状披针形，互生，基部箭形抱茎，无毛。花白色，萼片直立，卵形，先端钝圆；花瓣先端圆或微凹。短角果扁平，圆形或近椭圆形，周围有宽翅。种子倒卵形，稍扁平。花期5~6月，果期6~7月。

【生境分布】

河西地区分布于海拔2750~2950m路旁、沟底、宅旁。

【采集加工】

种子成熟时采收，打下种子，除去杂质，晾干。

【性味功能】

味辛、苦，性微温。清肺，利尿，强壮，开胃。

【主治应用】

肺热，水肿，腰腿痛，睾丸肿大，遗精，阳痿，食积，泛恶，胃痛，黄疸。

植物药

景天科 Crassulaceae

瓦松

来源 景天科瓦松属植物瓦松 Orostachys fimbriatus
（Turcz.）A. Berger 的全草。

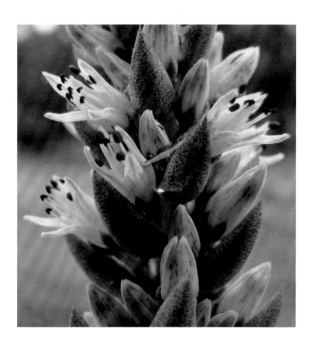

【生境分布】

河西地区分布于祁连山海拔2000~3000m岩石或山坡。

【采集加工】

夏、秋采收，除去根及杂质，用开水略烫后晒干。

【性味功能】

味酸，性凉。止血、止泻、清热、解毒。

【主治应用】

泻痢，肠热性腹泻、便血，毒热。

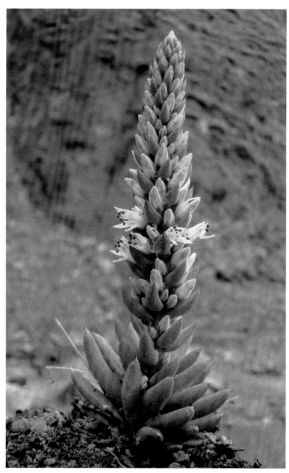

【蒙药名】

苏布日根—其其格、萨查—额布斯。

【异名】

石莲蓬、酸溜溜、瓦塔、瓦花、流苏瓦松；爱日格—额布斯。

【形态特征】

多年生肉质草本。基部叶成紧密的莲座状，线形至倒披针形，绿色带紫，边缘有流苏状的软骨片和针状尖刺。茎上叶线形至倒卵形，长尖。圆锥花序顶生，肥大成穗状；花萼与花瓣通常均为5片；萼片卵圆形或长圆形，基部稍合生；花瓣淡红色，膜质，长卵状披针形或长椭圆形；雄蕊10，几与花瓣等长；雌蕊为离生的5心皮组成，花柱与雄蕊等长。蓇葖果。花期7~9月，果期8~10月。

小丛红景天

来源 景天科红景天属植物小丛红景天 *Rhodiola dumulosa* （Franch.）S. H. Fu 的根。

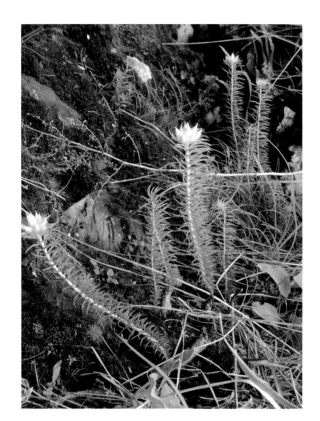

【生境分布】

　　河西地区分布于祁连山海拔 2800~3810m 阳坡、岩石。

【采集加工】

　　夏、秋季采挖根,除去残茎及须根,洗净泥土,晒干。

【性味功能】

　　味甘、苦、涩,性凉、柔。清热,敛肺,生津。

【主治应用】

　　肺热,哮喘,感冒,咳嗽,肺脓肿。

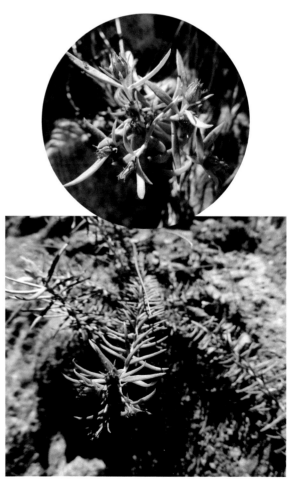

【蒙药名】

　　乌兰—苏日劳。

【异名】

　　凤尾草、凤凰草;苏日劳—玛日布。

【形态特征】

　　多年生草本。常成亚灌木状。株高 15~25cm,无毛。主干木质,基部被残枝。枝簇生。叶互生,密集线形,先端尖或稍钝,全缘无柄,绿色。花序顶生,聚伞状;花两性;萼片 5,线状披针形,先端急尖。花瓣 5,淡红或白色,披针状长圆形。雄蕊 10,较花瓣短。蓇葖果,直立或上部稍展开。种子长圆形,具狭翅。果期 6~8 月。

唐古红景天

来源 　景天科红景天属植物唐古红景天 *Rhodiola tangutica*（Maxim.）S.H.Fu 的根。

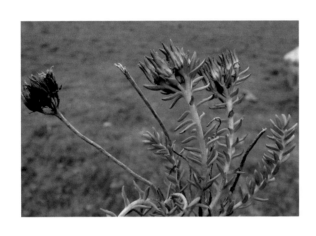

【蒙药名】

乌兰索日勒。

【异名】

红景天。

【形态特征】

多年生草本。主根粗长，分枝。雌雄异株。

雄株花茎干后稻秆色或老后棕褐色。叶线形，先端钝渐尖，无柄。花序紧密，伞房状；萼片5，线状长圆形，先端钝；花瓣5，长圆状披针形，先端钝渐尖，浅红色；雌蕊心皮5，紫红色，鳞片5，四方形，先端有波状齿；雄蕊10，对瓣的短于对萼的。蓇葖5，直立，狭披针形。花期5~8月，果期8月。

【生境分布】

河西地区分布于祁连山海拔3200m的高山石缝中或草地。

【采集加工】

9~10月采挖根，除去泥土及根表皮，晾干。

【性味功能】

味涩，性寒。退烧，利肺。

【主治应用】

肺炎、神经麻痹等症。清热、补肺。

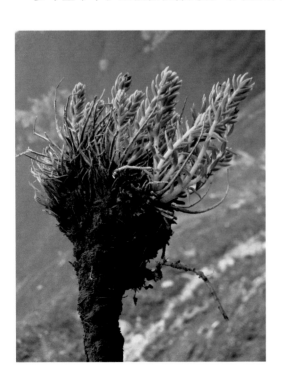

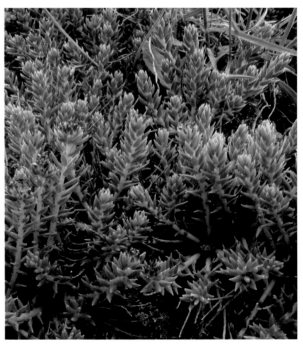

虎耳草科 Saxifragaceae

梅花草

来源　虎耳草科梅花草属植物梅花草 *Parnassia palustris* L. 的全草。

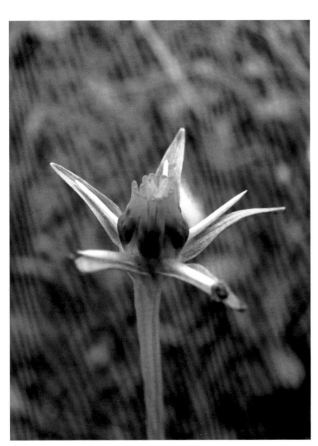

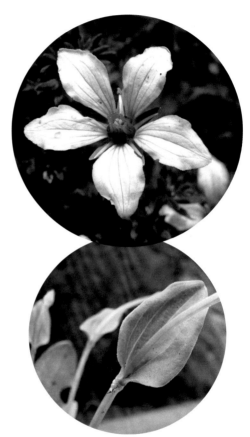

【蒙药名】

　　孟根—地格达。

【异名】

　　乌勒—地格、纳木嘎纳、纳木仁—查干—其其格。

【形态特征】

　　多年生草本。基生叶丛生,具长柄,心形,全缘;茎生叶1枚,无柄,抱茎。花单一,顶生,白色至淡黄色。花5数,并有9~13个纤毛状而顶端具蜜腺的假雄蕊。蒴果上部4裂,种子多数。

【生境分布】

　　河西地区分布于祁连山海拔2800m山坡、林边、山沟、湿地等处。

【采集加工】

　　夏季花开时采收,阴干。

【性味功能】

　　味苦,性凉。清热,平息,抑协日,破痞。

【主治应用】

　　内热痞,间热痞,肝血痞,脉痞,肠协日痞。

植物药

蔷薇科 Rosaceae

山杏

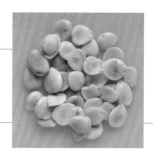

来源 蔷薇科杏属植物山杏 *Armeniaca sibirica* (L.) Lam. 的种仁。

【蒙药名】

合格仁—归勒斯、桂勒森—楚莫。

【异名】

苦杏、杏子;康布、堪布。

【形态特征】

落叶小乔木。树皮暗红棕色,纵裂。单叶互生;叶片圆卵形或宽卵形,基部楔形或宽楔形。花单生枝端或2朵簇生,淡红色;花萼基部筒状,外面被短毛,上部5裂;花瓣5,白色或浅粉红色,圆形至宽倒卵形;雄蕊多数,着生萼筒边缘;雌蕊单心皮。果实近球形。种子1,心状卵形。花期4~5月,果期6~7月。

【生境分布】

河西地区生于向阳山坡、灌丛、固定沙丘等处。河西地区多系栽培。

【采集加工】

果实成熟时,去果肉及种壳,取果仁,晒干。

【性味功能】

味苦,性温。有小毒! 止咳定喘,祛痰,平喘,燥希日乌素,生发。

【主治应用】

外感咳嗽,气喘,希日乌素症,大便干燥,脱发。

注:河西地区还有杏 *Ameniaca vulgaris* Lam.,全区广为栽培,入药部位及药性同山杏,主要区别是杏果实大,果肉厚多汁,成熟时不开裂。

066

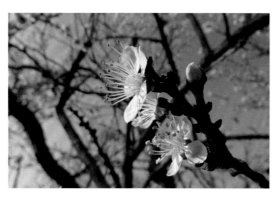

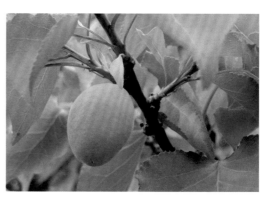

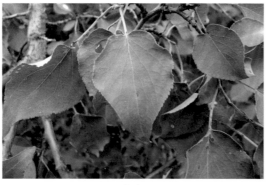

山杏

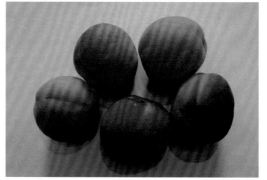

杏

灰栒子

【来源】 蔷薇科栒子属植物灰栒子 *Cotoneaster acutifolius* Turcz. 的果实。

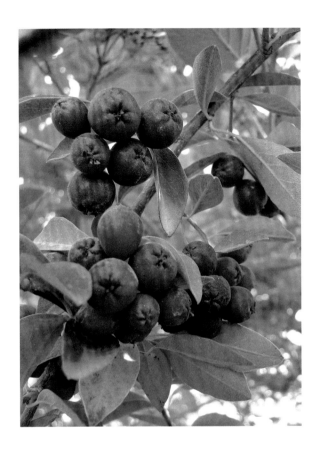
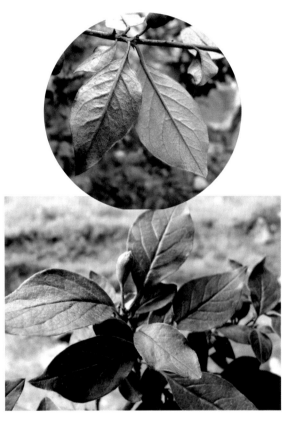

【蒙药名】

牙日钙。

【异名】

尖叶栒子；萨尔布如木。

【形态特征】

灌木。小枝褐色或紫褐色,老枝灰黑色,嫩枝被长柔毛。单叶互生,叶片卵形,先端急尖或渐尖,基部宽楔形或圆形,全缘,幼时两面有长柔毛,渐脱落,老时变稀疏;叶柄被柔毛。聚伞花序,有花2~5朵;花梗被毛;花萼筒外被柔毛,萼片5,三角形;花瓣5,直立,近圆形,粉红色;雄蕊多数;梨果倒卵形或椭圆形,紫黑色,疏被毛,有2小核。花期6~7月,果期8~9月。

【生境分布】

河西地区分布于祁连山海拔2600~3200m山坡、沟谷或林缘。

【采集加工】

秋季采收成熟果实,除去杂质,晒干。

【性味功能】

味酸,性温。止血,收敛扩散毒,燥希日乌素。

【主治应用】

鼻衄,吐血,月经过多,关节散毒症,关节希日乌素症。

东方草莓

来源 蔷薇科草莓属植物东方草莓 *Fragaria orientalis* Lozinsk.的树皮或根皮的全草。

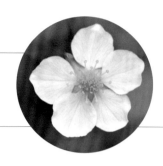

【蒙药名】

道日纳音—古哲勒哲根纳。

【异名】

野草莓;孜孜萨森。

【形态特征】

多年生草本。茎、叶被开展柔毛。三出复叶,小叶几无柄,倒卵形或菱状卵形,上面绿色,下面淡绿色。花序聚伞状,有花1~5朵。花两性;萼片卵圆披针形,副萼片线状披针形,偶有裂;花瓣白色,近圆形,基部具短爪;雄蕊18~22,近等长;雌蕊多数。聚合果半圆形,花托膨大肉质,成熟后紫红色;萼片宿存;瘦果卵形。花期5~7月,果期7~9月。

【生境分布】

河西地区分布于海拔2400~2750m林下、山坡草地。

【采集加工】

夏、秋季采收全草,晒干。

【性味功能】

味甘、酸,性平。止血,祛痰,燥脓希日乌素,清巴达干、协日。

【主治应用】

子宫出血,咳嗽不爽,肺脓肿,巴达干、协日病。

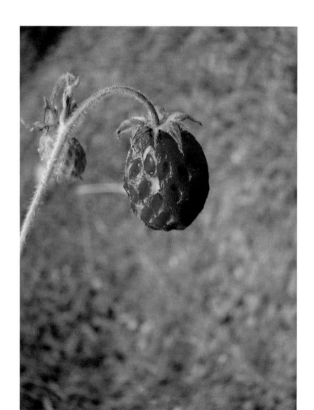

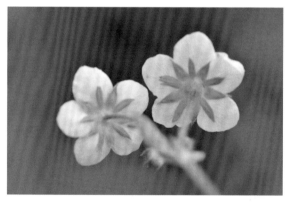

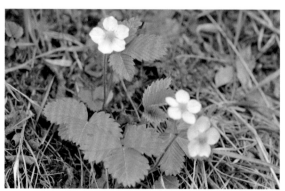

蕨麻

【来源】 蔷薇科委陵菜属植物蕨麻 *Potentilla anserina* L. 的块根。

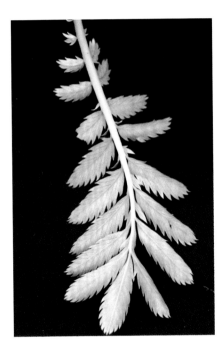 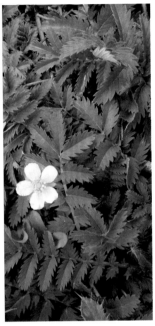 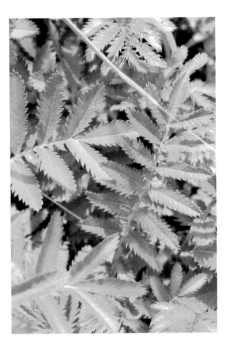

【蒙药名】

陶来音—汤乃、哲勒图—陶不定期—音—汤乃。

【异名】

蕨麻;若劳萨森。

【形态特征】

多年生匍匐草本。匍匐枝节上生不定根、叶与花梗。叶基生,羽状复叶,小叶 15~17 枚,无柄,长圆状倒卵形、长圆形,边缘有尖锯齿,背面密生白绢毛。花单生叶腋;萼片三角状卵形,副萼片椭圆形或椭圆状披针形;花瓣黄色,倒卵形,比萼片长 1 倍;花柱侧生,柱头稍扩大。瘦果椭圆形,褐色。花果期 5~8 月。

【生境分布】

河西地区分布于海拔 2900m 以下河谷、湿润草地。

【采集加工】

夏、秋采收,晒干,切片。

【性味功能】

味甘,性凉、轻。止血,清热,强身。

【主治应用】

热泻,身倦乏力。

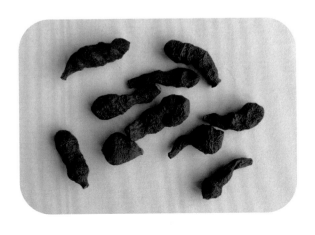

植物药

二裂委陵菜

来源 蔷薇科委陵菜属植物二裂委陵菜 *Potentilla bifurca* L. 的地上部分。

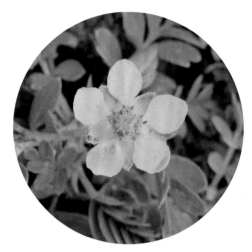

枝。羽状复叶,基生叶有小叶5~8对,椭圆形或倒卵状矩圆形,先端圆钝或常2裂,全缘,上面无毛,下面微生柔毛;茎生叶小叶通常3~7片;叶柄短或无,托叶草质。聚伞花序有花3~5朵;花梗被柔毛;花黄色;花托密生柔毛。瘦果小,无毛,光滑。花期6~7月,果期7~8月。

【生境分布】

河西地区分布于海拔1600~3200m山坡草地、地边、道旁。

【采集加工】

夏、秋采收,去净泥土,晒干。

【性味功能】

味辛、微苦而涩,性平。止血。

【主治应用】

功能性子宫出血,产后出血过多。

【蒙药名】

阿查—陶来—音—汤乃。

【异名】

地红花、黄瓜瓜苗、土地榆。

【形态特征】

多年生草本。茎多平铺或直立,自基部多分

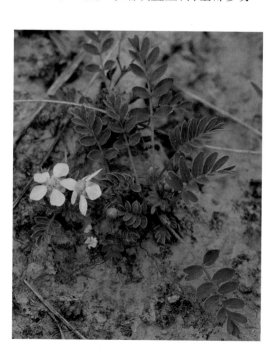

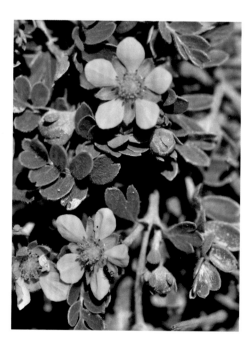

金露梅

来源 蔷薇科委陵菜属植物金露梅 *Potentilla fruticosa* L. 的茎枝。

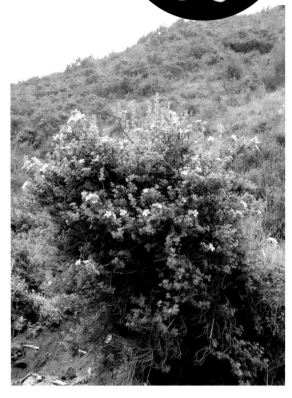

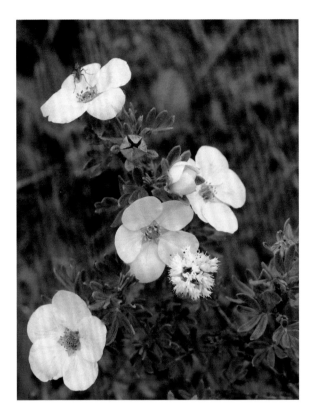

【蒙药名】

乌日阿拉格、哈日—塔比拉右。

【异名】

棍儿茶、金蜡梅、金老梅;哈日—本玛。

【形态特征】

落叶灌木。树皮纵裂剥落,分枝多。羽状复叶,小叶3~7,长椭圆形;叶柄短,被柔毛;托叶披针形,膜质。单花或数朵生于枝顶;花梗被柔毛;副萼披针形,萼筒疏被长柔毛;萼片三角状卵形;花瓣黄色。瘦果卵圆形,密被长柔毛。花期6~7月,果期8~9月。

【生境分布】

河西地区分布于祁连山海拔2800~3200m林下、高山灌丛。

【采集加工】

夏、秋季采收带花茎枝,阴干,生用或煅灰用。

【性味功能】

味甘、涩,性平。清食,止咳,消肿;灰:能燥希日乌素。

【主治应用】

消化不良,咳嗽,水肿,希日乌素症,乳腺炎。

注:河西地区还有与金露梅同等入药的委陵菜属植物小叶金露梅 *P. parvifolia* Fisch.,主要区别是小叶金露梅复叶有小叶5~7,稀3,下部2对通常靠拢近似掌状排列,常披针形。

植
物
药

美蔷薇

来源 蔷薇科蔷薇属植物美蔷薇 *Rosa bella* Rehd. et Wils. 的果实。

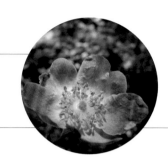

【蒙药名】

高要—扎木日。

【异名】

油瓶瓶、山刺玫、美蔷薇。

【形态特征】

落叶灌木,高达3m。奇数羽状复叶,具小叶7~9(11),托叶较宽大,大部与叶柄合生;小叶片椭圆形或卵圆形,无毛,背面淡绿色,无毛,稀沿主脉有稀疏小腺体。花单生或2~3朵集生于枝顶;花梗密被腺毛,基部具1~3枚苞片;花托近球形,密被腺毛;萼裂片三角卵状披针形,内面密被绒毛;花瓣倒卵圆形,先端微凹,粉红色。花期5~7月,果期8~9月。

【生境分布】

河西地区分布于祁连山东段海拔2500m以下疏林、灌丛中。

【采集加工】

夏季果实成熟时采收,晒干,除去毛刺。

【性味功能】

味酸,性凉、轻、柔。解毒,祛希日乌素,清热。

【主治应用】

毒热,热性希日乌素症,肝热,青腿症。

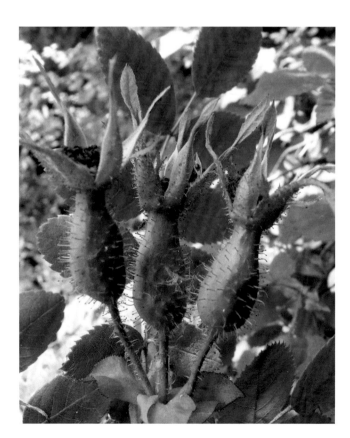

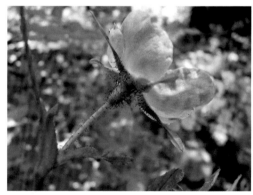

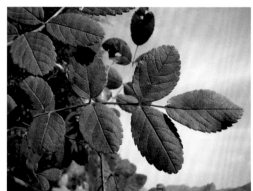

玫瑰

蔷薇科蔷薇属植物玫瑰 *Rosa rugosa* Thunb. 的花蕾及花。

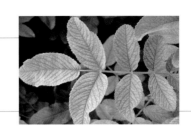

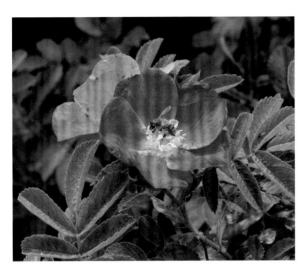

【蒙药名】

札木日—其其格。

【异名】

刺玫花;萨日钙—其其格、色毕莫德格、色永、淖海—浩树音—其其格。

【形态特征】

直立灌木,高可达2m;茎粗壮,丛生;枝红褐色,密生刺毛和皮刺。叶互生,奇数羽状复叶,小叶5~9枚,椭圆形、椭圆状卵形,边缘有带腺锯齿,下面被绒毛。花紫色至紫红色,花单生于叶腋,或数朵簇生,花瓣倒卵形,重瓣至半重瓣,苞片卵形,边缘有腺毛,外被绒毛;有浓烈的香味。果扁球形。花期6~8月,果期8~9月。

【生境分布】

河西地区各地有栽培。

【采集加工】

花开时采收,晒干或微火烘干。

【性味功能】

味甘、微苦,性平、钝、软、腻、重。镇协日,消食,镇赫依。

【主治应用】

赫依协日症,消化不良,巴达干协日症,脉病,咳嗽,胃协日症。

073

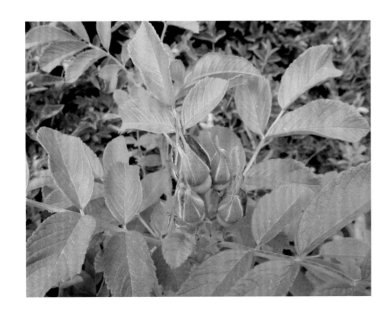

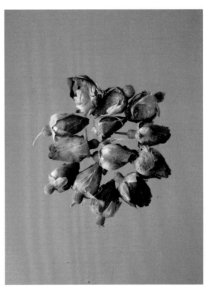

植物药

地榆

来源 蔷薇科地榆属植物地榆 *Sanguisorba officinalis* L. 的根及根茎。

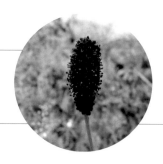

【蒙药名】

呼仍—图如。

【异名】

黄瓜香；楚冲瓦、苏敦柴。

【形态特征】

多年生草本。茎直立，上部分枝。奇数羽状复叶，小叶通常4~6对，具短柄，柄基部常有托叶状小叶片，小叶卵形、长圆状卵形或长圆形，边缘有粗锯齿。穗状花穗数个生于茎顶，头状或短圆柱状，先从顶端开花，花两性；萼片紫色或暗紫色，椭圆形；无花瓣；花丝细长，与萼片近等长。瘦果倒卵状长圆形，微具翅。花期6~8月，果期8~9月。

【生境分布】

河西地区分布于祁连山区海拔2300m上下山坡草地、灌丛。

【采集加工】

春、秋季采收，去掉残茎、须根，洗净泥沙，晒干。

【性味功能】

味苦，性凉。

【主治应用】

清血热，止血，止泻。主治咳嗽，咯血，便血，尿血，赤痢，月经不调，外伤性出血。

074

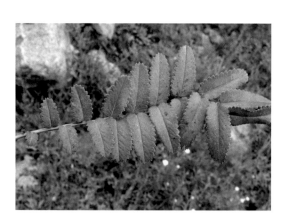

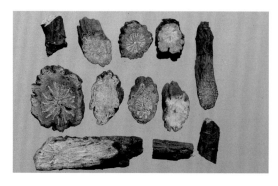

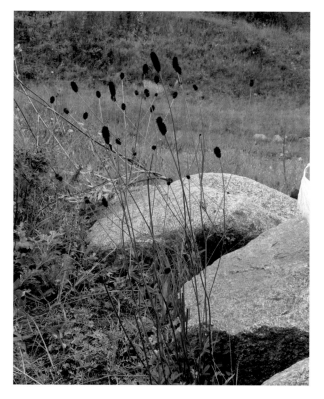

豆科 Leguminosae

蒙古黄芪

来源 豆科黄芪属植物蒙古黄芪 *Astragalus membranaceus*（Fisch.）Bge. var. *mongholicus*（Bunge）P. K. Hsiao 的根。

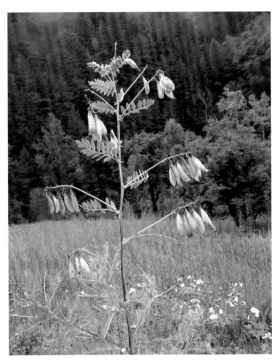

膜荚黄芪

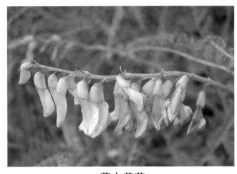

蒙古黄芪

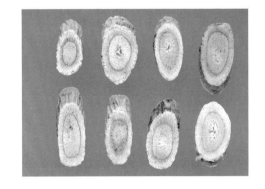

【蒙药名】

混其日。

【异名】

黄芪、绵黄芪;希日—萨日达马。

【形态特征】

多年生草本。主根深长,棒状,稍带木质,皮色黄白,有豆腥味。茎直立,上部多分枝。叶互生,奇数羽状复叶,小叶12~18对,椭圆形、长圆形或卵圆形。总状花序腋生,比叶长,有花5~15朵;花冠蝶形,黄色至淡黄色。荚果薄膜质,半椭圆形,顶端具刺尖;种子3~8粒。花期6~8月,果期9~10月。

【生境分布】

河西地区分布于路边、沟岸、草坡及干草场。

【采集加工】

春、秋采挖,切片,晒干备用或炙用。

【性味功能】

味甘,性凉。清热,愈伤,止血,生肌。

【主治应用】

刀伤,内伤,子宫脱垂,跌打损伤,脉热症。

注:本区还有膜荚黄芪 *Astragalus membranaceus* Bge.,多年生高大草本。主根细瘦圆柱形,稍扭曲。茎被长毛,一回羽状复叶,小叶通常6~13对,卵状披针形或椭圆形。总状花序腋生;花冠蝶形,花冠黄色或淡黄色。荚果薄膜质,膨胀,卵状长圆形,被黑色短柔毛。入药功能主治同蒙古黄芪。

植物药

鬼箭锦鸡儿

来源　豆科锦鸡儿属植物鬼箭锦鸡儿 *Caragana jubata*（Pall.）Poir. 的根。

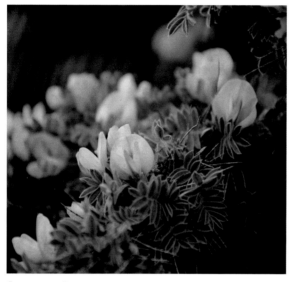

黑色。托叶干膜质,先端刚毛状;叶轴宿存并全部硬化为针刺状,幼时密生长柔毛,叶集生于枝条的上部,小叶4~7对,长椭圆形,先端有针尖,两面疏被长柔毛;花梗短,花萼筒状,萼齿披针形;花冠蝶形,花瓣浅红色或粉红色,旗瓣阔倒卵形,翼瓣与龙骨瓣近等长;子房密被长柔毛。荚果长椭圆形,顶端具长尖头,被长柔毛。花期6~7月,果期8~9月。

【蒙药名】

特木根—斯古勒—哈日嘎纳。

【异名】

鬼见愁、浪麻。

【形态特征】

灌木,直立或横卧,基部分枝,树皮深灰色或

【生境分布】

河西地区分布于祁连山区海拔2800~4000m山坡林下、灌丛。

【采集加工】

秋季采收,除去杂质,晒干。

【性味功能】

味苦,性凉。清热,消奇哈。

【主治应用】

咽喉肿痛,脉热,血热头痛,奇哈。

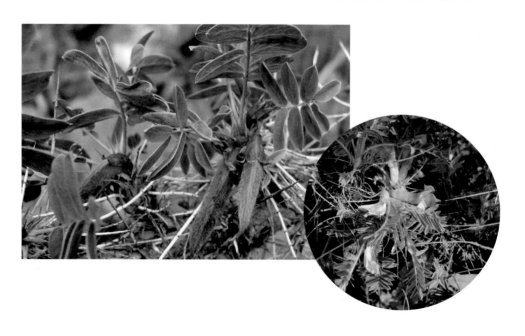

甘草

来源　豆科甘草属植物甘草 *Glycyrrhiza uralensis* Fisch. 的根及根茎。

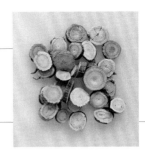

【蒙药名】

希和日—乌布斯、希和日—额布斯。

【异名】

甜草苗；兴阿日、苏达勒杜—归格其、毛敦乃—希莫、希和日—宝雅。

【形态特征】

多年生草本。根粗壮，外皮红褐色至暗褐色，横断面淡黄色或黄色，有甜味。茎直立，密被白色短毛及刺毛状腺体。羽状复叶，具小叶7~17，卵形、倒卵形、近圆形或椭圆形。总状花序腋生，花密集；花萼筒状；密被短毛和腺体；花冠蝶形，淡蓝紫色或紫红色。荚果条状长圆形、镰刀形或弯曲成环状，褐色；种子扁圆形或肾形，黑色。花期6~8月，果期7~10月。

【生境分布】

河西地区分布于干旱沙地、河岸沙质地、山坡草地及盐渍化土壤。河西部分县市种植。

【采集加工】

春、秋挖根，去净泥土，切段，晒干，生用。

【性味功能】

味甘，性平。止咳祛痰，止渴，滋补，清热，止吐，解毒。

【主治应用】

肺热，哮喘，咳嗽，肺脓疡，舌咽发干，口渴，咽喉干痛，恶心呕吐，白脉病，身体虚弱。

注：与甘草同等入药的甘草属植物本区还有两种。胀果甘草 *Glycyrrhiza inflata* Batal.：小叶3~5片，稀达7片，下面中脉无毛。荚果长圆形而直，膨胀。光果甘草 *Glscyrrhiza glabra* L.：局部被有疏柔毛，不具腺毛，小叶长椭圆形或狭长卵形。荚果长圆形，扁而直或略弯曲。入药部位及药性同甘草。

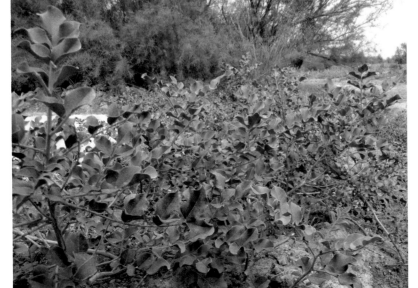

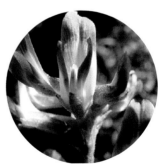

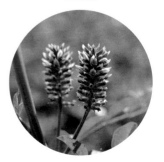

米口袋

来源 豆科米口袋属植物米口袋 *Gueldenstaedtia verna*（Georgi）Boriss. subsp. *multiflora*（Bunge）Tsui 的全草。

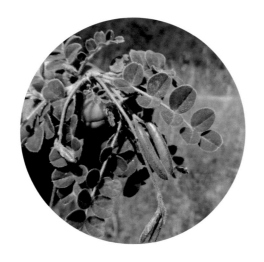

及总花梗于分茎上丛生。托叶宿存，下面的阔三角形，上面的狭三角形，基部合生，小叶7~21片，椭圆形至长圆形、卵形到长卵形，有时披针形。伞形花序有2~6朵花；花萼钟状；花冠紫堇色；子房椭圆状，花柱内卷，顶端膨大成圆形柱头。荚果圆筒状；种子三角状肾形。花期4月，果期5~6月。

【生境分布】

河西地区分布于海拔2000m以上山坡草地。

【采集加工】

春、夏季采收，除去杂质，晒干，切段。

【性味功能】

味苦，性平。清热解毒，消肿。

【主治应用】

痈疽疔毒，瘰疬，恶疮。

【蒙药名】

消布音—他不格。

【异名】

小米口袋、甜地丁；莎勒吉日。

【形态特征】

多年生草本，主根圆锥状。分茎极缩短，叶

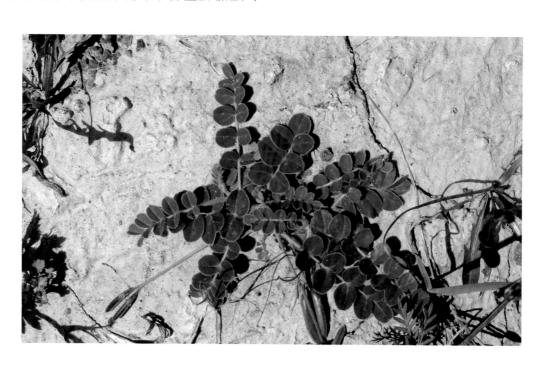

花苜蓿

来源 豆科苜蓿属植物花苜蓿 *Medicago ruthenica*（L.）Trautv. 的全草。

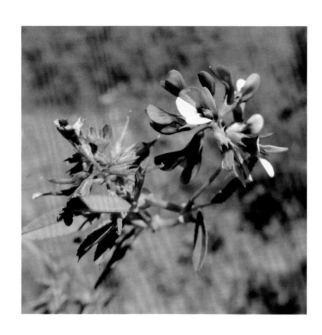

【形态特征】

多年生草本。茎斜升、近平卧或直立，多分枝。三出复叶，小叶倒卵形或倒卵状楔形，先端圆形或截形，微缺，基部楔形，边缘有锯齿。总状花序，具花3~8朵，花萼钟状，花冠蝶形，黄色，具紫纹。荚果扁平，长圆形。花期6~8月，果期8~9月。

【生境分布】

河西地区分布于丘陵坡地、河岸沙地、路旁等处。

【采集加工】

夏、秋季采收，除去杂质，洗净泥土，晒干，切段。

【蒙药名】

布苏行、布苏夯。

【异名】

扁蓿豆、野苜蓿；昭嘎扎得召尔、花齐日格。

【性味功能】

味苦，性凉。清热肺，愈伤，止血，解毒。

【主治应用】

肺脓肿，咳血，刃伤，脉伤，毒症。

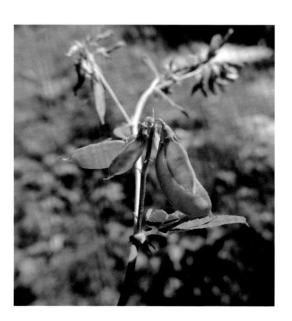

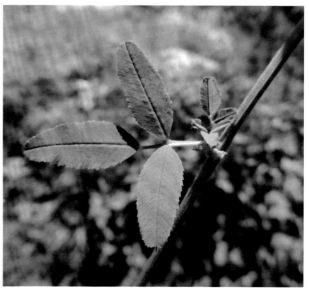

植物药

白花草木犀

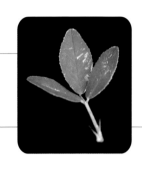

来源	豆科草木犀属植物白花草木犀 *Melilotus alba* Medic. ex Desr. 的全草。

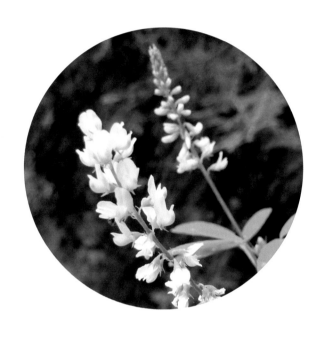

【蒙药名】

扎嘎日图—呼吉。

【异名】

白香草木犀。

【形态特征】

一或二年生草本。茎直立,全株有香味。叶为羽状三出复叶;小叶椭圆形或长圆形,先端钝,基部楔形,边缘有疏锯齿;托叶小,锥形或条状披针形。总状花序腋生,具花多数,花小,白色;花萼钟状;花冠蝶形,旗瓣较长于翼瓣。荚果小,椭圆形,下垂,表面有网纹,含1~2粒种子;种子肾形,黄色或黄褐色。花期5~7月,果期7~9月。

【生境分布】

河西地区广布,栽培作饲料,也有野生。

【采集加工】

夏、秋季采收,除去杂质,晒干,切段。

【性味功能】

味苦,性凉,效轻、钝、稀、柔。清热,解毒,杀"黏"虫。

【主治应用】

陈热,"发症",结喉,狂犬病,毒蛇咬伤。

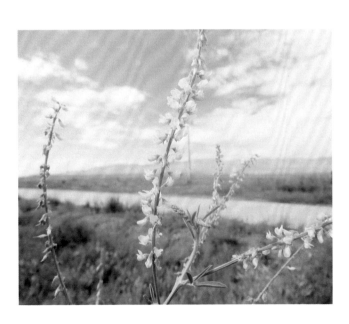

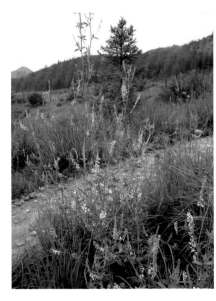

草木樨

来源 豆科草木樨属植物草木樨 *Melilotus officinalis*（L.）Pall. 的全草。

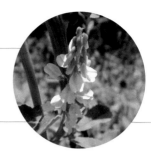

【蒙药名】

希日—呼庆黑。

【异名】

黄香草木樨；扎伯。

【形态特征】

一或二年生草本，有香气。托叶镰状线形，基部宽；羽状三出复叶，小叶椭圆形至狭长圆状倒披针形，先端钝圆，基部楔形，下面被短贴伏毛；小叶柄淡黄褐色。总状花序；花梗弯垂；萼齿三角形；花瓣黄色，旗瓣较龙骨瓣略长；子房披针形。荚果卵圆形，先端具宿存花柱，浅灰色，含种子1，稀2粒。种子长圆形，淡绿黄色。花期5~6月，果期7~8月。

【生境分布】

河西地区分布于沟边、草滩。

【采集加工】

夏、秋季割取，除去杂质，洗净，切段，晒干。

【性味功能】

味辛，性平，效轻、钝、稀、柔。杀黏，清热，解毒。

【主治应用】

发症，结喉，狂犬病，久热，毒热。

081

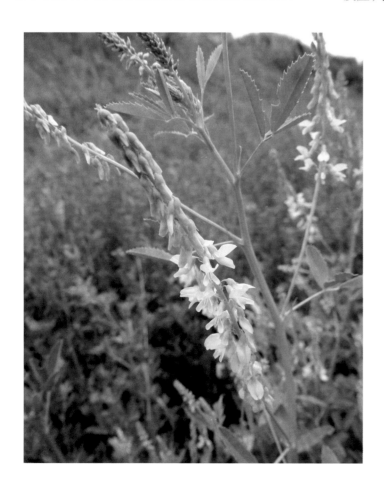

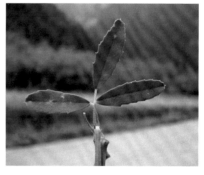

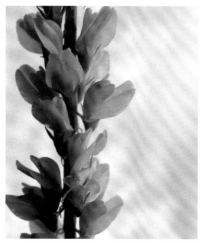

植物药

宽苞棘豆

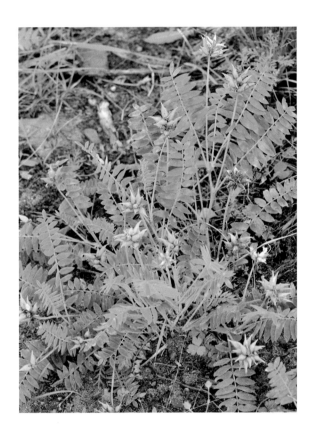
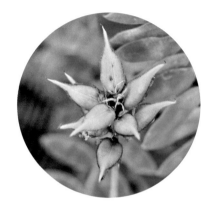
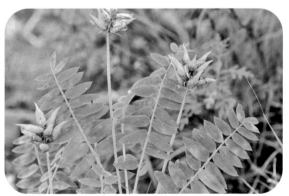

082

【蒙药名】

查干—萨日达玛。

【异名】

萨日达嘎日、额勤森—恩斯格、乌日根—奥日图哲。

【形态特征】

多年生草本。奇数羽状复叶,小叶 10~24,对生,卵形、披针形或矩圆形,先端锐尖,基部圆形,全缘,两面密生淡黄色长柔毛。总状花序,具多数花;总花梗比叶长,疏生白色长毛;苞片卵形;花萼筒状,密被长柔毛;花冠蝶形,紫色或蓝紫色,旗瓣长椭圆形,翼瓣为两侧不等的倒三角形,龙骨瓣喙短;子房椭圆形,密被贴伏绢毛。荚果卵形,膨胀,顶端具长喙,表面密被白或黑色柔毛。花期7月,果期8月。

【生境分布】

河西地区分布于祁连山海拔 2600~3100m 河边、林下、山坡。

【采集加工】

开花时采收,去净杂质,阴干。

【性味功能】

味苦、辛,性平。利水,消肿,清热,止泻。

【主治应用】

浮肿,气肿,水肿,尿闭,肺热,脾热。

豌豆

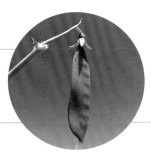

来源 豆科豌豆属植物豌豆 *Pisum sativum* L. 的花。

【蒙药名】

豌豆音—其其格。

【异名】

麦豌豆；萨拉米—莫德格、宝日楚根—其其格。

【形态特征】

一年生攀缘草本。羽状复叶，互生，叶轴末端有羽状分枝的卷须；托叶卵形，叶状；小叶2~6，阔椭圆形，全缘。花腋生，较叶柄为短；花1~3朵，白色或紫色；萼钟形，5裂，裂片披针形；花冠蝶形；二体雄蕊，9合1离。荚果长椭圆形，种子球形。花期6~7月，果期7~9月。

【生境分布】

河西地区各地有栽培。

【采集加工】

6~7月开花时采摘，阴干。

【性味功能】

味甘、涩，性凉。 止血，止泻。

【主治应用】

主治吐血，月经淋漓，便血，肠刺痛，腹痛下泻，赤白带下。

083

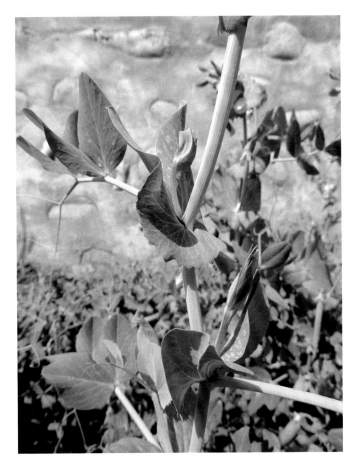

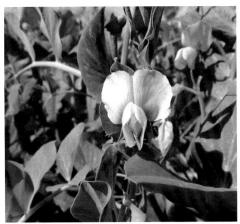

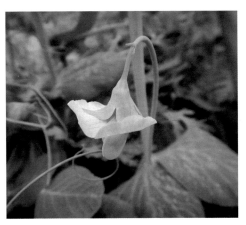

植物药

苦豆子

来源 豆科槐属植物苦豆子 *Sophora alopecuroides* L. 的根。

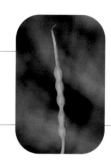

【蒙药名】

嘎顺—包日其格、胡兰—布亚。

【异名】

苦甘草、苦豆根、苦豆。

【形态特征】

多年生草本,全株密被白色贴伏绢状柔毛。根粗壮,横向生长。茎直立,下部稍木化,上部多分枝。奇数羽状复叶,互生,小叶15~25枚。总状花序,顶生,花黄白色至黄色;花冠蝶形。荚果串珠状。花期6~7月,果期8~9月。

【生境分布】

河西地区分布于林缘、田边、林下。

【采集加工】

夏、秋采挖,切片,晒干。

【性味功能】

味苦,性平,效软、腻。发汗,燥协日乌素,调和三根,协日乌素。

【主治应用】

感冒,时疫,风湿病,协日乌素病,皮肤病。

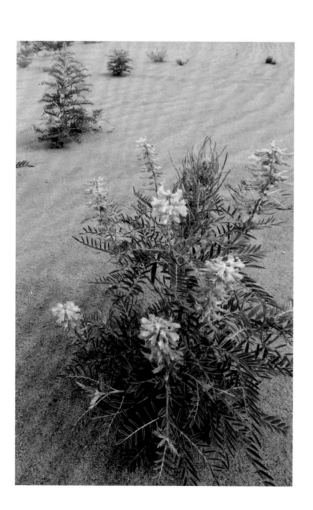

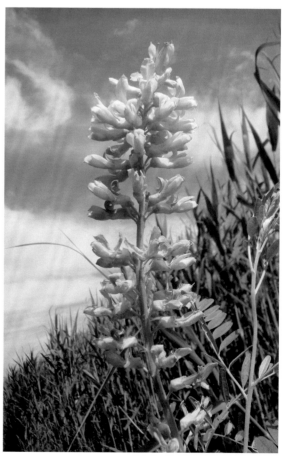

苦参

来源 豆科槐属植物植物苦参 *Sophora flavescens* Alt. 的根。

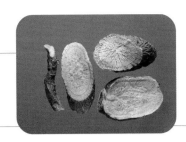

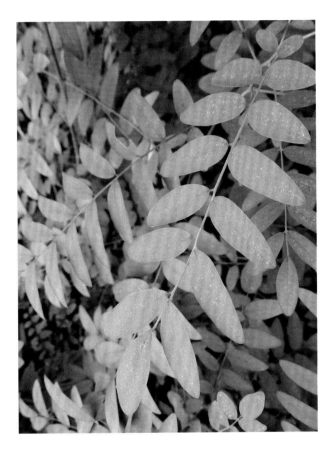

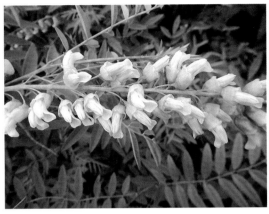

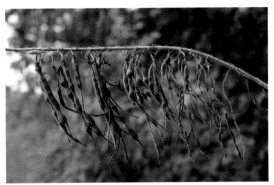

085

【蒙药名】

道古勒—乌布斯。

【异名】

苦参麻、山槐、地槐；利德瑞。

【形态特征】

落叶半灌木。根圆柱状，外皮黄白色。茎直立，多分枝。奇数羽状复叶，小叶 15~29，叶片披针形至线状披针形。总状花序顶生，苞片线形；萼钟状，5 浅裂；花冠蝶形，淡黄白色；雄蕊 10，分离。荚果线形，先端具长喙，成熟时不开裂。种子间微缢缩，呈不明显的串珠状。花期 6~8 月，果期 7~9 月。

【生境分布】

河西地区生于沙地或向阳山坡草丛及溪沟边。

【采集加工】

春、秋季采收，以秋采者为佳。挖出根，去掉根头、须根，洗净泥沙，晒干或切片晒干。

【性味功能】

味苦，性平，效腻、软。清热除湿，祛风杀虫。

【主治应用】

未成熟热，疫热，赫依热，陶赖，赫如虎，协日乌素病，疹毒不透。

植物药

胡卢巴

【来源】 豆科胡卢巴属植物胡卢巴 *Trigonella foenum-graecum* L. 的种子。

【蒙药名】

昂给鲁莫勒—宝日楚克、昂黑鲁马—宝日其格。

【异名】

香豆子、卢巴子;札日—乌布斯、札日图—宝日其格。

【形态特征】

一年生草本。茎丛生。三出复叶,小叶卵状长圆形或宽披针形;托叶与叶柄连合,狭卵形,先端急尖。花冠蝶形,初为白色,后渐变淡黄色;雄蕊10,二体;子房无柄,柱头顶生。荚果细长圆筒状。花期4~6月,果期7~8月。

【生境分布】

本区有栽培。

【采集加工】

秋季种子成熟后割取、晒干,打下种子,除净杂质,晒干。

【性味功能】

味苦,性平,效重、糙、燥、腻。排脓,镇赫依,止泻。

【主治应用】

肺脓肿,腹泻,赫依病。

086

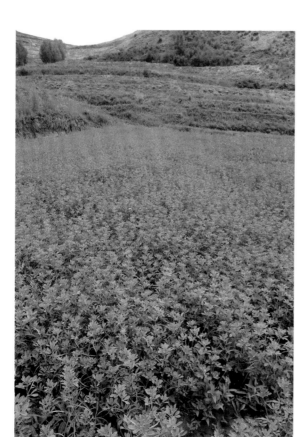

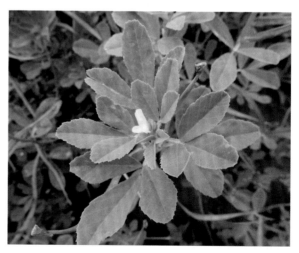

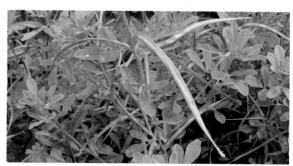

山野豌豆

来源 豆科野豌豆属植物山野豌豆 *Vicia amoena* Fisch. ex DC. 的地上部分。

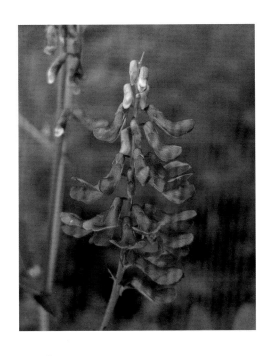

【蒙药名】

　　吉日勒格—豌豆、其都尔—额布斯。

【异名】

　　落豆秧、山黑豆、透骨草、芦豆苗；呼和—萨日达马。

【形态特征】

　　多年生草本，全株疏被柔毛。茎具棱，多分枝，斜升或攀缘。偶数羽状复叶，几无柄，卷须有2~3分支；托叶半箭头形；小叶4~7对，互生或近对生，革质，椭圆形或卵状披针形。总状花序密集，常偏向一边，花冠蝶形，蓝紫色或紫红色，荚果长圆状。种子球形，种皮具花斑。花期7~9月，果期8~9月。

【生境分布】

　　河西地区分布于祁连山海拔2000m林下、草坡、路边。

087

【采集加工】

　　夏季采收，除去残根和杂质，晒干，切段。

【性味功能】

　　味苦，性平，效轻、糙、锐、稀、软。利水，消肿，治伤，续断。

【主治应用】

　　腹水，小便不利，浮肿，跌打损伤，久疮不愈。

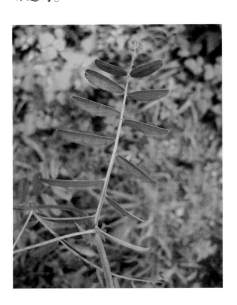

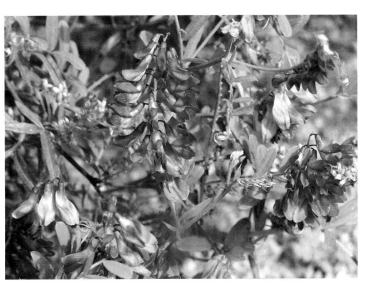

紫藤

来源	豆科紫藤属植物紫藤 *Wisteria sinensis*（Sims）Sweet 的种子。

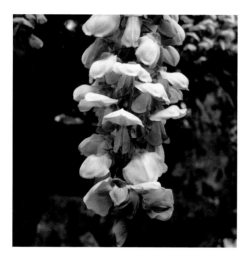

【蒙药名】

宝日—藤子。

【异名】

藤萝、朱藤。

【形态特征】

攀缘灌木。羽状复叶；小叶 7~13，卵形或卵状披针形，先端渐尖，基部圆形或宽楔形，幼时两面有白色疏柔毛。总状花序侧生，下垂。花大，长 2.5~4cm；萼钟状，疏生柔毛；花冠紫色或深紫色，旗瓣内面近基部有 2 个胼胝体状附属物。荚果扁，密生黄色绒毛；种子扁圆形。花期 5~8 月，果期 8~9 月。

【生境分布】

河西地区部分地方有栽培。

【采集加工】

秋季果实成熟时采摘，晒干后取出种子或取出种子晒干。

【性味功能】

味甘，性温。有小毒！止痛，杀虫。

【主治应用】

肠道虫疾、虫痧、牙蛀、皮肤瘙痒。

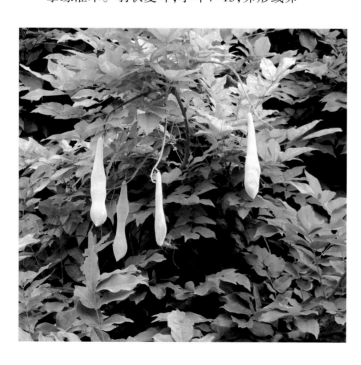

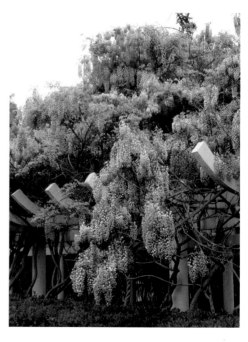

牻牛儿苗科 Geraniaceae

牻牛儿苗

【来源】 牻牛儿苗科牻牛儿苗属植物牻牛儿苗 *Erodium stephanianum* Willd. 的全草。

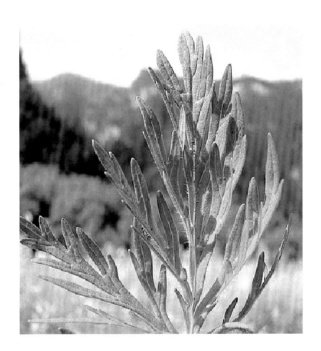

【采集加工】

夏、秋季采收,除去杂质,晒干,切段。

【性味功能】

味苦、微辛,性平,效锐、腻、燥。燥希日乌素,调经,明目,退翳。

【主治应用】

关节疼痛,跌打损伤,云翳,月经不调。

【蒙药名】

宝哈—额布斯。

【异名】

太阳花、狼怕怕;米格曼—桑杰。

【形态特征】

多年生草本,高15~50cm,直根,较粗壮,少分枝。茎多数,仰卧或蔓生,被柔毛。叶对生,叶片轮廓卵形或三角状卵形,基部心形;二回羽状深裂,小裂片卵状条形,全缘或具疏齿;托叶三角状披针形,全缘或具疏齿。伞形花序腋生;萼片矩圆状卵形;花瓣紫红色,倒卵形,先端圆形或微凹;雄蕊稍长于萼片,花丝紫色;雌蕊被糙毛,花柱紫红色。蒴果密被短糙毛。种子褐色,具斑点。花期6~8月,果期8~9月。

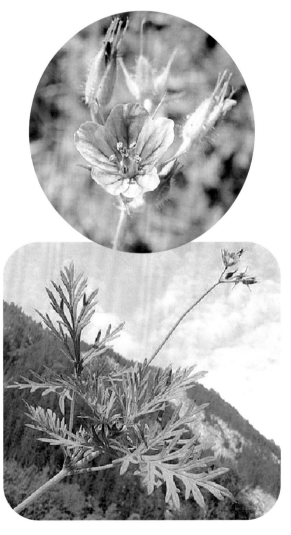

【生境分布】

河西地区分布于海拔2000m草坡、河岸。

植
物
药

鼠掌老鹳草

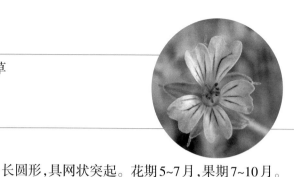

来源 牻牛儿苗科老鹳草属植物鼠掌老鹳草 *Geranium sibiricum* L. 的全草。

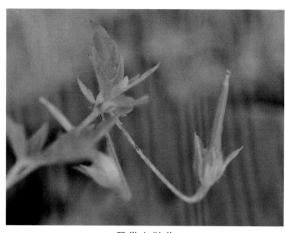

鼠掌老鹳草

【蒙药名】

西伯日—西木德格来。

【异名】

鼠掌草。

【形态特征】

多年生草本。茎多分枝,蔓生,被倒生或张开的柔毛。叶对生,叶片肾状五角形,掌状5深裂,裂片菱状卵形;花单生,极稀为具2花的花序,生于叶腋或枝顶;花瓣淡红色或白色,具紫色脉纹,倒卵形,具缺刻;柱头5裂,被白色短伏毛。蒴果被白色柔毛,成熟后果瓣向上开裂翻卷;种子

长圆形,具网状突起。花期5~7月,果期7~10月。

【生境分布】

河西地区分布于祁连山区海拔2320m渠边、河滩、林缘、疏灌丛、草甸。

【采集加工】

夏、秋季采收,除去杂质,晒干,切段。

【性味功能】

味苦,性凉,效锐、糙、腻。活血,调经,退翳。

【主治应用】

痛经,月经不调,闭经,眼白斑。

注:河西地区与鼠掌老鹳草同等入药的老鹳草属植物还有草原老鹳草和毛蕊老鹳草,主要区别如下:

1. 花大,直径2~3cm。

2. 花梗果期直立,叶片掌状中裂或略深裂…………毛蕊老鹳草 G. eriostemon Fisch.。

2. 花梗果期弯曲,叶片分裂几达基部或较深裂…………草原老鹳草 G. pratense L.。

1. 花较小,直径在1cm以内,花序梗具1花…………鼠掌老鹳草 G. sibiricum L.。

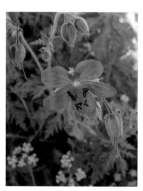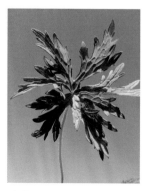

草原老鹳草

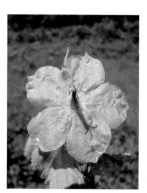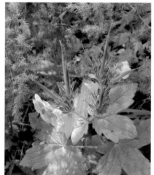

毛蕊老鹳草

蒺藜科 Zygophyllaceae

小果白刺

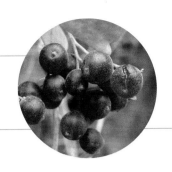

来源 蒺藜科白刺属植物小果白刺 *Nitraria sibirica* Pall. 的果实。

【蒙药名】

哈日莫格。

【异名】

西伯利亚白刺、卡密；斯日扎—布和。

【形态特证】

落叶小灌木。多分枝，枝铺散，少直立，在重盐碱地上呈匍匐状态生长。小枝条灰白色，先端针刺状。老枝单叶互生，嫩枝上的叶4~6枚簇生，叶线形、倒披针形或匙形，全缘。萼片5，绿色；花瓣5片，白色或淡黄色。浆果状核果，果实熟时暗红色，果汁暗蓝色，带紫色，味甜而微咸，果核卵形，先端尖。花期5~6月，果期7~8月。

【生境分布】

河西地区分布于盐碱地、石砾地、沙丘、路旁。

【采集加工】

秋季果实成熟时采收，除去杂质，晒干。

【性味功能】

味甘、酸，性温。补肾，强壮，消食，明目。

【主治应用】

肾虚体弱，消化不良，老年视弱，月经不调。

注：河西地区与小果白刺同等入药的白刺属植物还有白刺 *N. tangutorum* Bobr.，主要区别是白刺果实较大，长8mm以上；嫩枝上叶多为2~3片簇生。

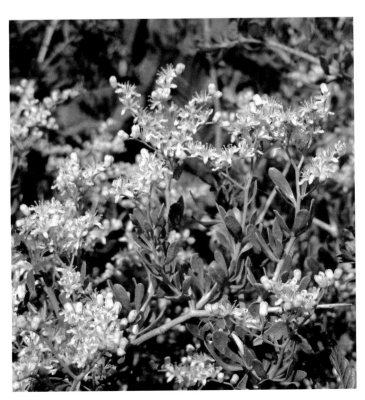

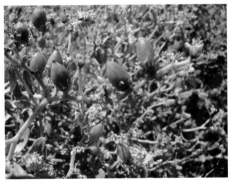

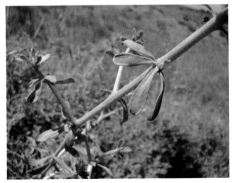

蒺藜

来源 蒺藜科蒺藜属植物蒺藜 *Tribulus terrestris* L. 的成熟果实。

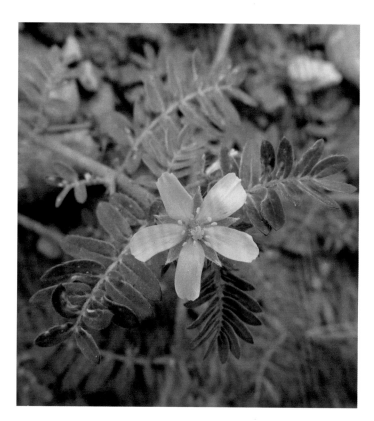
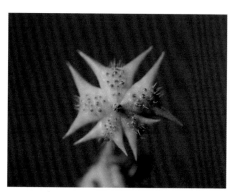
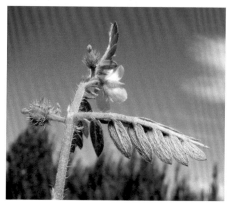

【蒙药名】

亚蔓章古、伊曼—章古。

【异名】

白蒺藜、硬蒺藜;色玛、色玛拉高。

【形态特征】

一年生草本,全株密被灰白色柔毛。茎由基部分枝,平卧,淡褐色。偶数羽状复叶,互生,小叶4~7对,对生,长圆形;托叶对生,披针形。花黄色,腋生;花梗短于叶;花萼5;花瓣5,倒卵形;雄蕊10,生于花盘基部;子房5室;蒴果扁球形,由5个分果爿组成,有长短刺各1对,背面有硬毛及瘤状突起。花期6~8月,果期7~9月。

【生境分布】

河西地区分布于海拔2000m以下荒地、山坡、田野及居民点附近。

【采集加工】

秋季果实成熟,将全株割下,晒干。打下果实,簸净杂质。炒蒺藜:取净蒺藜置锅内,用文火炒至微黄色,取出放凉,去刺。

【性味功能】

味甘、微苦,性温。利尿,消肿,补肾,祛寒,强壮。

【主治应用】

肾寒腰痛,耳鸣,尿频,水肿,浮肿,尿闭,痛风,阳痿,遗精,久病体虚。

亚麻科 Linaceae

亚麻

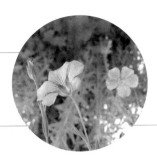

来源 亚麻科亚麻属植物亚麻 *Linum usitatissimum* L. 的种子。

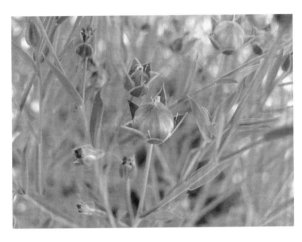

【蒙药名】

玛灵古、麻嘎领古。

【异名】

胡麻;萨日玛、迪勒玛日、乌兰—棍吉得。

【形态特征】

一年生草本。茎直立,基部稍木质化,分枝少。叶互生;无柄或近于无柄;叶片线形或线状披针形,全缘,叶脉通常三出。花多数生于分枝顶端及上部叶腋间;每叶腋生1花;花瓣5,蓝白或白色,倒卵形或广倒卵形;雄蕊5,花药线形,退化雄蕊5;雌蕊1,子房椭圆状或近圆形卵状,5室,花柱5,线形,分离,柱头尖状。蒴果球形或稍扁。种子卵形或椭圆状卵形。花期6~7月,果期7~9月。

【生境分布】

河西地区大部分地区有栽培。

【采集加工】

秋季果实成熟时割取全草,捆成小把,晒干,打取种子,除净杂质。

【性味功能】

味甘、微苦,性温。祛赫依,排脓,润燥。

【主治应用】

赫依病,皮肤瘙痒,老年皮肤粗糙,疮疖,睾丸肿痛,痛风,便秘等症。

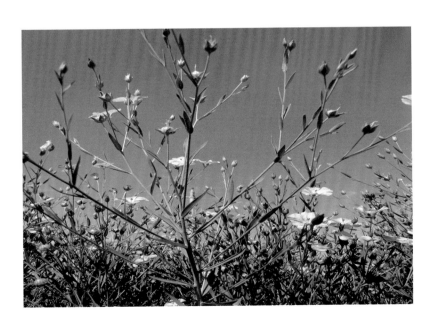

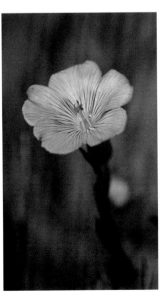

植物药

大戟科 Euphorbiaceae

地锦

| 来源 | 大戟科大戟属植物地锦 *Euphorbia humifusa* Willd. 的全草。 |

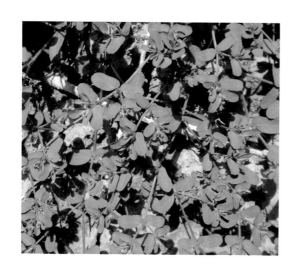

二歧分为数枝,平卧地面,呈红色。叶对生;椭圆形。杯状聚伞花序,单生于枝腋或叶腋;总苞倒圆锥形,淡红色,边缘4裂;腺体4枚;杯状花序;雄花雄蕊1;雌花位于花序中央,子房3室,花柱3,2裂。蒴果扁卵形而小,有3棱,无毛。种子卵形。花期6~7月,果期8~9月。

【生境分布】

河西地区分布于田野、路旁及庭院。

【采集加工】

夏、秋间采收,去净泥土及杂质,晒干。

【性味功能】

味苦,性平,效钝、浮。燥希日乌素,排脓,止血,愈伤。

【主治应用】

关节炎,肺排脓,内伤,呕血,月经过多,鼻出血,便血,尿血,咳血,创伤出血,中风,麻风病。

【蒙药名】

马拉干—札拉—乌布斯。

【异名】

血见愁、卧蛋草、红头绳;毕日达萨金、乌兰—乌塔素—乌布斯、特尔根—札拉。

【形态特征】

一年生草本,含白色乳汁。茎通常从根际成

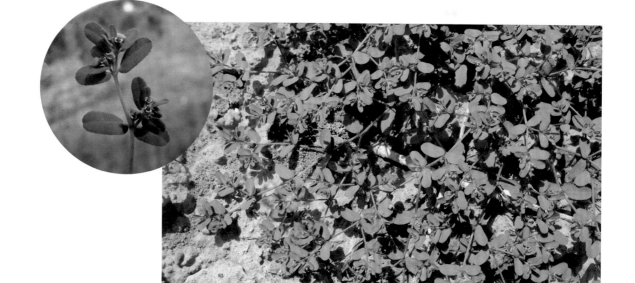

蓖麻

【来源】 大戟科蓖麻属植物蓖麻 *Ricinus communis* L. 的种子。

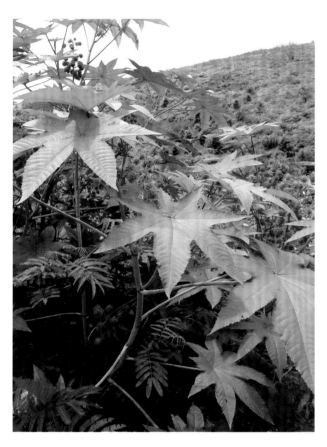

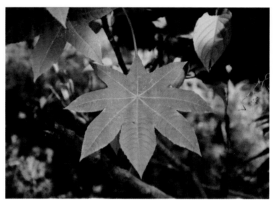

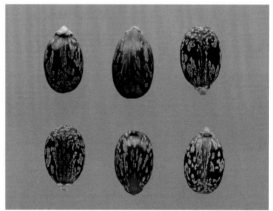

【蒙药名】

阿拉嘎—玛吉。

【异名】

草麻;丹日哈、阿拉格—巴豆、额然达。

【形态特征】

一年生高大草本。茎直立,绿色或稍紫色,具白粉。单叶互生,叶片盾状圆形,边缘有不规则锯齿,主脉掌状。花单性,总状或圆锥花序,顶生,下部生雄花,上部生雌花,同株,无花瓣;雄花花被3~5,裂片卵状三角形,无花盘,雄蕊多而密,合生成束;雌花被同雄花而稍狭,雌蕊卵形,子房3室,花柱3,红色,顶端2叉。蒴果球形,有刺,成熟时开裂。花期7~8月,果期9~10月。

【生境分布】

河西地区多地有栽培。

【采集加工】

秋季果实变棕色、果皮未开裂时采摘,晒干后除去果皮收种子。

【性味功能】

味甘、辛,性平、锐。有毒!除巴达干,泻下,消肿,拔毒。

【主治应用】

巴达干病,痈疖,跌打肿痛,宝日病,便秘,痞症,浮肿,水肿,虫疾,难产,胎盘不下。

植
物
药

芸香科 Rutaceae

花椒

| 来源 | 芸香科花椒属植物花椒 *Zanthoxylum bungeanum* Maxim. 的果皮。 |

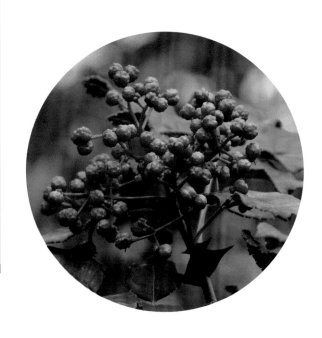

【形态特征】

灌木,茎枝疏生皮刺。叶互生,奇数羽状复叶,小叶通常5~11片,叶片卵形、椭圆形至广卵形。伞房状圆锥花序,顶生;花单性,雌雄同株;花被片4~8;雄花雄蕊5~7;雌花心皮4~6。果球形,紫红色,种子黑色。花期3~5月,果期7~10月。

【生境分布】

河西地区部分地方有栽培。

【采集加工】

8~10月果实成熟后,采取果枝,晒干,除净枝叶杂质,分出种子,取用果皮。

【性味功能】

味辛,性温。通脉,驱虫,止痒,消食。

【主治应用】

消化不良,蛔虫病,癣,皮肤瘙痒,口腔疾病,音哑等。

【蒙药名】

花珠。

【异名】

也日玛。

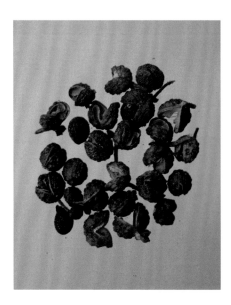

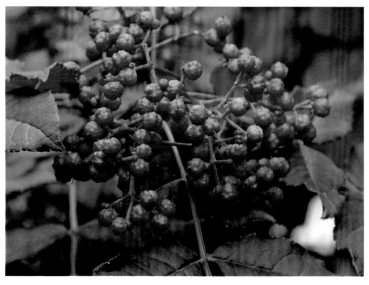

苦木科 Simaroubaceae

臭椿

【来源】　苦木科臭椿属植物臭椿 *Ailanthus altissima* (Mill.)Swingle 的木材。

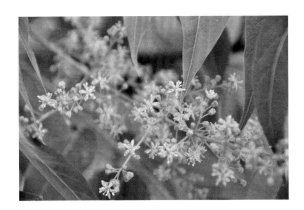

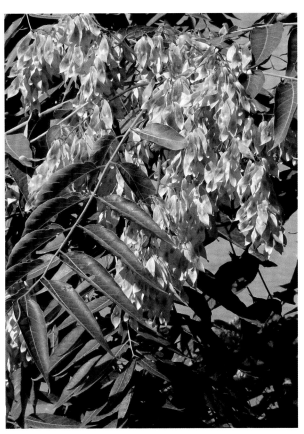

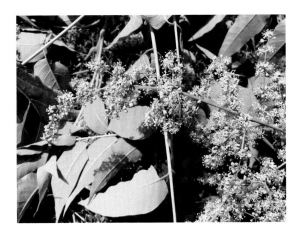

【蒙药名】

乌没黑—尼楚根—好布鲁。

【异名】

樗。

【形态特征】

落叶乔木,树高可达30m,胸径可达1m以上,树冠呈扁球形或伞形。树皮灰白色或灰黑色,平滑,稍有浅裂纹。枝条粗壮。奇数羽状复叶,互生,小叶近基部叶缘具少数粗齿,齿端有1腺点,有臭味,卵状披针形,叶总柄基部膨大。雌雄同株或异株。圆锥花序顶生,花小,杂性,白绿色,花瓣5~6,雄蕊10。翅果,翅扁平膜质长椭圆形,种子位于中央。花期5~6月,果期8~10月。

【生境分布】

河西地区各地有栽培。

【采集加工】

秋季采伐木材,除去粗皮,锯成块段,劈成薄片,阴干。

【性味功能】

味苦,性凉。止咳,化热,调元。

【主治应用】

感冒发烧,瘟病初起,风热,咳嗽,气喘。

植

物

药

远志科 Polygalaceae

远志

| 来源 | 远志科远志属植物远志 *Polygala tenuifolia* Willd. 的根。 |

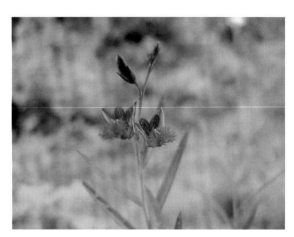

远志

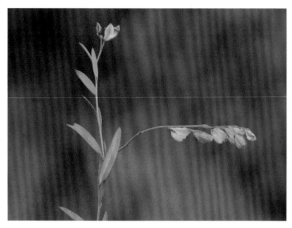

西伯利亚远志

【蒙药名】

朱日很—其其格、吉如很—其其格。

【异名】

细叶远志;朱日合讷、乌那干—苏勒、巴雅格—萨瓦。

【形态特征】

多年生草本。根圆柱形,茎丛生,上部绿色。叶互生,线形或狭线形,全缘。总状花序偏一侧;花淡蓝色;萼片5;花瓣3,基部合生,两侧瓣为歪倒卵形,中央花瓣较大,呈龙骨状;雄蕊8;雌蕊1,子房倒卵形,花柱弯曲,柱头2裂。蒴果扁平,圆状倒心形。种子卵形,微扁,棕黑色。花期5~7月,果期6~8月。

【生境分布】

河西地区分布于山坡、草地、路旁。

【采集加工】

春、秋采挖,去泥土,晒干。

【性味功能】

味甘、苦,性平,效软、柔、动。润肺,排脓,祛痰,消肿,愈伤。

【主治应用】

肺脓肿,痰多咳嗽,胸伤,咳血。

注:河西地区与远志同等入药的远志属植物还有西伯利亚远志 *P. sibirica* L.,主要区别是西伯利亚远志叶卵状披针形,花稍大,龙骨瓣顶端流苏状缨较长;蒴果有睫毛。

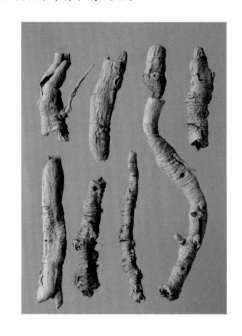

无患子科 Sapindaceae

文冠果

可育花

【来源】 无患子科文冠果属植物文冠果 *Xanthoceras sorbifolium* Bunge 的木材或枝叶。

【蒙药名】

僧登。

【异名】

文冠木、文冠树、文官果、木瓜；协日—僧登、赫日音—陶来音—博热。

【形态特征】

落叶灌木或小乔木，小枝褐红色。羽状复叶，叶连柄长可达30cm；小叶对生，两侧稍不对称，顶端渐尖，基部楔形，边缘有锐利锯齿，两性花的花序顶生，雄花序腋生，直立，总花梗短，花瓣白色，基部紫红色或黄色，花盘的角状附属体橙黄色；蒴果长达6cm；种子黑色而有光泽。花期4~5月，果期6~9月。

【生境分布】

河西地区张掖等地种植。

【采集加工】

春、夏季采集茎干、枝，剥去外皮，切段晒干；或取鲜枝叶，切碎，熬膏。

【性味功能】

味甘、涩、微苦，性凉，效轻、浮、糙、燥。燥协日乌素，清热，消肿，止痛。

【主治应用】

主治陶赖，赫如虎，热性协日乌素病，巴木病，癣，协日乌素病，皮肤瘙痒，脱发，浊热等症。

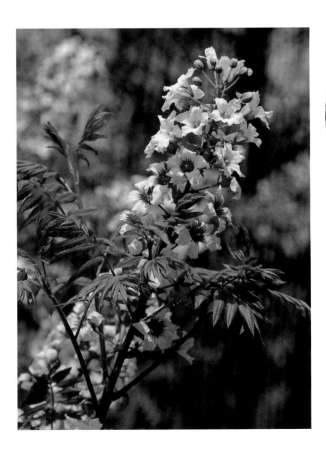

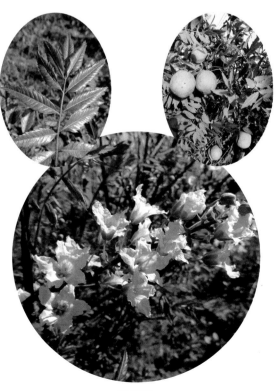
不育花

凤仙花科 Balsaminaceae

凤仙花

来源 凤仙花科凤仙花属植物凤仙花 *Impatiens balsamina* L. 的花。

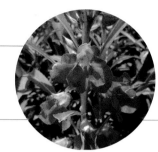

【蒙药名】

黑木森—包德格—其其格、好木存—宝都格。

【异名】

指甲花、海纳、透骨草、急性子。

【形态特征】

草本。茎肉质,粗壮,直立,上部分枝,有柔毛或近于光滑。叶互生,阔或狭披针形,顶端渐尖,边缘有锐齿,基部楔形;叶柄附近有几对腺体。其花形似蝴蝶,花有粉红、大红、紫、白黄等色,有的品种同一株上能开数种颜色的花朵。蒴果纺锤形。花期6~8月,果期8~9月。

【生境分布】

河西地区广泛栽培。

【采集加工】

夏季花盛开时采收花,晒干。

【性味功能】

味甘,性凉。利尿,消肿,治伤,燥希日乌素。

【主治应用】

浮肿、水肿,肾热,膀胱热,尿闭,关节疼痛。

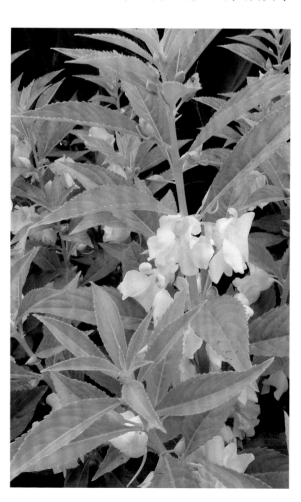

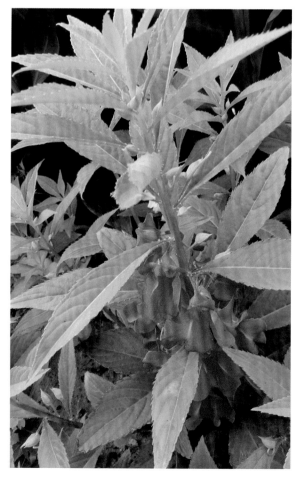

水金凤

来源 凤仙花科凤仙花属植物水金凤 *Impatiens noli-tanger* L. 的全草。

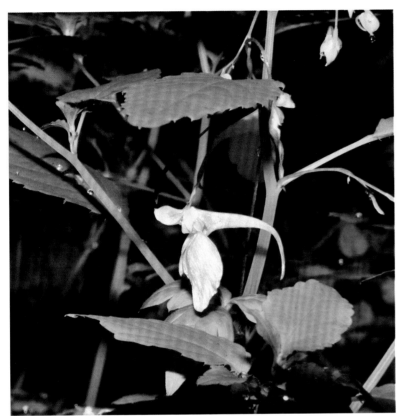
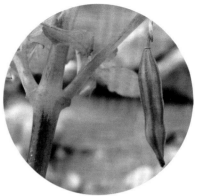
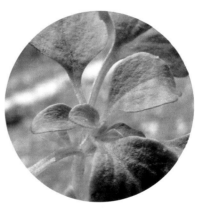

【蒙药名】

札乃—哈玛尔—其其格、禾格仁—好木存—宝都格。

【异名】

辉菜花;郎那莫德格、赫口音—浩木森—宝道格—其其格、扎南—哈马日—其其格。

【形态特征】

一年生草本。单叶互生;长卵形或卵状椭圆形,茎下具叶柄,上部近无柄。总状花序腋生;具2~4朵花,花黄色,萼片3,侧生2片宽卵圆形,中央萼片花瓣状,漏斗形,基部延长为内弯的长距;花瓣5,旗瓣近圆形,背部中肋呈龙骨状突起,翼瓣宽大,2裂;雄蕊5;雌蕊5,合生。蒴果肉质,圆柱形。花期7~8月,果期8~9月。

【生境分布】

河西地区分布于祁连山东段山沟溪流旁、林中及林缘湿地。

【采集加工】

7~8月间,采收带花全草,除净杂质,阴干。

【性味功能】

味甘,性凉。利尿,治伤,燥希日乌素。

【主治应用】

浮肿,水肿,尿闭,膀胱热,肾热,跌打损伤,风湿疼痛,阴囊湿疹。

植
物
药

鼠李科 Rhamnaceae

枣

来源　鼠李科枣属植物枣 *Ziziphus jujuba* Mill. 的果实。

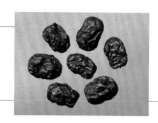

【蒙药名】

察巴嘎。

【中药名】

大枣。

【形态特征】

落叶灌木或小乔木,高可达10m。枝平滑无毛,具成对的针刺,直伸或钩曲。枝成之字形曲折。单叶互生;卵圆形至卵状披针形。花小形,成短聚伞花序,丛生于叶腋,黄绿色;萼5裂,绿色;花瓣5;雄蕊5,与花瓣对生;子房2室,花柱突出于花盘中央,先端2裂,核果卵形至长圆形。花期4~5月,果期8~10月。

【生境分布】

河西地区广为栽培。

【采集加工】

秋季果实成熟时采收,除去杂质,晒干。

【性味功能】

味甘,性温。调和诸药,益气,养营。

【主治应用】

营养不良,体虚,失眠。

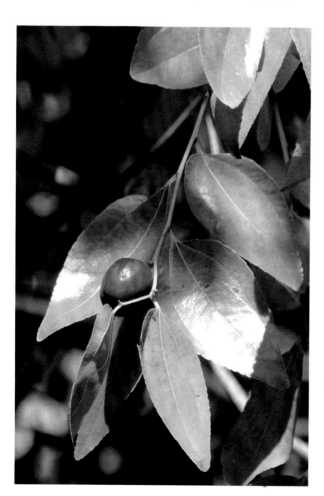

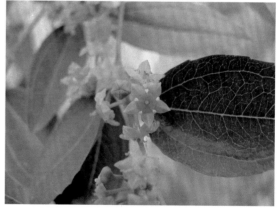

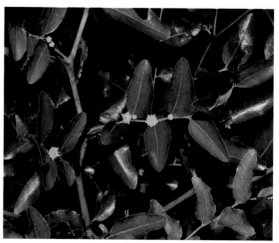

葡萄科 Vitaceae

葡萄

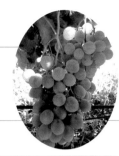

来源 葡萄科葡萄属植物葡萄 *Vitis vinfera* L. 的果实。

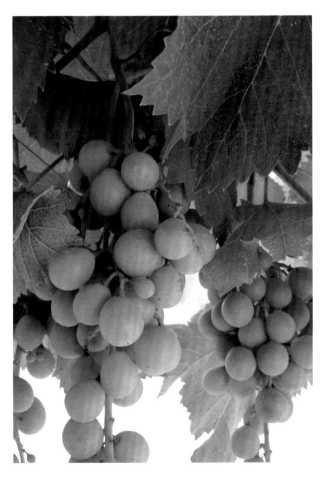

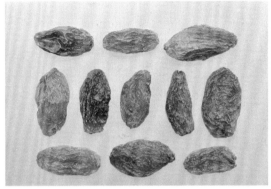

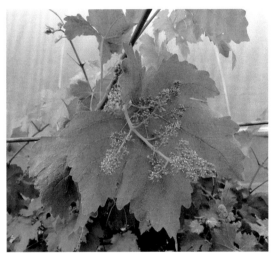

【蒙药名】

　　乌珠木、乌珠玛。

【形态特征】

　　高大缠绕藤本。叶纸质,互生,圆形或圆卵形。花杂性,圆锥花序大,与叶对生;花序柄无卷须;萼极小,杯状,全缘或具不明显的5齿裂;花瓣5,黄绿色;雄蕊5;花盘隆起,由5个腺体所成,基部与子房合生;子房2室,花柱短,圆锥形。浆果卵圆形至卵状矩圆形,熟时绿、紫黑色或红而带青色,外被蜡粉。花期6月,果期9~11月。

【生境分布】

　　河西地区各地均有栽植。

【采集加工】

　　夏末、秋初果实成熟时采收,阴干。

【性味功能】

　　味甘、微涩,性凉。清肺热,止咳,平喘,透疹,生津。

【主治应用】

　　老年气喘,肺热咳嗽,痰慢性气管炎。

锦葵科 Malvaceae

苘麻

来源 锦葵科苘麻属植物苘麻 *Abutilon theophrasti* Medicus 的种子。

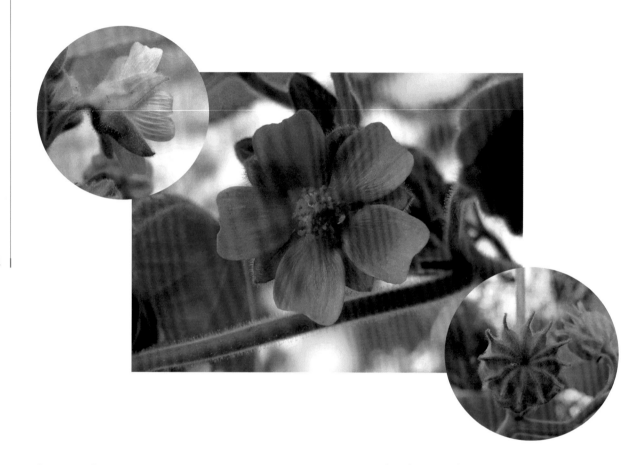

【蒙药名】

黑玛音—乌热、赫依—麻。

【异名】

白麻、青麻、孔麻、野苎麻、磨盘草;扫玛然砸、苏麻染萨。

【形态特征】

一年生草本。茎枝被柔毛。叶互生;叶柄长3~12cm,被星状毛;托叶早落;叶片圆心形,长5~10cm,先端长渐尖,基部心形,两面均被星状柔毛,边缘具细圆锯齿。花单生于叶腋;花萼杯状,密被短绒毛,裂片5,卵形;花黄色,花瓣倒卵形;心皮15~20,排列成轮状。蒴果半球形,分果爿

15~20;种子肾形,褐色。花期7~8月。

【生境分布】

河西地区常见于路旁、荒地和田野间。

【采集加工】

夏、秋季采收种子,除去杂质,晒干。

【性味功能】

味苦、甘,性平,效糙、轻、燥、动。燥希日乌素,杀虫。

【主治应用】

皮肤瘙痒,癣,秃疮,脓疱疮,痛风,游痛症,青腿病,浊热,风湿性关节炎,创伤。

蜀葵

来源 锦葵科蜀葵属植物蜀葵 *Althaea rosea* (L.) Cav. 的花。

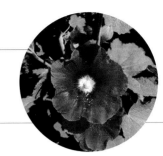

【蒙药名】

额热—占巴、哈楼—其其格、额日—占巴。

【异名】

蜀季花；哈老莫德格、扎布吉拉哈—苏荣—达日雅干、道格担、炮札木、哈老其其格。

【形态特征】

一年生高大草本。茎直立，具星状簇毛。叶互生，圆形至圆卵形，通常3~7浅裂，边缘具不整齐的钝齿，两面均有星状毛；花单生于叶腋，小苞片7~8，基部连合；花萼圆杯状，5裂，裂片三角形，密被星状绒毛；花冠紫红色、淡红色或白色，花瓣5或重瓣，倒卵形，先端边缘具不规则的齿裂；雄蕊多数，单体；子房多室，心皮轮状排列。果实扁球形。种子斜肾形，背部边缘竖起如鸡冠状，侧面有斜纹。花果期5~10月。

【生境分布】

河西地区各地均有栽培。

【采集加工】

夏季采收花，阴干。

【性味功能】

味咸、性寒。清热源，利尿，水肿，涩精，止血。

【主治应用】

赤白带下，水肿、肾热，膀胱热，遗精。

105

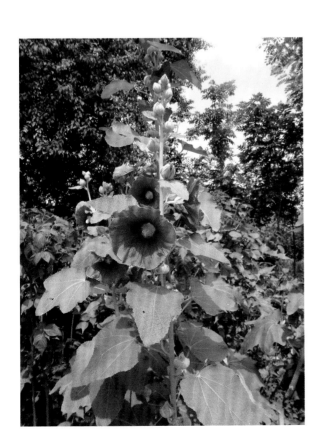

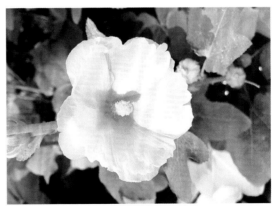

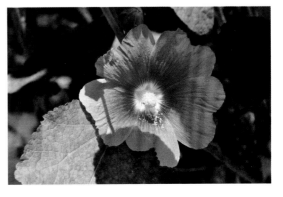

植物药

野葵

来源 锦葵科锦葵属植物野葵 *Malva verticillata* L. 的果实。

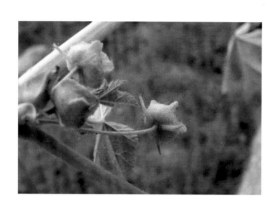

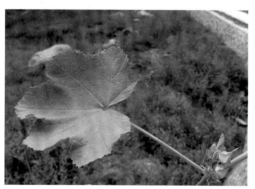

野葵

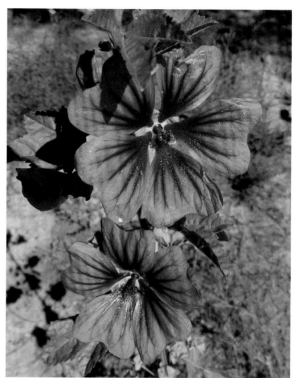

锦葵

【蒙药名】

萨日木格—占巴、占巴。

【异名】

冬葵、野冬苋菜、冬寒果;萨日马嘎—占巴。

【形态特征】

一或二年生草本。茎被星状长柔毛。叶互生,有长柄,叶大,圆状肾形,5~7掌状裂,裂片三角形,边缘有细锯齿。叶腋簇生小花,花瓣5,先端凹入,花白色有紫晕或浅红色,花柱丝状白色。果扁圆形,光洁,果熟时各心皮彼此分离。花期7~9月。

【生境分布】

河西地区分布于海拔2100~2300m荒地、田埂。

【采集加工】

秋季果实成熟时采收,除去杂质,晒干。

【性味功能】

味甘、涩,性凉。开窍,利尿,消肿,排脓,止泻,止渴,清协日。

【主治应用】

肾热,膀胱热,淋病,尿闭,石痞,浮肿,水肿,渴症,创伤。

注:河西地区与野葵同等入药的锦葵属植物还有锦葵 *Malva mauritiana* Boiss.,主要区别是锦葵花大,直径为野葵的3~4倍,副萼片近卵形;花梗长。

瑞香科 Thymelaeaceae

狼毒

瑞香科狼毒属植物狼毒 *Stellera chamaejasme* L. 的根。

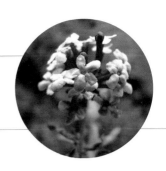

【蒙药名】

达伦—图茹、达兰—图茹。

【异名】

瑞香狼毒、断肠草、红火柴头花;伊和—如罕布、伊和—塔日努、浩日特—塔日努、孙—浩热。

【形态特征】

多年生草本。根粗大,圆柱形。茎直立,数茎丛生。叶通常互生,披针形,全缘。花黄色、白色、红色或带紫色,顶生,头状花序;总苞绿色;花被管状细瘦,基部稍膨大,先端5裂,裂片有紫红色网纹;雄蕊10,几无花丝,成2轮着生于花被管中;子房长圆形,花柱圆头状。果实圆锥形,为花被管基部所包。种皮膜质,淡紫色。花期6~7月,果期7~9月。

【生境分布】

河西地区分布于海拔2000~2800m阳坡草地、山间阶地。

【采集加工】

春、秋季采挖,去茎叶、泥沙,切片,置牛奶中浸泡至透心,取出晒干。

【性味功能】

味苦,性平,效糙、动、轻。有大毒! 杀黏虫,逐水,消奇哈,祛腐,破积,消肿,生肌。

【主治应用】

肌、骨、脉奇哈症,乳腺炎,丹毒,腮腺炎,创伤。

107

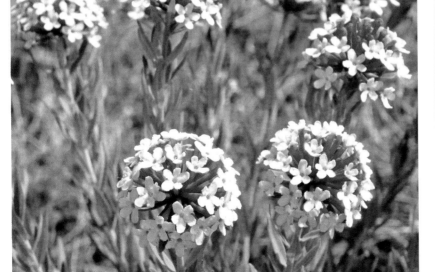

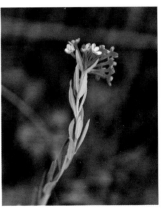

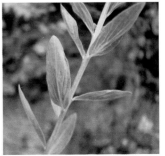

植物药

胡颓子科 Elaeagnaceae

中国沙棘

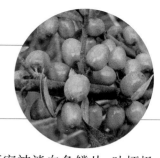

来源 胡颓子科沙棘属植物中国沙棘 *Hippophae rhamnoides* L. subsp. *sinensis* Rousi 的果实。

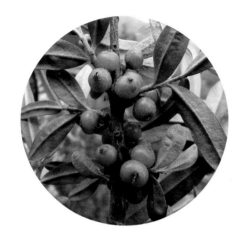

针形,两端钝尖,下面密被淡白色鳞片;叶柄极短。花先叶开放,雌雄异株;短总状花序腋生于短枝基部;花小,淡黄色,雄花花被2裂,雄蕊4;雌花花被筒囊状,顶端2裂。果为肉质花被筒包围,近球形,橙黄色。花期5~6月,果期6~8月。

【生境分布】

河西地区分布于海拔2500m山坡、河滩。

【采集加工】

秋末、初冬果实成熟后剪取果枝,采下果实,晒干或烘干。

【性味功能】

味酸、涩,性温,效燥、腻、动。止咳祛痰,活血散瘀,消食化滞。

【主治应用】

咳嗽多痰,慢性气管炎,胸满,食积,胃痛,闭经,巴达干宝日病。

108

【蒙药名】

察其日嘎纳、其查日嘎纳。

【异名】

醋柳、酸溜溜、酸刺子;达日布、拉刺尔。

【形态特征】

落叶灌木或乔木,高5~10m;具粗壮棘刺。枝幼时密被褐锈色鳞片。叶互生,线形或线状披

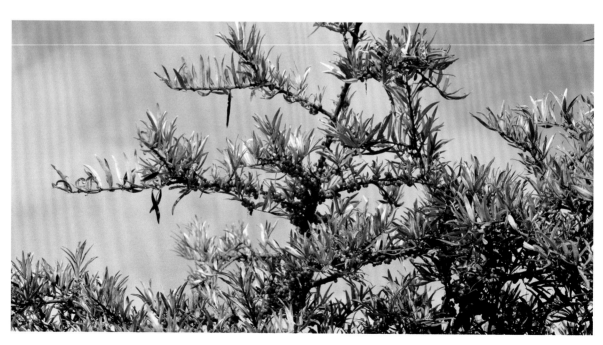

柽柳科 Tamaricaceae

水柏枝

来源 柽柳科水柏枝属植物三春水柏枝 *Myricaria paniculata* P. Y. Zhang et Y. J. Zhang 的嫩枝叶。

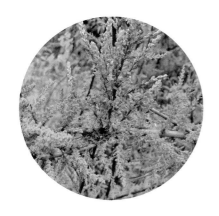

【蒙药名】

巴勒古纳。

【异名】

敖思布、敖恩市—莫都克兴玛尔、楚兴—敖恩布。

【形态特征】

灌木，高1~3m；老枝深棕色、红褐色或灰褐色，具条纹，当年生枝灰绿色或红褐色。叶互生，披针形、卵状披针形或长圆形，长2~4mm，宽0.5~1mm，叶腋常生绿色小枝，枝上着生稠密的小叶。有两种花序，一年开两次花。春季总状花序侧生于去年生枝上；大型圆锥花序生于当年生枝的顶端；花两性，萼片5；花瓣5，淡紫红色；雄蕊10，花丝部分合生；子房上位，长约3mm。蒴果狭圆锥形，长约10mm。种子顶端具芒柱，芒柱一半以上被白色长柔毛。花期3~9月，果期5~10月。

【生境分布】

河西地区（天祝、肃南等地）分布于海拔1000~2800m山地、河谷砾石质河滩、河床砂地、河漫滩及河谷山山坡。

【采集加工】

夏季花开时采带花嫩枝，阴干。

【性味功能】

味涩、甘，性凉。清热，透疹，敛毒。

【主治应用】

毒热，陈热，伏热，热症扩散，肉毒症，血热，麻疹。

109

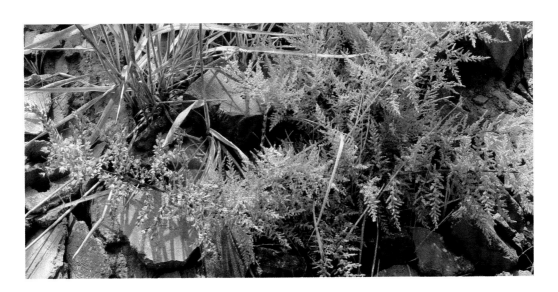

柽柳

来源 柽柳科柽柳属植物柽柳 *Tamarix chinensis* Lour. 的嫩枝叶。

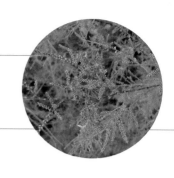

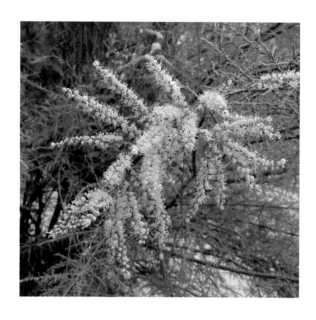

【蒙药名】

苏海。

【异名】

山川柳、西河柳、三春柳、红柳;额如勒—其其格。

【形态特征】

灌木或小乔木。茎多分枝,枝条柔弱,扩展或下垂;树皮及枝条均为红褐色。叶互生;无叶柄;叶片细小,呈鳞片状、卵状三角形、卵状长圆形或披针形,基部鞘状,蓝绿色。花为圆锥状复总状花序,顶生,出自当年生枝端;花小,粉红色;苞片线状锥形;萼片及花瓣均为5;雄蕊5,伸出花瓣外,花药卵圆形,紫红色,花丝细长;雌蕊1,柱头3裂,花盘褐色,5深裂。蒴果狭小,先端具毛。花期6~7月,果期8~9月。

【生境分布】

生于山野或栽培于庭园。

【采集加工】

夏、秋季采收,除去杂质,阴干。

【性味功能】

味甘、涩,性凉,效钝、重、固。清热,透疹,燥希日乌素。

【主治应用】

毒热,陈热,伏热,热症扩散,肉毒症,血热,麻疹不透,希日乌素病,皮肤瘙痒。

注:本区还有多枝柽柳 *Tamarix ramosissima* Ledeb. 与柽柳同等入药,灌木或小乔木。高 2~3m,多分枝,茎红色。叶披针形,卵状披针形,长 0.5~2mm,先端锐尖。总状花序,淡红或紫红色。蒴果三棱圆锥形瓶状。功能主治同柽柳。

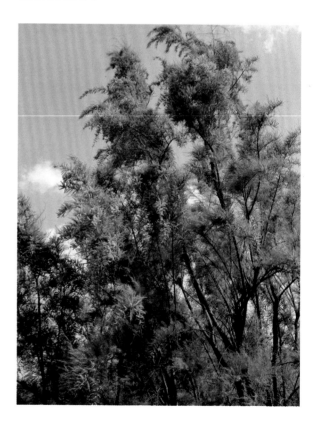

葫芦科 Cucurbitaceae

南瓜

来源 葫芦科南瓜属植物南瓜 *Cucurbita moschata*
（Duch. ex Lam.）Duch. ex Poiret 的种子。

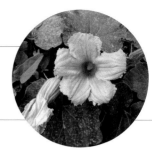

【蒙药名】

囊瓜。

【异名】

倭瓜、番瓜。

【形态特征】

一年生蔓生草本。茎长数米，节处生根，粗壮，有棱沟，被短硬毛，卷须分3~4叉。单叶互生，叶片心形或宽卵形，5浅裂，有5角。花单生，雌雄同株。雄花花萼裂片线形，顶端扩大成叶状。花冠钟状，黄色，5中裂。雄蕊3枚。花药靠合，药室规则S形折曲。雌花花萼裂显著，叶状，子房圆形或椭圆形，花柱短，柱头3，各2裂。瓠果，扁球形、壶形、圆柱形等。种子卵形或椭圆形，灰白色或黄白色。花期5~7月，果期7~9月。

【生境分布】

河西地区各地有栽培。

【采集加工】

秋季采收，洗净，晒干。

【性味功能】

味甘，性温。杀虫。

【主治应用】

绦虫，蛔虫，蛲虫。

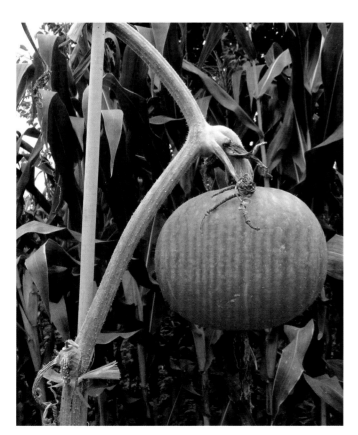

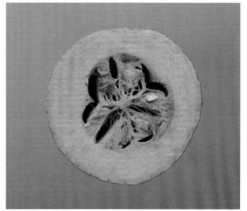

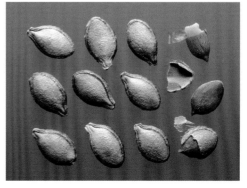

植物药

葫芦

来源 葫芦科葫芦属植物葫芦 *Lagenaria siceraria*（Molina）Standl. 的果皮和种子。

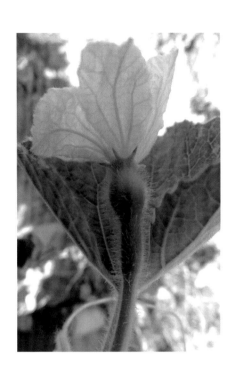

【蒙药名】

胡鲁、嘎布德。

【形态特征】

一年生攀缘草本；卷须分枝。叶互生；叶片心状卵圆形或肾状卵圆形，稍有角裂或3浅裂。雌雄同株，花单生于叶腋；雄花柄较叶柄为长，雌花柄短；萼漏斗状，5裂，裂齿狭三角形，被柔毛；花瓣5，白色；雄花雄蕊3枚，花药结合；花柱短，柱头3枚，各2裂。果实形状因不同品种而异，常呈扁圆球形或梨形。种子白色，多数，呈倒卵状长椭圆形。花期7~8月，果期8~9月。

【生境分布】

河西地区各地均有栽培。

【采集加工】

秋季摘取成熟果实，剖开，剥取种子，分别晒干。

【性味功能】

皮：味甘，性平。种子：味酸、涩，性平、燥。止泻，愈伤，润肺。

【主治应用】

主治寒热性腹泻，肠刺痛，消化不良。

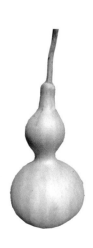

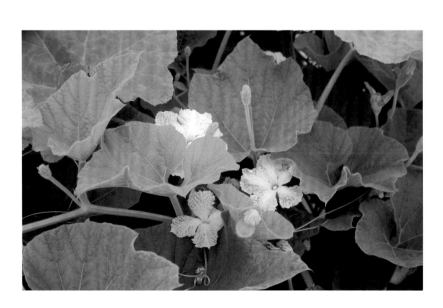

杉叶藻科 Hippuridaceae

杉叶藻

【来源】 杉叶藻科杉叶藻属植物杉叶藻 *Hippuris vulgaris* L. 的叶及嫩枝。

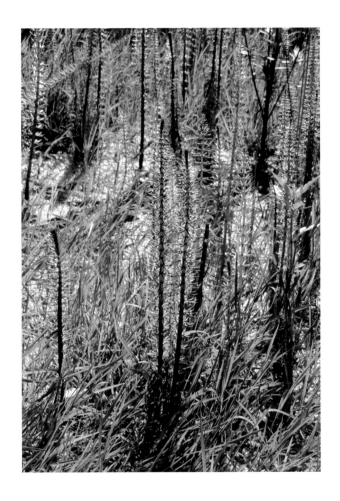
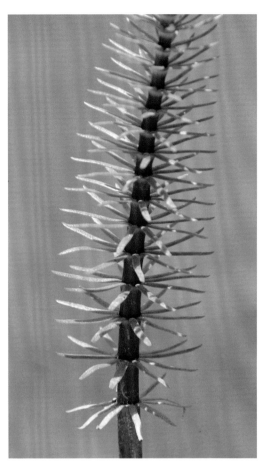

【蒙药名】

阿木图塔—哲格斯。

【异名】

嘎海音、色古乐—额布斯。

【形态特征】

多年生挺水或沉水草本。茎直立,不分枝,全株无毛。茎的下部沉水,上部浮水或挺水,圆柱形,具关节。叶线形,6~12片轮生,质软,全缘。花小,单生,无花梗。无花瓣;雄蕊1枚,子房下位,椭圆形。核果椭圆形,平滑,顶端近截形,具宿存的雄蕊及花柱。花期6~7月,果期8~9月。

【生境分布】

河西地区分布于各地湖泊、沼泽。

【采集加工】

6~9月采收,取叶及上侧枝叶部分,晾干。

【性味功能】

味苦,微甘,性凉。清热,祛瘀,改善肺功能。

【主治应用】

肺、肝陈旧性热症,肺脓痈,咳嗽,咯脓血,骨伤,骨热。

植
物
药

锁阳科 Cynomoriaceae

锁阳

来源 锁阳科锁阳属植物锁阳 *Cynomorium songaricum* Rupr. 的全草。

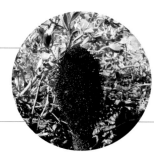

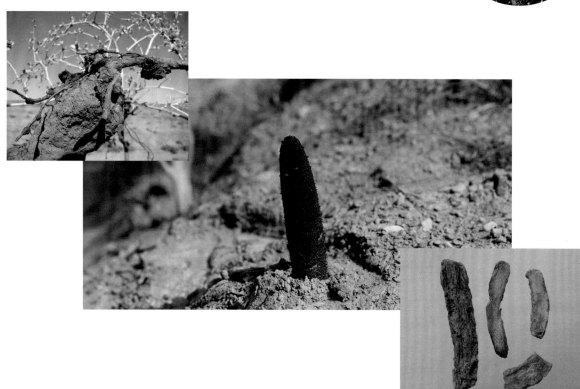

【蒙药名】

乌兰—高腰。

【异名】

锁严、铁棒锤;乌兰—高幽海。

【形态特征】

多年生寄生草木。茎圆柱状,暗紫红色,有散生鳞片,埋藏于土中。穗状花序生于茎顶,棒状,长5~20cm,直径2~6cm,生密集的花和鳞片状苞片;花杂性,暗紫色,有香气;雄花花被裂片1~6,条形;雄蕊1,长于花被,退化雌蕊不显著或有时呈倒卵状白色突起;雌花花被片棒状,长1~3mm;子房下位或半下位,1室,花柱棒状。坚果球形,小。花期5~7月,果期7~9月。

【生境分布】

河西地区分布于干旱与含盐碱的沙地,常寄生白刺属植物根上。

【采集加工】

春季采收。挖出后除去花序,置沙中半埋半露,晒干即成。少数地区趁鲜时切片晒干。

【性味功能】

味甘、涩,性温。消食,补虚,平息协日。

【主治应用】

协日性头痛,食积,泛酸,胃痛,阳痿,遗精,早泄,白带过多,腰腿酸痛。

伞形科 Apiaceae

芫荽

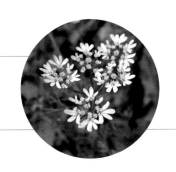

【来源】　伞形科芫荽属植物芫荽 *Coriandrum sativum* L. 的果实。

【蒙药名】

乌奴日图—淖高、乌奴日图—诺高。

【异名】

香菜;乌素、查干—乌素。

【形态特征】

一年生草本,有强烈香气。茎直立,中空,具细条棱。基生叶具长柄,一至二回羽状分裂,裂片广卵形或扇形;茎生叶互生,二至三回羽状全裂,最终裂片狭线形。复伞形花序顶生,或与叶对生;小总苞片通常3枚,线状锥形;花小形,白色或淡红色;花萼先端5齿裂;花瓣5,倒卵形;雄蕊5,与花瓣互生;雌蕊1,花柱细长,顶端二歧,柱头头状。果实近球形,具纵直的次生肋线。花期4~7月,果期7~9月。

【生境分布】

河西地区各地均有栽培。

【采集加工】

果实成熟时割取,晒干后打下果实,去净杂质,晒干即可。

【性味功能】

味辛、酸,性凉,效腻、轻、糙、稀。消巴达干热,消食,开胃,止渴、止痛,透疹。

【主治应用】

烧心,吐酸,胃痛,不思饮食。宝日病,口干,麻疹透发不畅。

115

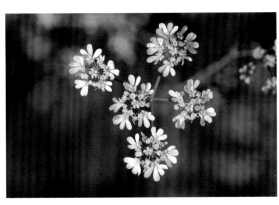

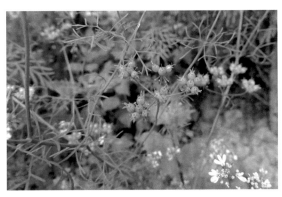

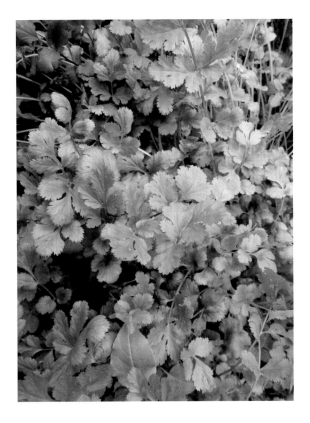

植物药

茴香

来源　伞形科茴香属植物茴香 *Foeniculum vulgare* Mill. 的果实。

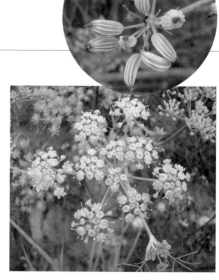

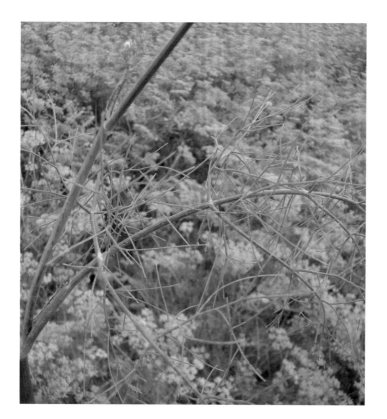

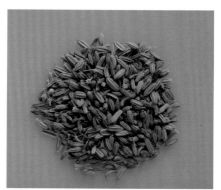

116

【蒙药名】

照尔古达素、找日高得苏。

【异名】

小茴香;告尼要得。

【形态特征】

多年生草本,有强烈香气。茎直立,圆柱形,上部分枝,灰绿色,表面有细纵纹。茎生叶互生;叶片三至四回羽状分裂,最终裂片线形至丝形。复伞形花序顶生;不具总苞和小总苞;花小,无花萼;花瓣5,金黄色,广卵形;雄蕊5,花药卵形,花丝丝状;雌蕊1,花柱2,极短,浅裂。双悬果,卵状长圆形,分果椭圆形,有5条隆起的纵棱。花期6~9月,果期10月。

【生境分布】

河西地区各地普遍栽培。

【采集加工】

9~10月果实成熟时,割取全株,晒干后,打下果实,去净杂质,盐水炒至微黄色,晒干。

【性味功能】

味涩、辛,性温,效腻、轻、钝。清赫依热,解毒,明目,开胃,消肿,止渴。

【主治应用】

赫依热,眼花,药物或食物中毒,胃腹胀满,泄泻,食欲不振,恶心。

杜鹃花科 Ericaceae

烈香杜鹃

来源 杜鹃花科杜鹃花属植物烈香杜鹃 *Rhododendron anthopogonoides* Maxim. 的花及枝叶。

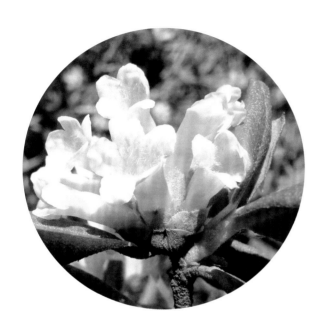

【形态特征】

常绿小灌木,高约1.2m。枝条坚挺,小枝密被鳞片和少数柔毛。叶具短柄,有缘毛和疏鳞片,叶片宽椭圆形,下面密生棕色覆瓦状鳞片。花10余朵密集枝顶;花芽鳞片在花期宿存,花梗极短;花淡黄绿色,有浓香;花萼裂片宽矩圆形,淡绿色,有长缘毛;花冠窄筒状;雄蕊5,内藏,有柔毛;子房被鳞片,花柱极短。花期6~7月。

【生境分布】

河西地区分布于海拔2800m以上的阴坡灌丛。

【采集加工】

花盛开时采收,阴干。

【性味功能】

味苦,性寒。微毒!清热消炎,止咳,平喘。

【主治应用】

止咳祛痰,气喘,消化不良,肺气肿,水土不服所致气喘。

【蒙药名】

哈日布日、达力、阿拉坦—哈拉布尔。

【异名】

冬青叶、杜鹃、黄花杜鹃;达丽、苏日嘎日、瓦鲁嘎日、特日乐吉、孟根—哈日布日。

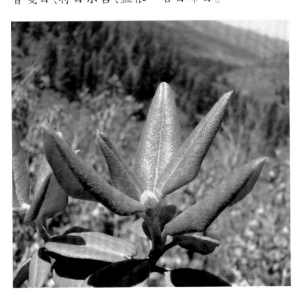

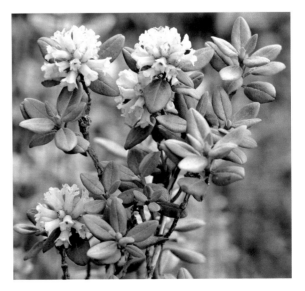

植物药

报春花科 Primulaceae

西藏点地梅

来源 报春花科点地梅属植物西藏点地梅 *Androsace mariae* Kanitz 的全草。

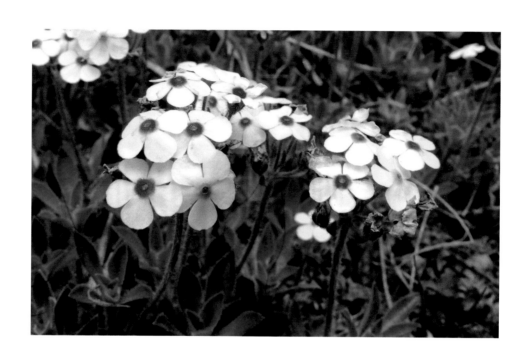

【蒙药名】

唐古特—达邻—套布其。

【异名】

宝日—嘎迪格。

【形态特征】

多年生草本。主根暗褐色。匍匐茎纵横蔓延,莲座丛常集生成疏丛或密丛。叶基生,呈莲座状,匙形、矩圆形、倒披针形或菱形。花葶直立,被柔毛;伞形花序有花2~10朵;花萼钟状,5中裂;花冠淡紫红色,5裂,喉部紧缩;雄蕊5,与花冠裂片对生,花丝极短;子房倒圆锥形。蒴果倒卵形;种子褐色,近矩圆形。花期5~6月,果期6~7月。

【生境分布】

河西地区分布于祁连山西段海拔2300~2600m砾石质草原、林缘、草甸、山坡。

【采集加工】

春、夏季采收,洗净泥土,晒干备用。

【性味功能】

味苦,性寒。杀黏,燥希日乌素,消肿,止疼。

【主治应用】

浮肿,水肿,肾热,骨蒸痨热,发症,关节疼痛。

注:河西地区与西藏点地梅同等入药的尚有北点地梅 *Androsace septentrionalis* L.:一年生草本。莲座状叶丛单生;叶片倒披针形或长圆状披针形。花葶1至多数;伞形花序有多数花,苞片条状披针形;花萼钟形或陀螺状,5浅裂;花冠白色,高脚碟状;蒴果倒卵状球形。花期6月,果期7月。河西地区分布于祁连山西部海拔2500~3300m草原、山地阳坡和沟谷。

木犀科 Oleaceae

连翘

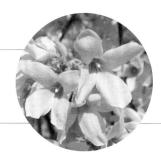

来源 木犀科连翘属植物连翘 *Forsythia suspensa* （Thunb.）Vahl 的果实。

【蒙药名】

协日—苏郎嘎—吉木斯、希日—苏龙嘎。

【异名】

黄绶丹、黄花瓣。

【形态特征】

落叶灌木。枝节间中空，仅在节部具有实髓。单叶对生，或成为3小叶；叶片卵形、长卵形、广卵形以至圆形。花先叶开放，腋生；花萼4深裂，椭圆形；花冠管基部管状，上部4裂，裂片卵圆形，黄色；雄蕊2，着生于花冠基部；雌蕊1，子房卵圆形，柱头2裂。蒴果狭卵形略扁，成熟时2瓣裂。花期3~5月，果期7~8月。

【生境分布】

河西地区各地有栽培。

【采集加工】

果实初熟或熟透时采收。初熟的果实采下后蒸熟，晒干。

【性味功能】

味苦，性凉。清协日，止泻。

【主治应用】

黄疸，肠刺痛，协日病，肠热。

119

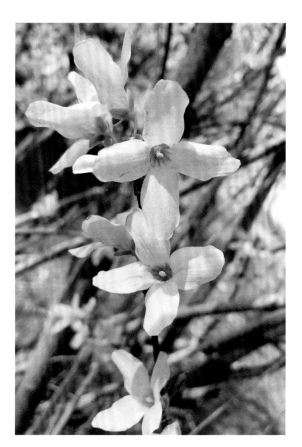

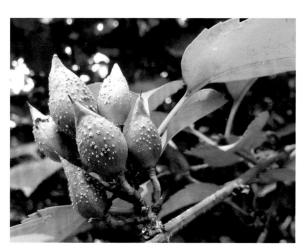

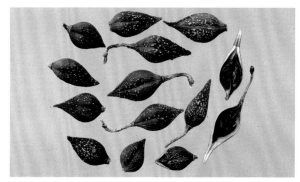

植物药

龙胆科 Gentianaceae

达乌里秦艽

龙胆科龙胆属植物达乌里秦艽 *Gentiana dahurica* Fisch. 的花。

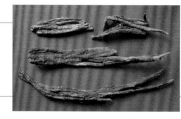

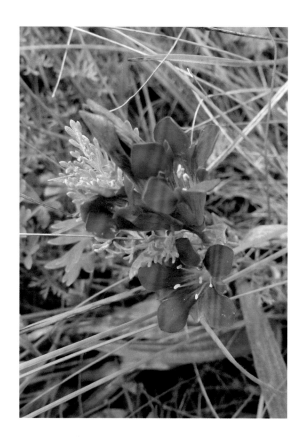

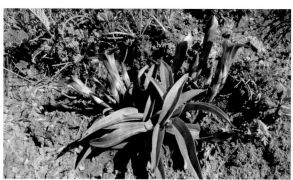

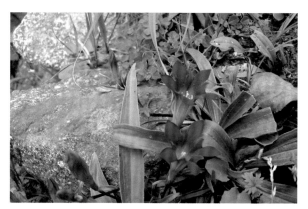

【蒙药名】

呼和—珠勒根—其木格。

【异名】

小秦艽;达古尔—珠勒根—其木格、宝罕—其其格。

【形态特征】

多年生草本,基部被枯存叶鞘包裹。枝多数丛生,斜生,黄绿色或紫红色,光滑。莲座丛叶披针形或线状椭圆形,叶脉3~5条;茎生叶小,线状披针形至线形,愈向茎上部叶愈小,叶脉1~3条。聚伞花序顶生或腋生;花萼筒膜质,黄绿色或带紫红色,裂片5,线形;花冠深蓝色,喉部具多数斑点,筒形或漏斗形,裂片卵形或卵状椭圆形;雄蕊着生于冠筒中下部,整齐。蒴果内藏,狭椭圆形;种子淡褐色,矩圆形。花果期7~9月。

【生境分布】

河西地区分布于祁连山海拔2600~3200m阳坡灌丛、草地。

【采集加工】

夏末、秋初摘花,除去杂质,阴干。

【性味功能】

味苦,性寒,效柔、轻。清热,消肿,燥希日乌素。

【主治应用】

清热解毒,止咳祛痰。主治肺热咳嗽,咽喉热,咽喉肿痛,毒热,瘟热。

鳞叶龙胆

来源　龙胆科龙胆属植物鳞叶龙胆 *Gentiana squarrosa* Ledeb. 的全草。

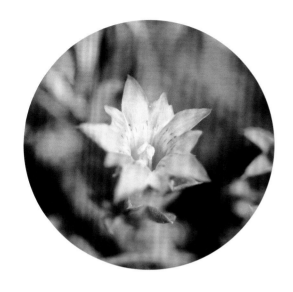

【蒙药名】

巴嘎—地格达、希日棍—主力根—其木格。

【异名】

石龙胆、小龙胆、龙胆地丁。

【形态特征】

一年生草本，茎纤细，近四棱形，多分枝。基生叶较大，卵圆形；茎生叶对生，倒卵形至倒披针形，先端反卷，具芒刺，边缘软骨质，全缘，基部合生成筒状，抱茎。花单生枝顶，花萼管状钟形，裂片卵形，先端反折，具芒刺，边缘软骨质；花冠管状钟形，蓝色，具5裂片，裂片卵形，先端锐尖，褶三角形；雄蕊5。蒴果倒卵形或矩圆状倒卵形，具长柄；种子小，扁椭圆形。花果期6~8月。

【生境分布】

河西地区分布于祁连山山地草甸、旱化草甸及草甸草原。

【采集加工】

春、夏季开花时采收，洗净泥土，晒干备用。

【性味功能】

味苦，性凉。利胆，退黄，清热，治伤，排脓。

【主治应用】

发热，头痛，口干，黄疸，肝胆热，伤热。

121

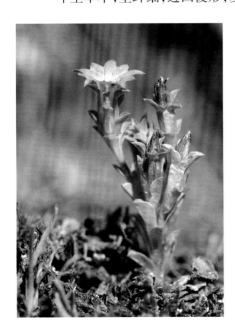

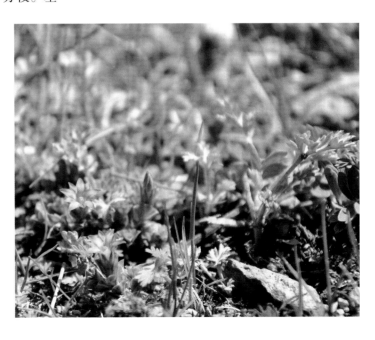

植物药

麻花艽

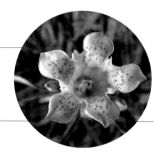

来源 龙胆科龙胆属植物麻花艽 *Gentiana straminea* Maxim. 的花。

【蒙药名】

查干—吉勒泽。

【异名】

百步草、白花龙胆。

【形态特征】

多年生草本,基部被枯存的纤维状叶鞘包裹。枝丛生,斜升,黄绿色,稀带紫红色,近圆形。基生叶莲座状,宽披针形或卵状椭圆形;茎生叶小,线状披针形至线状,愈向茎上部愈小。聚伞花序顶生或腋生;花萼筒膜质,一侧开裂呈佛焰苞状。花冠黄绿色,喉部具绿色斑点。雄蕊着生于冠筒中下部,花丝线状钻形,子房披针形至线形,花柱线形,柱头2裂。蒴果椭圆状披针形;种子褐色,狭矩圆形。花果期7~10月。

【生境分布】

河西地区分布于祁连山海拔3200~4700m阴坡灌丛、沙砾地。

【采集加工】

开花时采收,除去杂质,晒干。

【性味功能】

味苦,性凉,效柔、轻。镇协日,清热,消肿,止血,解毒,除协日乌素。

【主治应用】

热性协日,各种热性病,腑热,炭疽,丹毒,痈肿,乳腺肿胀,鼻衄,吐血,月经过多,伤口出血。

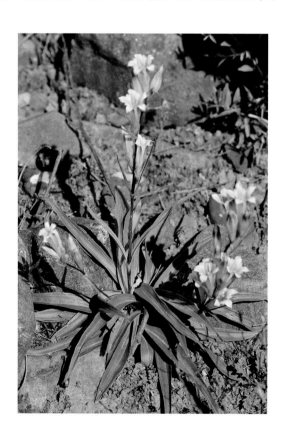

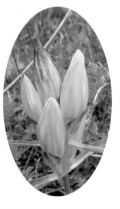

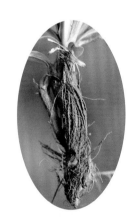

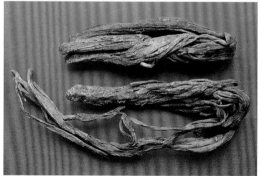

扁蕾

来源   龙胆科扁蕾属植物扁蕾 *Gentianopsis barbata* (Froel.)Ma 的全草。

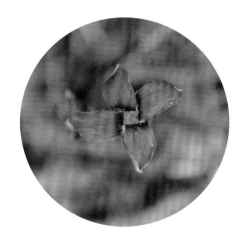

缘;基生叶较小,早枯萎。花单生,具长梗;花萼管状钟形,具4棱,具裂片2对;花冠蓝色或蓝紫色,管状钟形,4裂,裂片矩圆形,两侧边缘剪割状,无褶;蜜腺4,着生于花冠管近基部;雄蕊4,着生于花冠管中部。蒴果狭矩圆形,具柄;种子椭圆形。花果期7~9月。

【蒙药名】

哈日—特木尔—地格达。

【异名】

扎格—地格。

【形态特征】

一年生草本,高20~50cm。茎直立,有分枝,具4纵棱,节部稍膨大,无毛。叶对生,条形,全

【生境分布】

河西地区分布于海拔2400~3200m林下、山坡草地。

【采集加工】

春、秋季采收,除去杂质,阴干或晒干,切段。

【性味功能】

味苦,性寒,效钝、糙、轻、燥。清热,利胆,退黄,治伤。

【主治应用】

黄疸,肝胆热,头痛,肺热,胃热,发烧。

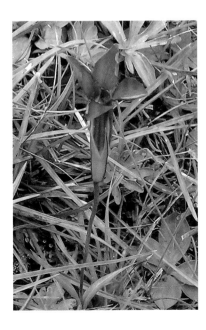
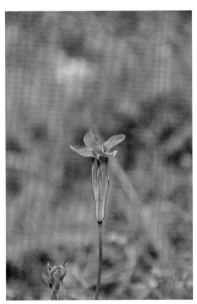
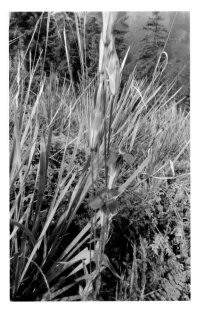

椭圆叶花锚

来源　龙胆科花锚属植物椭圆叶花锚 *Halenia elliptica* D.Don 带花的全草。

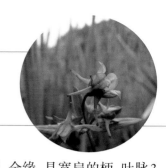

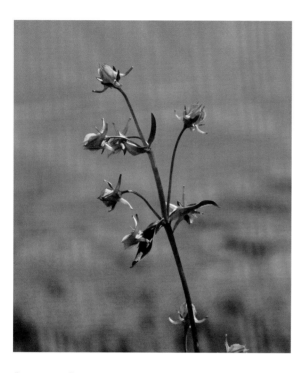

分枝。基生叶椭圆形,全缘,具宽扁的柄,叶脉3条;茎生叶卵形、椭圆形、长椭圆形或卵状披针形,全缘,叶脉5条,无柄,抱茎。聚伞花序腋生或顶生;花4数,花萼裂片椭圆形或卵形,具3脉,花冠蓝色或紫色,基部延伸成距,裂片圆形或椭圆形;雄蕊内藏,花药卵形;子房卵形,花柱极短,柱头2裂。蒴果宽卵形,淡褐色;种子褐色,卵圆形或近圆形。花果期7~9月。

【生境分布】

河西地区分布于海拔2200~2900m林缘、草滩、路边、河畔。

【采集加工】

秋季花盛开时割取地上部分,除去杂质,置通风处阴干。

【性味功能】

味苦,性寒,效钝、轻、燥、糙。清热,利胆,退黄,治伤。

【主治应用】

黄疸,头痛,发烧,伤热,脉热。

【蒙药名】

昭邦利格—章古图—地格达。

【异名】

札格地格—拉告。

【形态特征】

一年生草本。茎直立,无毛,四棱形,上部具

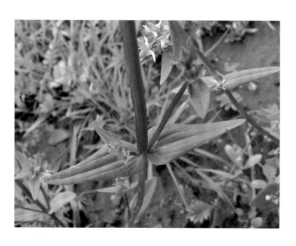

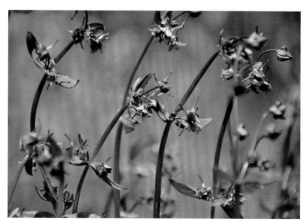

124

辐状肋柱花

来源 龙胆科肋柱花属植物辐状肋柱花 *Lomatogonium rotatum* (L.) Fries ex Nym 的全草。

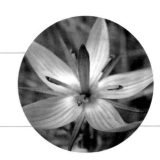

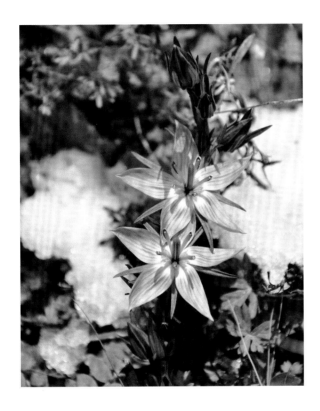

【蒙药名】

巴嘎—哈比日干—其其格、哈比日干—地格达。

【异名】

查干—持木尔—地格达、嘎希古那、哈比日干—其其格。

【形态特征】

一年生草本。茎不分枝或基部有少数分枝，近四棱形，直立，紫红色。叶无柄，狭披针形、披针形至线形，枝及上部叶较小，先端急尖，基部钝，半抱茎，中脉明显。花5数，顶生和腋生；花萼较花冠稍短或等长，裂片线状披针形；花冠淡蓝色，具深色条纹，裂片椭圆状披针形或椭圆形；花丝线形，花药蓝色；子房无柄，柱头三角形，下延至子房下部。蒴果狭椭圆形或倒披针状椭圆形；种子淡褐色，光滑。花果期8~9月。

【生境分布】

河西地区分布于祁连山海拔3000~3400m阴坡草地。

【采集加工】

秋季开花期采收，除去杂质，晒干。

【性味功能】

味苦，性寒，效钝、糙、轻、燥。清热，利胆，退黄，治伤，健胃。

【主治应用】

黄疸，肝胆热，头痛，口干，发烧，肺热，胃热，伤热，瘟疫，流感。

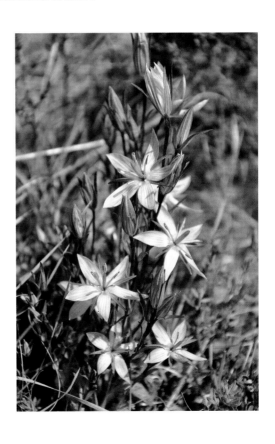

125

植物药

萝藦科 Asclepiadaceae

鹅绒藤

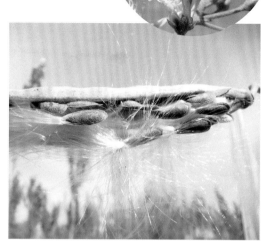

来源 萝藦科鹅绒藤属植物鹅绒藤 *Cynanchum chinense* R. Br. 的全草。

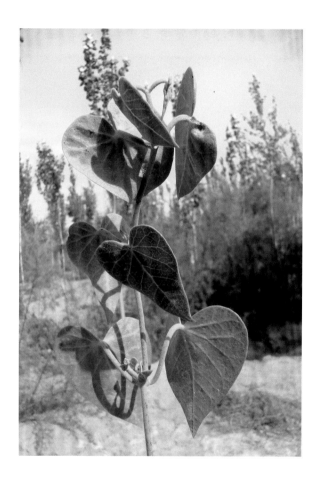

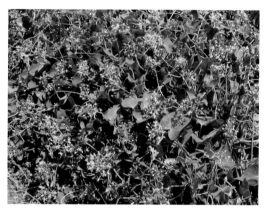

【蒙药名】

哲乐特—特木根—呼呼。

【异名】

祖子花、牛皮消。

【形态特征】

缠绕草本；全株被短柔毛，具白色乳汁。叶对生，宽三角状心形，顶端锐尖，基部心形，叶面深绿色，叶背苍白色。伞形聚伞花序腋生，二歧；花萼外面被柔毛；花冠白色，裂片长圆状披针形；副花冠二型，杯状，上端裂成10个丝状体，分为2轮，外轮与花冠裂片近等长，内轮略短；花柱头略为突起，顶端2裂。蓇葖果双生或仅有1个发育，细圆柱状；种子长圆形，种毛白色绢质。花期6~8月，果期8~10月。

【生境分布】

河西地区广布，生长于路旁、河畔、田埂。

【采集加工】

夏、秋季采收，除去杂质，晒干。

【性味功能】

味苦，性凉。清协日，止泻。

【主治应用】

脏腑协日病，热泻，肠刺痛。

地梢瓜

来源 萝藦科鹅绒藤属植物地梢瓜 *Cynanchum thesioides* （Freyn）K. Schum. 的种子。

【蒙药名】

特莫根—呼呼、特木根—呼呼。

【异名】

沙奶奶、细叶白前、马奶奶、老瓜瓢。

【形态特征】

多年生草本。茎直立或斜升，多分枝，全株被短毛，具白色乳汁。叶对生，线形，全缘，无柄。聚伞花序，腋生；花小，黄白色。果实纺锤形，种子扁，有白色长毛。花期5~8月，果期8~10月。

【生境分布】

河西地区分布于海拔2200m林缘、草丛、沙石滩。

【采集加工】

夏、秋果实成熟时采收种子，晒干。

【性味功能】

味苦、性凉，效钝、燥、糙。清协日，止泻。

【主治应用】

身目发黄，脏腑协日病，肠刺痛，热泻。

127

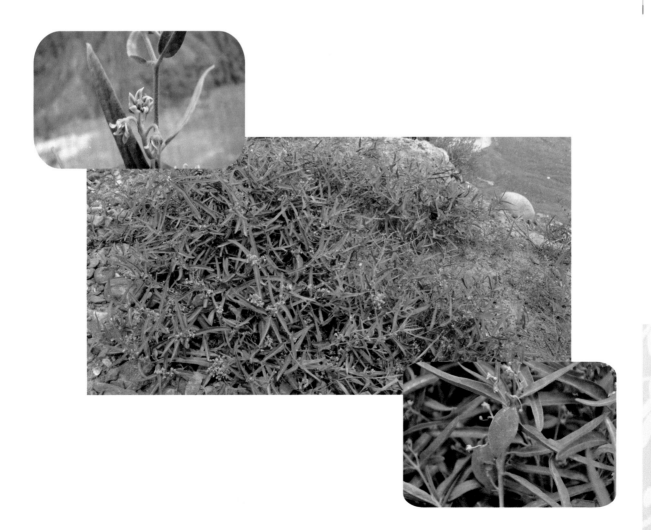

茜草科 Rubiaceae

北方拉拉藤

来源 茜草科拉拉藤属植物北方拉拉藤 *Galium boreale* L. 的全草。

【蒙药名】

玛日依纳。

【异名】

砧草。

【形态特征】

多年生草本。根细长,红色。茎直立,单一或分歧,有4棱,通常无毛或被稀疏短毛。叶4枚轮生,无柄;叶片披针形至线状披针形,基部楔形,先端稍钝,两面通常无毛,稀沿脉被短毛,具3条脉。聚伞花序顶生及腋生,多花密集形成圆锥状;苞片对生,卵形;花冠白色,4裂,裂片卵形。果实近球形,密被白色钩刺毛或近无毛。花果期

6~9月。

【生境分布】

河西地区分布于海拔2800m以下林缘、灌丛。

【采集加工】

夏、秋季采收,除去杂质,晒干。切段。

【性味功能】

味辛、苦,性平、燥。平息协日,止血,治伤,清热解毒。

【主治应用】

黄疸,不思饮食,头痛,尿血,各种出血,金伤,骨折。

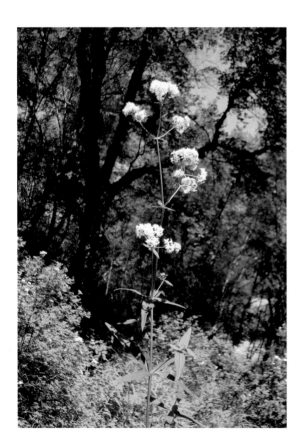

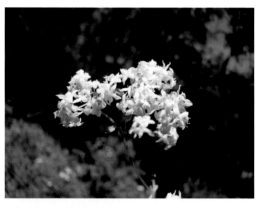

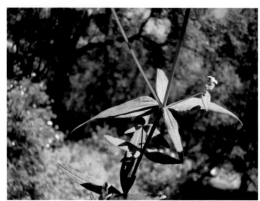

茜草

来源 茜草科茜草属植物茜草 *Rubia cordifolia* L. 的根及根茎。

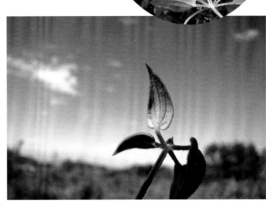

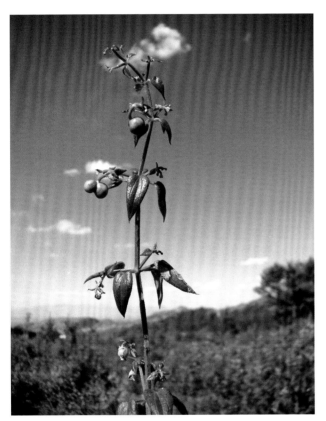

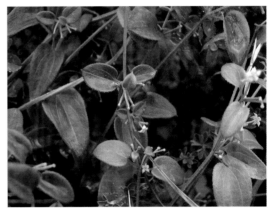

129

【蒙药名】

玛日依纳、麻日纳。

【异名】

拉拉秧、锯锯藤；造德、纳郎海—马布斯。

【形态特征】

多年生攀缘草本。支根数条或数十条，细长，外皮黄赤色。茎方形，有4棱，棱上有倒生刺。叶4片轮生，有长柄，叶片卵状心形或狭卵形，全缘。聚伞花序圆锥形，腋生或顶生；花小；花冠5裂，裂片卵形或卵状披针形，基部联合，淡黄色；雄蕊5，花丝较短；花柱上部2裂，柱头头状。浆果小球形，肉质，红色转黑色。花期7~9月，果期9~10月。

【生境分布】

生于海拔2600m以下林缘、灌丛、草地。

【采集加工】

春、秋季采挖，除去茎苗，去净泥土及细根，晒干，切段。一般以秋季采者质量为佳。

【性味功能】

味苦，性凉，效钝、糙、柔、燥。清伤热及血热，止血，止泻。

【主治应用】

血热，吐血，鼻衄，子宫出血，尿血，肾肺伤热，麻疹，肠刺痛，肠热腹泻。

植物药

旋花科 Convolvulaceae

欧洲菟丝子

来源 旋花科菟丝子属植物欧洲菟丝子 *Cuscuta europaea* L. 的种子。

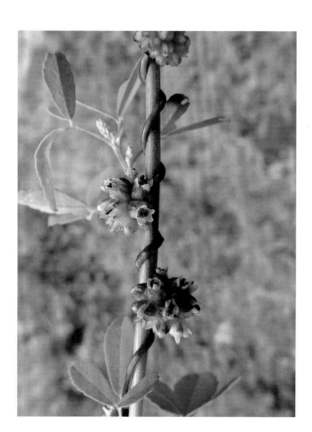
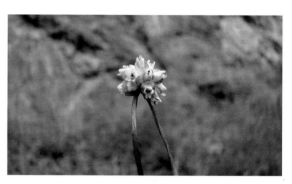
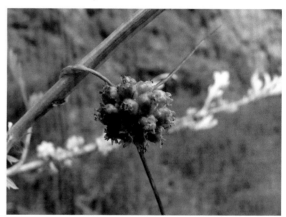

【蒙药名】

希日—奥日—阳古。

【异名】

豆寄生、无根草;希日—奥日义羊古。

【形态特征】

一年生寄生草本。茎细弱,淡黄色或淡红色,缠绕,无叶。花序球状或头状,花梗无或几无;苞片矩圆形,顶端尖;花萼碗状,长约2mm,4或5裂,裂片卵状矩圆形,顶端尖;花冠淡红色,壶形,裂片矩圆状披针形;雄蕊5,花丝与花药近等长,着生于花冠中部;鳞片5,倒卵圆形,边缘细齿状或流苏状;子房2室,花柱2,下弯或叉开,柱头棒状。蒴果球形,成熟时稍扁,径约3mm;种子2~4个,淡褐色,表面粗糙。花期7~9月,果期8~10月。

【生境分布】

寄生于多种植物上,尤以豆科、菊科、藜科为甚。

【采集加工】

秋季果实成熟时采收种子,除去杂质,生用或用盐水炒用,或蒸煮捣碎,制成菟丝子饼用。

【性味功能】

味甘,性凉。清热解毒。

【主治应用】

肝热,肺热,毒热,遗精,腰腿酸痛。

圆叶牵牛

来源　旋花科牵牛属植物圆叶牵牛 *Pharbitis purpurea*（L.）Voigt 的种子。

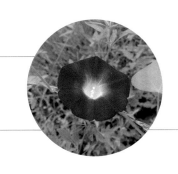

【蒙药名】

混达干—其其格。

【异名】

牵牛、黑丑、白丑、二丑、喇叭花。

【形态特征】

一年生草本,茎缠绕,多分枝。叶心形,先端钝尖,全缘,有掌状脉。花腋生,1~5枚,花大,冠漏斗状,紫色、淡红色或白色。蒴果球形,种子黑色或黄色,有棱,无毛。花期6~9月,果期7~9月。

【生境分布】

河西地区各地有栽培。

【采集加工】

秋末果实成熟、果壳未开裂时采割植株,打下种子,除去杂质,晒干,粉碎。

【性味功能】

味苦,性寒。有小毒！利大小便,逐水消痰,驱虫。

【主治应用】

协日病,黏疫,瘟病,希日乌素病,虫积等症。

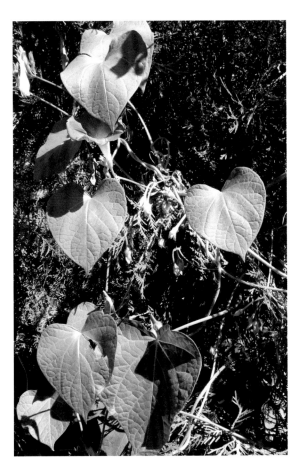

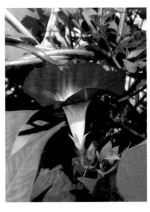

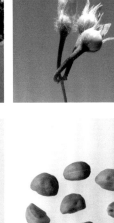

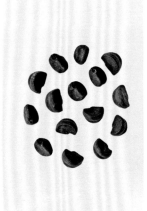

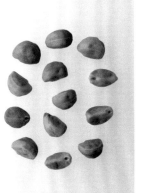

植物药

马鞭草科 Verbenaceae

蒙古莸

来源　马鞭草科莸属植物蒙古莸 *Caryopteris mongolica* Bunge 的地上部分。

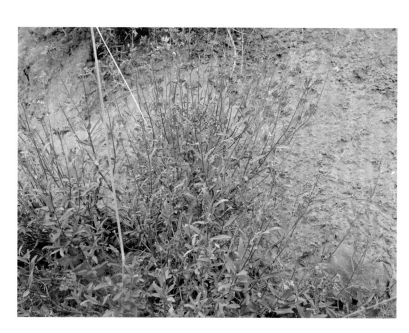
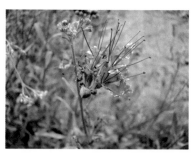
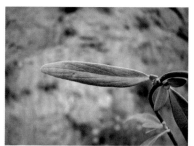

【蒙药名】

道嘎日嘎那。

【异名】

蓝花茶;依曼额布热—宝塔。

【形态特征】

小灌木。高 15~40cm。茎直立,老枝灰褐色,幼枝常紫褐色。单叶对生,条状披针形或条形,长 1.5~6cm,宽 3~10mm,全缘,上面深绿色,下面灰白色,两面均被短绒毛。聚伞花序顶生或腋生,花萼钟状,顶端分裂,花冠蓝紫色,先端 5 裂,其中 1 裂片较大,顶端撕裂,雄蕊 4,2 强,伸出花冠筒外。果实蒴果状,球形,熟时裂为 4 个带翅的小坚果。花期 7~8 月,果期 8~9 月。

【生境分布】

河西地区分布于海拔约 2000m 干旱山坡。

【采集加工】

夏、秋季采收,除去杂质,晒干,粉碎。

【性味功能】

味甘、苦、辛,性温、软、轻。祛寒,健胃,止咳,壮身。

【主治应用】

巴达干病,消化不良,肺寒干咳,浮肿。

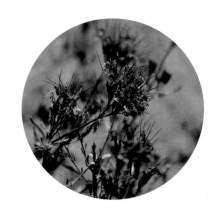

唇形科 Lamiaceae

密花香薷

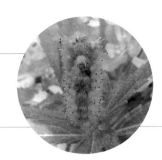

来源　唇形科香薷属植物密花香薷 *Elsholtzia densa* Benth.
的地上部分。

【蒙药名】

希拉—吉茹格、协日—吉茹格巴。

【异名】

香草、高原香薷;吉如格—斯日布、高娃—昂
给鲁玛—其其格。

【形态特征】

一年生草本,高30~60cm,全株被短柔毛。
茎直立,四棱,自基部分枝。叶对生,长圆状披针
形至椭圆形。轮伞花序,多花密集,组成长2~
6cm密被串珠状疏柔毛的圆柱形假穗状花序。
苞片倒卵形,顶端钝,边缘被串珠状疏柔毛;花萼
钟状,果时膨大呈圆形,外面及边缘密被具节的
疏毛,齿5,近三角形,不相等,前2齿较短。花冠
淡紫红色,长约2.5mm,外密被具节的疏毛,内有
毛环,上唇直,顶端微凹,下唇3裂,中裂片较大。
小坚果近球形。花果期7~10月。

【生境分布】

河西地区分布于祁连山海拔2800m河边、山
坡草地、山沟等处。

【采集加工】

夏、秋采收地上部分,除去杂质,阴干,切段。

【性味功能】

味苦、辛、涩,性温、糙、燥、轻。杀虫,止糜
烂,愈伤,祛巴干达。

【主治应用】

阴道虫,肛门虫,肠内寄生虫及皮肤寄生虫
等诸虫疾。

133

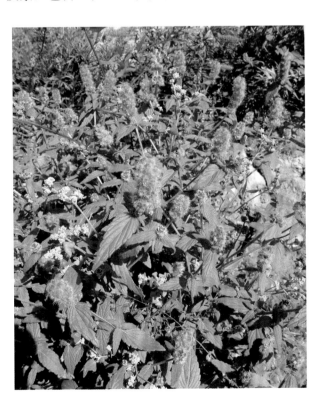

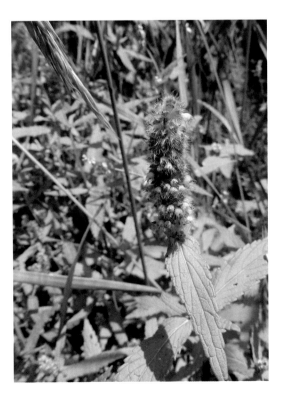

益母草

来源 唇形科益母草属植物益母草 *Leonurus japonicus* Houtt. 的全草。

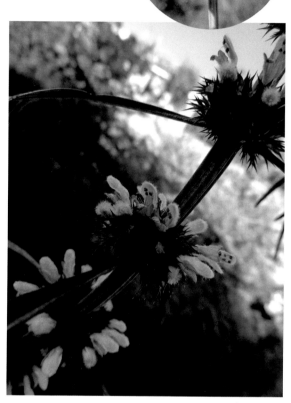

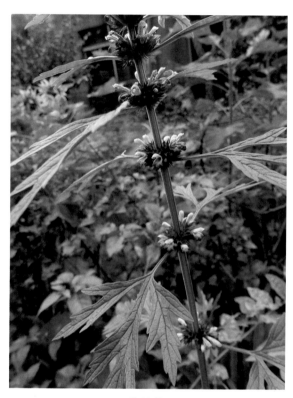

益母草

细叶益母草

【蒙药名】

都尔布勒吉—乌布斯、都日伯乐吉—额布斯。

【异名】

坤草、茺蔚;西莫梯格勒、阿木塔图—道斯勒。

【形态特征】

一或二年生草本。茎直立,方形,单一或分枝。叶对生;基生叶片略呈圆形,叶缘5~9浅裂;茎生叶3全裂,裂片近披针形;最上部的叶不分裂,线形。花多数,生于叶腋,呈轮伞状;花萼钟形,先端有5长尖齿;花冠唇形,淡红色或紫红色;雄蕊4,2强;子房4裂,柱头2裂。小坚果褐色,三

棱状。花期6~8月,果期7~9月。

【生境分布】

河西地区分布于山野、田埂、草地、溪边等处。

【采集加工】

夏季花初开时采割,切段阴干或制膏用。

【性味功能】

味苦,性凉。增强血液循环,调经,除眼翳。

【主治应用】

月经不调,产后腹痛,闭经,血瘀病。

注:河西地区与益母草同等入药的还有细叶益母草 *Leonurus sibiricus* L.。

薄荷

来源 唇形科薄荷属植物薄荷 *Mentha haplocalyx* Briq. 的地上部分。

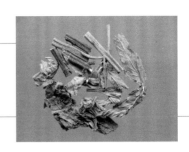

【蒙药名】

吉茄戈巴、巴得日阿希。

【异名】

野薄荷、苏薄荷。

【形态特征】

多年生草本,茎方形,被倒生的长柔毛及腺点。单叶对生,叶片短圆状披针形,两面有疏毛及黄色腺点。轮伞花序腋生,萼钟形,外被白色柔毛及腺点;花冠淡紫红色,4裂。小坚果卵圆形,黄褐色。花期7~9月,果期9~10月。

【生境分布】

河西地区分布于海拔2500m以下的溪边、路边及山野湿地。

【采集加工】

夏、秋采收地上部分,除去杂质,阴干,切段。

【性味功能】

味辛,性凉。散风热,清头目。

【主治应用】

感冒,头痛,目赤,咽喉肿痛,口舌生疮,牙痛,荨麻疹,风疹。

135

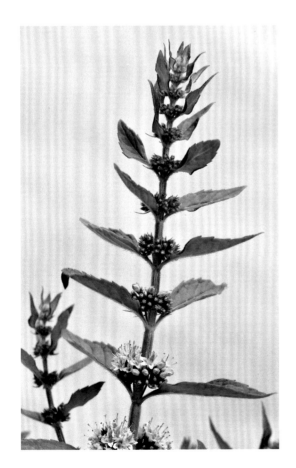

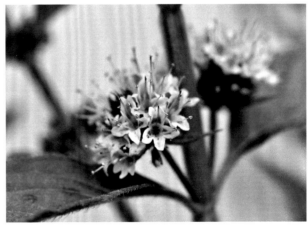

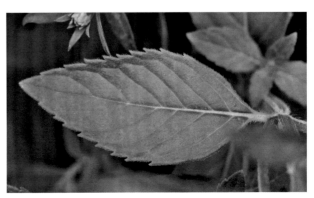

植物药

并头黄芩

来源 唇形科黄芩属植物并头黄芩 *Scutellaria scordifolia* Fisch.ex Schrenk. 的全草。

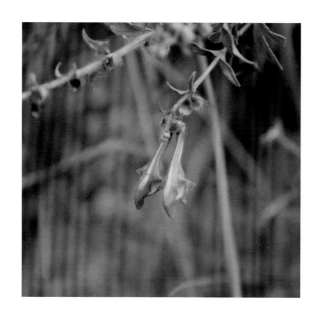

【形态特征】

多年生直立草本。叶具短柄,叶片长圆形至线状长圆形或近披针形,有时呈三角状狭卵形,具凹陷的腺点。花单生于茎上部叶腋,偏向一侧,花冠蓝紫色,花冠筒基部前方浅囊状膝曲,上唇盔瓣状;下唇中裂片明显较宽大,卵形。雄蕊4,子房4裂。小坚果椭圆形,具瘤状突起。花期6~8月,果期8~9月。

【生境分布】

河西地区分布于海拔2000m以下向阳草坡。

【采集加工】

夏季采收,晒干。

【性味功能】

味苦,性凉。清热,解毒,清协日。

【主治应用】

黄疸,肝热,蛇咬伤,协日病。

【蒙药名】

敖古塔那—其其格、好斯—其其格特—混芩。

【异名】

头巾草;吉布贼、伊和毕日阳古。

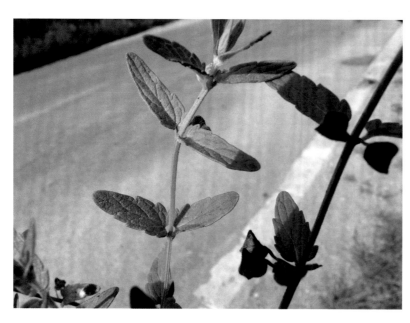

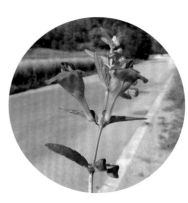

茄科 Solanaceae

山莨菪

| 来源 | 茄科山莨菪属植物山莨菪 *Anisodus tanguticus* (Maxim.) Pascher 的根。 |

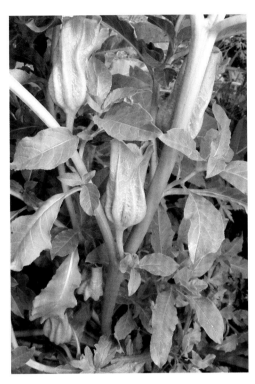

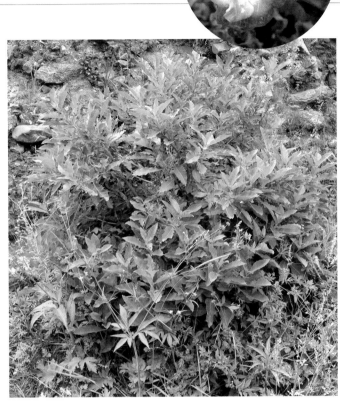

【蒙药名】

哈日—唐普如木。

【异名】

藏茄、唐古特莨菪、丈六深、赛莨菪；唐曾如木—那赫布、浩日图—唐普如木、额目彦—翁格图、乌兰—唐普如木、尼格温都苏图—伊孙毛道图。

【形态特征】

多年生草本,高达1m。根肥大,圆锥形。茎直立,多数丛生。单叶互生；叶柄粗壮。花单生于叶腋,花梗粗壮,花冠钟形,暗紫色。蒴果包于膨大宿萼中,果梗粗壮,宿萼长方钟形,萼棱粗大凸起,较果实长2倍。种子多数,棕褐色,扁圆形。花果期6~9月。

【生境分布】

河西地区分布于祁连山海拔2680~3250m的草坡。

【采集加工】

秋末挖取根部,除去地上部分和须根,洗净泥土,切片,晒干。或取净山莨菪片,用文火炒黄,备用。

【性味功能】

味苦、辛,性凉。杀黏虫,消肿,解痉,止痛,强壮。

【主治应用】

胃痛,霍乱,各种毒性肿毒,疮痈。

植物药

辣椒

来源　茄科辣椒属植物辣椒 *Capsicum annuum* L. 的果实。

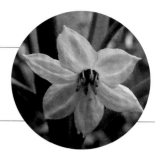

【蒙药名】

　　辣角、拉召。

【异名】

　　辣子;孜达日嘎、哈伦—诺告。

【形态特征】

　　一年生草本。单叶互生,枝顶端节不伸长而成双生或簇生状;叶片长圆状卵形、卵形或卵状披针形,全缘,先端尖,基部渐狭。花单生,俯垂;花萼杯状,不显著5齿;花冠白色,裂片卵形;雄蕊5;雌蕊1,花柱线状。浆果长指状,先端渐尖且常弯曲,成熟后呈红色、橙色或紫红色,味辣。种子多数,扁肾形,淡黄色。花果期5~11月。

【生境分布】

　　河西地区各地栽培。

【采集加工】

　　果实成熟后采摘,除去杂质,晒干。

【性味功能】

　　味极辛,性温,效轻、糙、热、燥。温胃,消肿,消奇哈,化痞,杀虫。

【主治应用】

　　胃寒,疼痛,痞症,食积,腹胀,水肿,痔疮,麻风病。

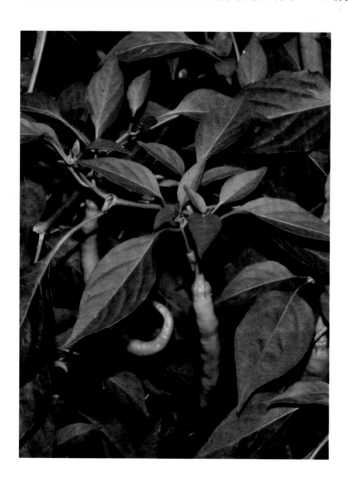

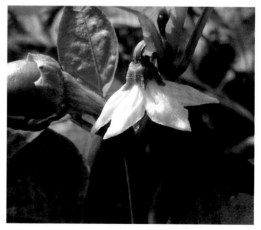

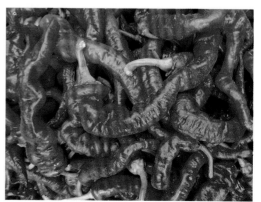

138

曼陀罗

茄科曼陀罗属植物曼陀罗 *Datura stramonium* L. 的种子。

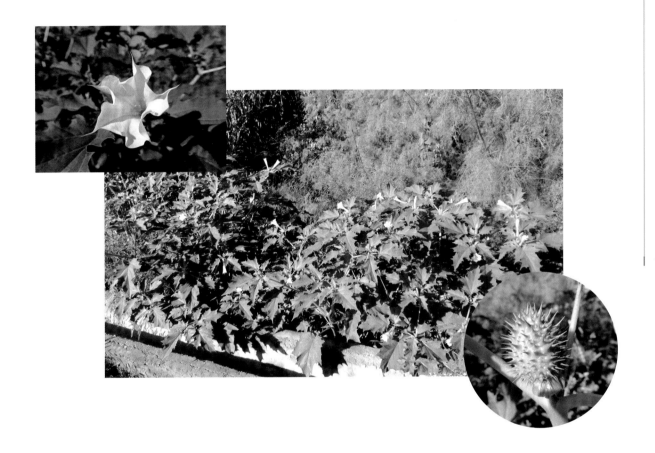

【蒙药名】

达都日—阿、达杜拉。

【异名】

唐普日本—达杜拉、图布德—章古、满都拉图—其其格。

【形态特征】

一年生草本。茎粗壮直立。叶宽卵形,先端渐尖,基部不对称楔形,边缘有不规则波状浅裂,裂片三角形,脉上有疏短柔毛。花萼筒状,有5棱角,长4~5cm;花冠漏斗状,长6~10cm,上部白色或略带紫色;花药长3~4mm。蒴果直立,卵球形,长3~4cm,具长短不等的坚硬短刺,成熟时四瓣裂。种子黑色。花期6~10月,果期7~11月。

【生境分布】

河西地区分布于田边、荒坡、旱地、宅旁、向阳山坡、林缘、草地。

【采集加工】

秋季果实成熟时采收种子,除去杂质,晒干。

【性味功能】

味辛,性温。有毒! 解痉,消奇哈,止痛,杀虫。

【主治应用】

痒虫病,神经性偏头痛,牙痛,胃痉挛,虫痧症,癫狂,癫痫。

植物药

天仙子

茄科天仙子属植物天仙子 *Hyoscyamus niger* L. 的种子。

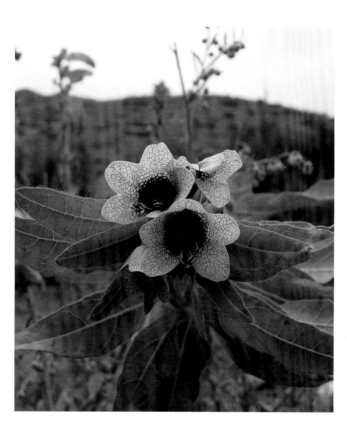

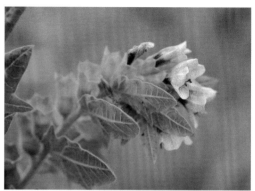

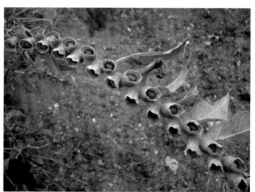

【蒙药名】

特讷格—乌布斯、特纳格—额布斯。

【异名】

莨菪子、熏牙子；协日—唐普如木、额日颜—唐普如木、札—唐普如木、浩木哈—巴日格其。

【形态特征】

二年生草本，有特殊臭味，全株被黏性的腺毛。根粗壮，肉质；茎直立或斜上伸。茎基部有莲座状叶；单叶互生，叶片长卵形或卵状长圆形，顶端渐尖，基部抱茎，茎下部的叶具柄。花单生叶腋，淡黄绿色，基部带紫色，在茎上部集成蝎尾状总状花序；花萼筒状钟形，5浅裂；花冠钟形；花药深紫色；雄蕊5；子房近球形。蒴果球状，包藏于宿存萼内。花果期5~8月。

【生境分布】

河西地区分布于坡脚、圈滩、田边、路旁。

【采集加工】

果实成熟采收种子，除去杂质，晒干备用。

【性味功能】

味苦，性平，效糙、钝、腻。有大毒！解痉，杀虫，止痛，消奇哈。

【主治应用】

虫牙，痒虫病，胃痉挛，蛲虫病，癫狂，癫痫。

宁夏枸杞

茄科枸杞属植物宁夏枸杞 *Lycium barbarum* L. 的果实。

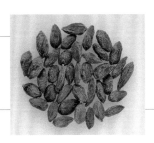

【蒙药名】

侵瓦音—哈日玛格、侵娃音—哈日漠格。

【异名】

枸杞;旁巴来、旁芙布柔、西润—温吉勒嘎、赫日亚齐。

【形态特征】

多年生灌木,株高1.6~2m。果枝披散,营养枝略向上斜生,具刺。叶互生或簇生,披针形或椭圆状披针形,全缘,无毛。花腋生,通常单生或数花簇生;花萼钟状,花冠漏斗状,淡紫红色,雄蕊5,着生花冠内,花药丁字形着生,花丝通常伸出;雌蕊1,子房长圆形,花柱细,柱头头状。浆果多为宽椭圆形,红色、橘红色或黄色。种子多数,扁肾形,棕黄色。花期6~9月,果期7~10月。

【生境分布】

河西地区分布于海拔2000m以下干坡滩地、山坡、田埂。部分县区种植。

【采集加工】

夏、秋季果实成熟时采摘,除去果柄,置阴凉处,晾至果皮皱起纹后,再暴晒至外皮干硬、果肉柔软即得。遇阴雨可用微火烘干。

【性味功能】

味甘,性平,效轻、钝、软。清热,活血化瘀,调经,拔云退翳。

【主治应用】

血脉病,闭经,血盛症,乳腺炎,搏热,血痞,心热症。

141

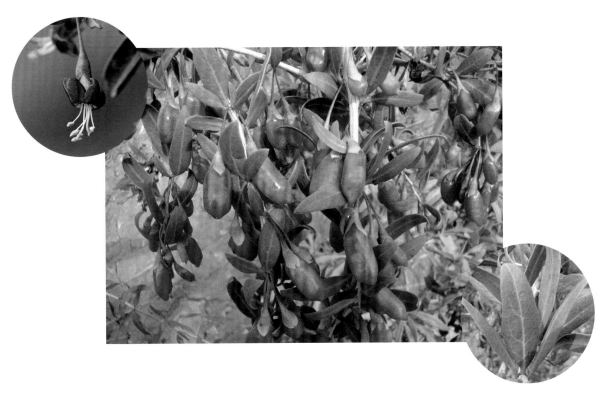

植
物
药

玄参科 Scrophulariaceae

蒙古芯芭

来源 玄参科大黄花属植物蒙古芯芭 *Cymbaria mongolica* Maxim. 的全草。

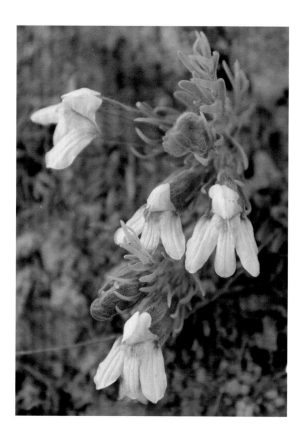
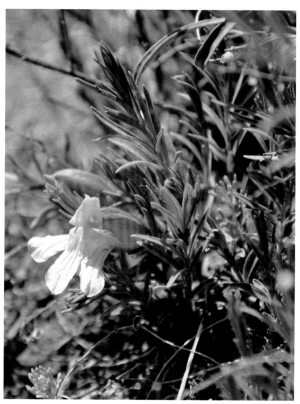

【蒙药名】

阿拉腾—阿给。

【异名】

蒙古大黄花;兴安奈—哈吞—额布斯。

【形态特征】

多年生草本,丛生,常有宿存的隔年枯茎,高5~20cm。茎数条,大都自根茎顶部发出。基部为鳞片所覆盖,常弯曲而后上升。叶无柄,对生,或在茎上部近于互生,茎基者长圆状披针形,向上逐渐增长,成线状披针形。花少数,腋生,每茎1~4枚;小苞片2枚。萼齿5~6枚。花冠黄色,二唇形;雄蕊4枚,2强;子房长圆形。蒴果革质;种子长卵形,扁平。花期4~8月。

【生境分布】

河西地区分布于干旱山坡。

【采集加工】

夏、秋季采收,除去杂质,晒干,切段。

【性味功能】

味微苦,性凉。燥希日乌素,消肿,止痒,止血、治伤。

【主治应用】

皮肤瘙痒,阴道滴虫病,阴囊湿疹,黄水疮,牛皮癣,奇哈病,疮疡,痈,外伤出血。

肉果草

来源 玄参科肉果草属植物肉果草 *Lancea tibetica* Hook. f. et Thorns. 的全草。

【蒙药名】

巴雅格瓦。

【异名】

兰石草;巴雅格。

【形态特征】

多年生小草本。根状茎细长,节上有一对鳞片。叶对生,几成莲座状;叶片倒卵形或匙形,顶端常有小凸尖,基部渐狭成短柄,全缘。花数朵簇生或伸长成总状花序,或单生而花梗上有小苞片;花萼钟状,革质,萼齿5,钻状三角形;花冠深蓝色或紫色,筒状,略过半长,上唇直立,下唇开展。果实肉质不裂,红色或深紫色,卵状球形。花期6~7月,果期7~9月。

【生境分布】

河西地区分布于祁连山海拔2600~3100m高山草丛、阳坡林下。

【采集加工】

盛花期采收,晒干。

【性味功能】

味苦、辛,性温。燥肺脓,祛痰,镇静,益心。

【主治应用】

咳嗽,肺痈,肺热,神经衰弱,健忘,心悸,失眠。

143

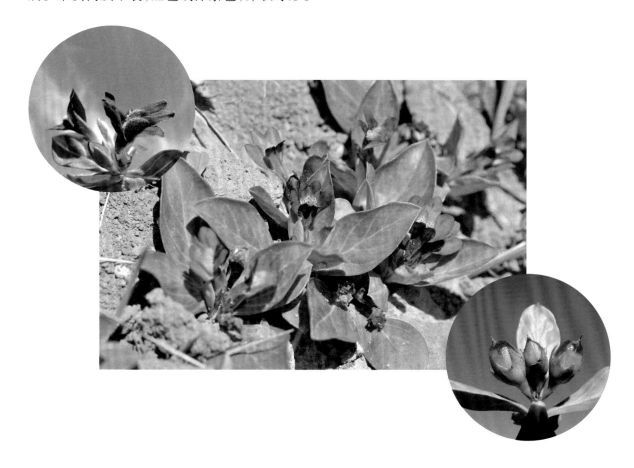

植物药

疗齿草

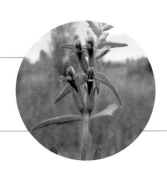

来源 玄参科疗齿草属植物疗齿草 *Odontites serotina*（Lam.）Dum. 的全草。

【蒙药名】

宝如—巴沙嘎、宝日—巴西嘎。

【异名】

齿叶草;哈拉他尔—其其格。

【形态特征】

一年生草本,全株被贴伏而倒生的白色细硬毛。茎上部四棱形,上部分枝。叶对生,披针形至条状披针形。总状花序顶生,苞片叶状;花萼钟状,4等裂,裂片狭三角形;花冠紫红色;雄蕊与上唇略等长,花药箭形,药室下面延成短芒。蒴果短圆形;种子多数,卵形。花期7~8月,果期8~9月。

【生境分布】

河西地区分布于祁连山海拔2000~2700m草地及水边。

【采集加工】

夏、秋季采收带花全草,除去杂质,晒干。

【性味功能】

味苦,性凉、钝、轻、稀、淡。有小毒! 清热,凉血,止痛。

【主治应用】

肝火头痛,肝胆瘀热,瘀血作痛,目赤,产褥热,疹症。

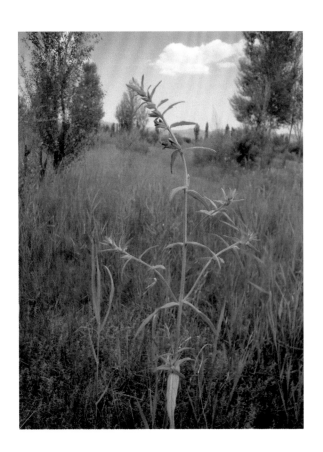

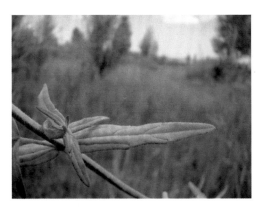

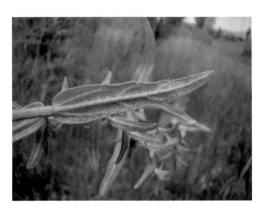

藓生马先蒿

【来源】　玄参科马先蒿属植物藓生马先蒿 *Pedicularis muscicola* Maxim. 的全草。

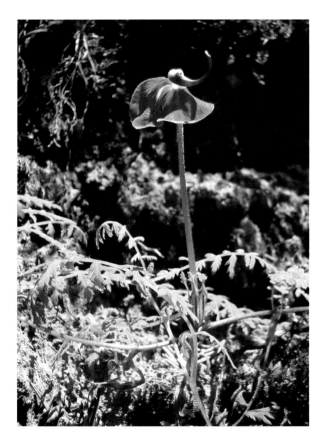

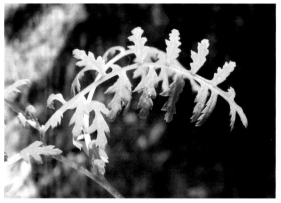

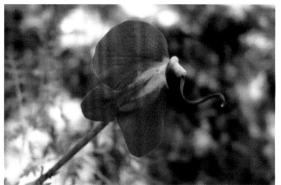

【蒙药名】

宝如—浩宁—额布尔—其其格。

【异名】

鲁格如木赫布、木赫布他勒得来。

【形态特征】

多年生草本。根粗壮,有分叉。茎丛生,直立或倾卧。叶互生;叶片羽状全裂,裂片常互生,每边4~9枚,卵形至披针形。花单生于叶腋,玫瑰色;萼圆筒形,萼齿5;花冠筒长4~8cm;外面有毛,盔前方卷曲成S形的长喙;花丝2对均无毛;花柱稍伸出喙端。蒴果扁卵形。花期5~7月,果期8月。

【生境分布】

河西地区分布于祁连山林下苔藓层或阴湿处。

【采集加工】

夏、秋季开花时采收,阴干。

【性味功能】

味苦,性凉。收敛扩散毒,清胃热,止泻。

【主治应用】

头晕,眼花,胃肠绞痛,肉毒症。

注：河西地区与藓生马先蒿同等入药的马先蒿属植物还有粗野马先蒿 *Pedicularis rudis* Maxim.，主要区别是粗野马先蒿喙短,花冠管状,其长度不超过萼的2倍;花白色。

植
物
药

砾玄参

来源 玄参科玄参属植物砾玄参 *Scrophularia incisa* Weinm. 的全草。

【蒙药名】

海日音—哈日—敖日浩岱。

【异名】

叶日兴、叶日兴瓦。

【形态特征】

多年生直立草本,除总花梗及花梗被腺毛外,全体无毛或有短腺毛。根常粗而木质。茎多分枝丛生,有棱。叶片长卵形至宽条形,琴状分裂至不裂而有深刻的尖齿,裂片有粗齿。聚伞圆锥花序顶生,狭长,小聚伞花序有花1~6朵。花萼裂片卵圆形,边缘白色膜质;花冠深紫红色,上唇2裂,裂片宽圆,边缘波状,比下唇长得多;退化雄蕊矩圆形至卵状披针形。蒴果球形。花期6~8月,果期8~9月。

【生境分布】

河西地区分布于海拔2600m河滩石砾地。

【采集加工】

夏、秋季采收,除去杂质,阴干。

【性味功能】

味苦,性凉。清热解毒,表疹,通脉。

【主治应用】

麻疹,斑疹,内热症。

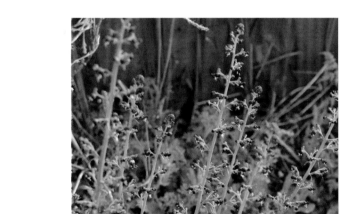

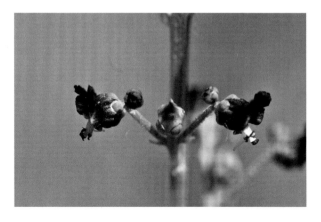

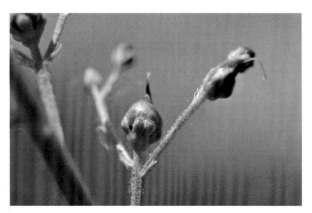

北水苦荬

来源　玄参科婆婆纳属植物北水苦荬 *Veronica anagallis-aquatica* L. 的全草。

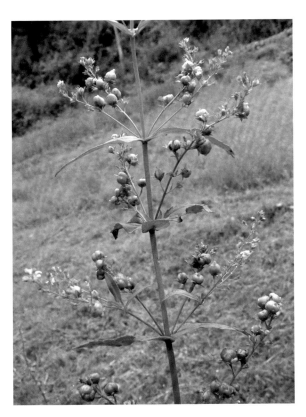

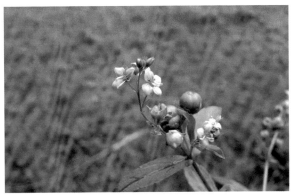

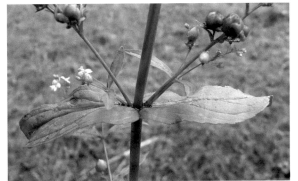

147

【蒙药名】

查干—楚玛塞、查干—曲麻泽。

【异名】

珍珠草、秋麻子;奥存—侵达干、奥森—钦达干—苏勒。

【形态特征】

多年生草本,具根状茎。茎直立,中空。叶对生,无柄,长圆状披针形或长圆状卵形,上部叶多为椭圆形或长卵形,先端钝,基部呈耳状,稍抱茎,全缘或有疏而小的锯齿。总状花序腋生。花梗与苞片近等长;花萼裂片卵状披针形,急尖,果期直立,成叉开;花冠浅蓝色、淡紫色或白色,裂片宽卵形;雄蕊短于花冠。蒴果近圆形。种子卵圆形,半透明状。花期6~8月,果期7~9月。

【生境分布】

河西地区分布于水边及沼地。

【采集加工】

夏、秋季采收带花或果实的全草,阴干,切段。

【性味功能】

味酸、涩,性凉,效轻、钝、柔。利尿,消肿,止痛,止吐,燥希日乌素。

【主治应用】

肾、膀胱寒症或热症,水肿,关节痛,希日乌素病,黄水疮,青腿病。

植
物
药

紫葳科 Bignoniaceae

密生波罗花

来源 紫葳科角蒿属植物密生波罗花 *Incarvillea compacta* Maxim. 的地上部分。

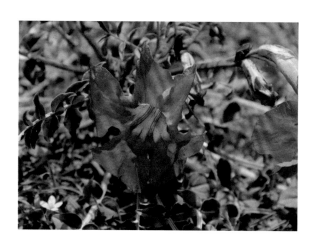

状;侧生小叶一般6~9对,椭圆形。花序顶生,总状,有6~12朵花;花萼钟状;花冠紫红色,裂片顶端圆或微凹,生有短柄腺体;雄蕊4枚。蒴果长角状,具4棱或有6肋,顶端渐尖,向前弯曲;种子卵形或圆形,黄褐色,上面有光泽,下面有淡灰色的微柔毛。花果期6~9月。

【生境分布】

河西地区分布于海拔2000~2600m山坡。

【采集加工】

7~8月间,采取地上部分,切段,阴干。

【性味功能】

味苦、微甘,性凉,效轻、柔。止咳,止痛,润肠,通便,镇赫依,燥希日乌素。

【主治应用】

慢性气管炎,肺热咳嗽,肺脓肿,中耳炎,希日乌素病,脉症,腹胀,便秘。

148

【蒙药名】

乌兰—陶鲁玛。

【异名】

角蒿透骨草、密生角蒿;乌格却、乌赫陲、乌赫陲马日布、饶格冲。

【形态特征】

多年生直立草本,根状茎肉质。叶互生,羽

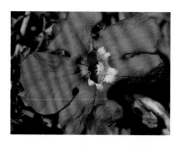

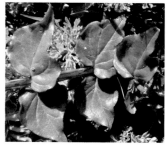

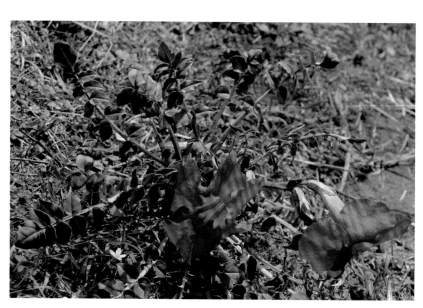

列当科 Orobanchaceae

肉苁蓉

来源 列当科肉苁蓉属植物肉苁蓉 *Cistanche deserticola* Ma 的肉质茎。

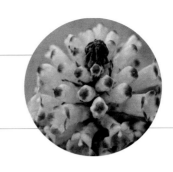

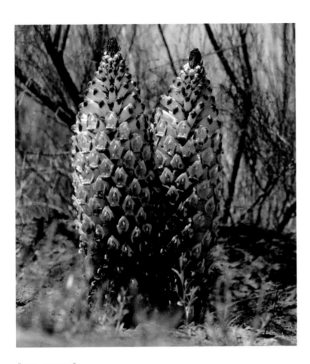

【蒙药名】

查干—高要。

【异名】

高腰海、玛日扎音—阿日嘎木金—其其格。

【形态特征】

多年生寄生草本。茎扁圆柱形或下部稍扁，淡黄白色，不分枝。叶鳞片状，鲜时淡黄白色，自下而上宽卵形、三角状卵形、披针形、狭披针形。穗状花序顶生；苞片条状披针形、披针形或卵状披针形；小苞片卵状披针形或披针形；花萼钟状，淡褐色，5浅裂；花冠管状钟形，管部白色或淡黄色，内弯，管内面离轴方向有两条鲜黄色凸起的纵褶，花冠5浅裂，裂片乳黄白色，边缘为淡蓝紫色，盛开时紫色更浅；雄蕊4；子房椭圆形，柱头近球形。蒴果卵形，花柱宿存，2瓣裂，褐色。种子椭圆状卵形或椭圆形。花期5~6月，果期6~7月。

【生境分布】

河西地区天然分布于肃北县马鬃山荒漠区，寄主梭梭。河西地区荒漠区种植。

【采集加工】

春、秋季均可采收。但以3~5月间采集者为好，过时则中空。春季采者，通常半埋于沙土中晒干，商品称为"甜大芸""淡大芸"或"淡苁蓉"。秋采者，因水分多，不易晒干，须投入盐水中处理后取出晒干，称为"盐大芸""咸大芸"或"咸苁蓉"。

149

【性味功能】

味甘、酸、咸，性温。抑协日，消食，滋补强身。

【主治应用】

协日性头痛，泛酸，胃痛，阳痿，遗精，白带过多，腰腿酸痛。《内蒙古中草药》："补肾，益精养血，润肠通便"。

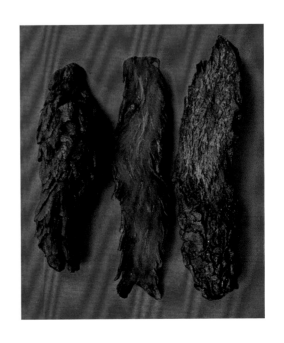

植
物
药

盐生肉苁蓉

来源	列当科肉苁蓉属植物盐生肉苁蓉 *Cistanche salsa* (C. A. Mey.) G. Beck 的肉质茎。

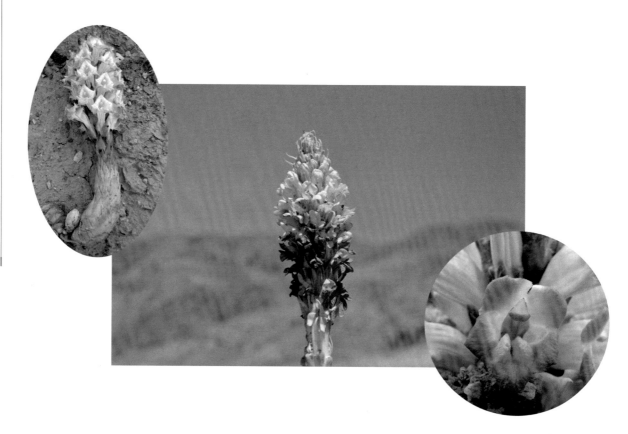

【蒙药名】

呼吉日色格—查干高要。

【异名】

肉苁蓉。

【形态特征】

多年寄生植物。茎不分枝,呈圆柱形,表皮黄褐色。鳞叶卵形至矩圆状披针形,生于茎上部的渐窄。穗状花序;苞片卵形或长圆状披针形,长约为花冠的1/2,被毛;花萼钟状,长为花冠的1/3,顶端5浅裂,裂片卵形或近圆形;花冠筒状钟形,筒近白色或淡黄白色,顶端5裂,裂片淡紫色或紫色。雄蕊4。子房卵形,柱头近球形。蒴果卵形或椭圆形;种子近球形。花果期5~8月。

【生境分布】

祁连山区分布于海拔1500~2000m沙质地、荒漠草原及荒漠区的湖盆低地及盐碱较重的地上,寄生于盐爪爪、细枝盐爪爪、红砂、珍珠和芨芨草。

【采集加工】

春季采挖,除去花序和杂质,晒干,切片。

【性味功能】

味甘、咸,性温。平息协日,消食,益精。

【主治应用】

泛酸,胃胀,协日头痛,阳痿,遗精,早泄,赤白带下,腰腿痛。

车前科 Plantaginaceae

车前

来源 车前科车前属植物车前 *Plantago asiatica* L. 的种子。

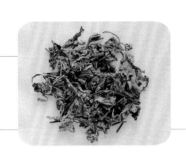

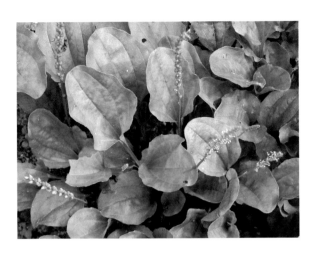

【蒙药名】

乌和尔—乌尔格讷。

【异名】

车轱辘菜、车串串;塔日麻。

【形态特征】

多年生草本,无茎,具多数细长之须根;叶基生,卵形至广卵形,具5条主脉,长6~15cm,宽3~8cm;穗状花序自叶丛中抽出,长15~30cm;小花白色,花冠4裂,雄蕊4枚;蒴果长椭圆形。花果期5~9月。

【生境分布】

河西地区广布于山地、河滩、路边。

【采集加工】

秋季果实成熟时,割取果穗,晒干后搓出种子,簸去果壳杂质。

【性味功能】

味甘、涩,性平,效轻、燥。止泻,利尿,燥协日乌素,疗伤,止血。

【主治应用】

肠痧,热性腹泻,尿闭,尿血,鼻衄,小便淋痛,水肿,刃伤。

注:河西地区与车前同等入药的车前属植物还有平车前 *P. depressa* Willd.,主要区别是平车前为多年生草本,植株小,具直根;叶长椭圆形或椭圆状披针形。

151

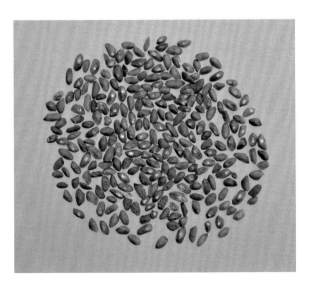

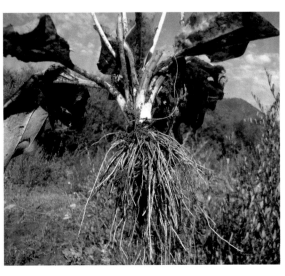

植物药

忍冬科 Caprifoliaceae

金银花

来源 忍冬科忍冬属植物忍冬 *Lonicera japonica* Thunb. 的花。

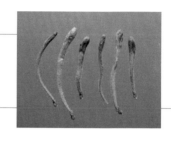

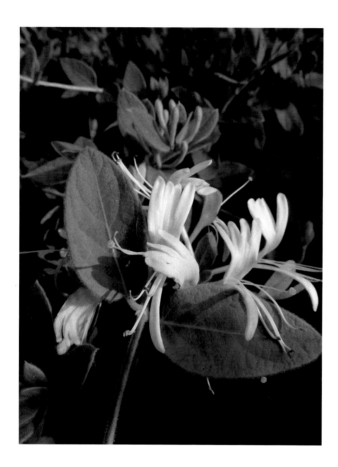

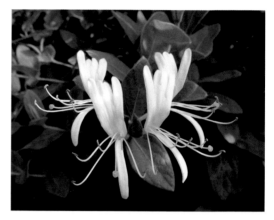

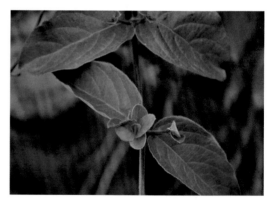

【蒙药名】

达邻—哈日苏。

【异名】

银花、金银藤、忍冬藤。

【形态特征】

多年生半常绿缠绕灌木。小枝细长,中空,藤为褐色至赤褐色。叶卵形,对生,枝叶均密生柔毛和腺毛。夏季开花,苞片叶状,唇形花有淡香,外面有柔毛和腺毛,雄蕊和花柱均伸出花冠,花成对生于叶腋,花色初为白色,渐变为黄色,黄白相映,球形浆果,熟时黑色。花期4~6月(秋季亦常开花),果熟期10~11月。

【生境分布】

河西地区临泽等地有栽培。

【采集加工】

夏季花开时采收,阴干。

【性味功能】

味甘,性寒。清热解毒。

【主治应用】

痈肿,丹毒,血热。

败酱科 Valerianaceae

缬草

来源 败酱科缬草属植物缬草 *Valeriana officinalis* L. 的根及根茎。

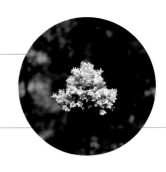

【蒙药名】

珠勒根—呼吉。

【异名】

拔地麻、鹿子草、臭草；邦柏。

【形态特征】

多年生草本植物,高达1.5m。根状茎有强烈香气,横走,粗短,须根簇生;茎中空,有纵棱,被粗白毛。叶对生或轮生,茎生叶卵形至宽卵形,7~11对羽状深裂。伞房状聚伞圆锥花序,顶生。花冠淡粉红色,裂片椭圆形;雌雄蕊约与花冠等长。瘦果卵形,有羽状冠毛。花期5~7月,果期6~10月。

【生境分布】

河西地区分布于祁连山区海拔2200~3300m山坡草地、沟边、岩石边沿。

【采集加工】

秋季采挖,除去地上部分及泥土,晾干,切段。

【性味功能】

味苦,性凉,效钝、稀、柔。清热,解毒,消肿,安神,止痛。

【主治应用】

心神不安,失眠,心跳,骨蒸痨热,瘟疫,陈热,毒热。

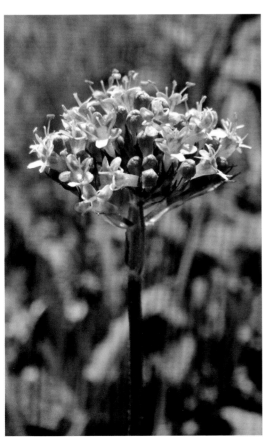

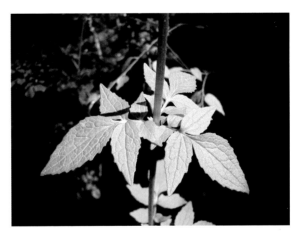

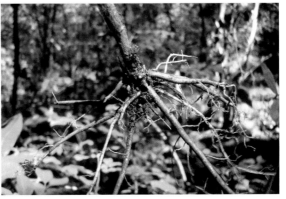

桔梗科 Campanulaceae

细叶沙参

【来源】 桔梗科沙参属植物细叶沙参 *Adenophora paniculata* Nannf. 的根。

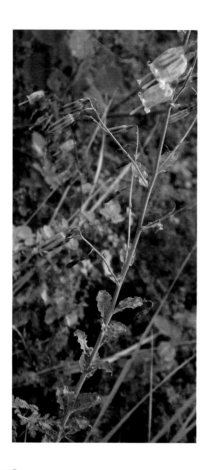
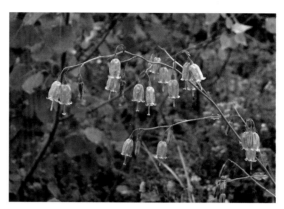
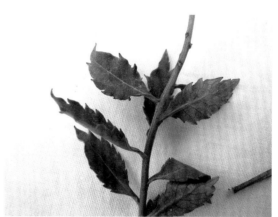

【蒙药名】

哄呼—其其格、草那日。

【异名】

南沙参;紫沙参。

【形态特征】

多年生草本,有白色乳汁。茎直立,不分枝。基生叶心形,边缘具不规则的锯齿;茎生叶互生,卵状披针形或长椭圆形。圆锥花序顶生,多分枝;花萼无毛,筒部卵状长圆形,裂片5,线形,全缘;花冠细小近筒状或筒状坛形,淡蓝或淡蓝紫色或白色,先端5齿裂,裂片反卷;雄蕊5;花柱细长,明显伸出花冠。蒴果卵形或卵状长圆形。花

果期6~10月。

【生境分布】

河西地区分布于海拔2500~3400m阴坡、灌丛。

【采集加工】

秋季挖根,除去杂质,切片,晒干。

【性味功能】

味甘,性凉,效锐、软。消肿,燥希日乌素。

【主治应用】

红肿,希日乌素病,牛皮癣,关节炎,痛风症,游痛症,青腿病,麻风病。

党参

桔梗科党参属植物党参 *Codonopsis pilosula*（Franch.）Nannf. 的根。

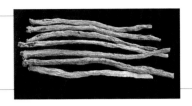

【蒙药名】

宋—敖日浩岱。

【异名】

西当、口当；鲁杜得—道日茎、鲁杜德道尔吉、鲁杜德道尔吉—朝格、希日—敖日浩岱。

【形态特征】

多年生草本。根长圆柱形，顶端有一膨大的根头，具多数瘤状的茎痕，外皮乳黄色至淡灰棕色，有纵横皱纹。茎缠绕，长而多分枝。叶对生、互生或假轮生。花单生；花萼绿色，具5裂片，裂片长圆状披针形；花冠钟形，淡黄绿色，且有淡紫堇色斑点，先端5裂，裂片三角形至广三角形，直立；雄蕊5；柱头3，呈漏斗状。蒴果圆锥形，3室，有宿存花萼。种子小，褐色光泽。花期8~9月，果期9~10月。

【生境分布】

河西地区分布于祁连山东段2700m山地灌木丛中及林缘，亦有栽培。

【采集加工】

春、秋季采挖，除去地上部分，洗净泥土，晒干，切片。

【性味功能】

味苦、辛、涩，性凉、锐、软。消肿，燥希日乌素。

【主治应用】

红肿，希日乌素病，牛皮癣，关节炎，痛风症，游痛症，青腿病，麻风病。

155

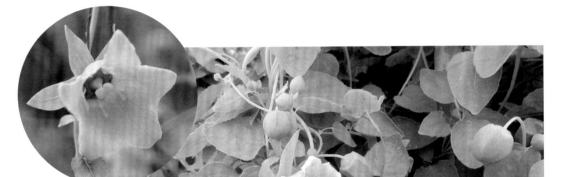

植物药

菊科 Asteraceae

铃铃香青

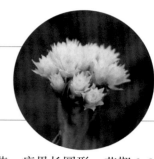

【来源】 菊科香青属植物铃铃香青 *Anaphalis hancockii* Maxim. 的全草。

【蒙药名】

查干—呼吉勒。

【异名】

五台音—查干—其其格。

【形态特征】

多年生草本。茎直立,茎和叶被蛛丝状毛及具柄头状腺。莲座状叶与茎下部叶匙状或线状长圆形,基部渐狭成具翅的柄或无柄,顶端圆形或急尖;中部及上部叶直立,线形,或线状披针形,边缘平。头状花序9~15个,在茎端密集成复伞房状;总苞宽钟状,总苞片4~5层,稍开展。雌株头状花序有多层雌花,中央有1~6个雄花;雄株头状花序全部为雄花。瘦果长圆形。花期6~8月,果期8~9月。

【生境分布】

祁连山区分布于海拔3000m山顶及山坡草地。

【采集加工】

夏季采收带花的全草,除去杂质,阴干。

【性味功能】

味苦、辛,性凉。止咳,解毒。

【主治应用】

感冒,咳嗽,毒热。

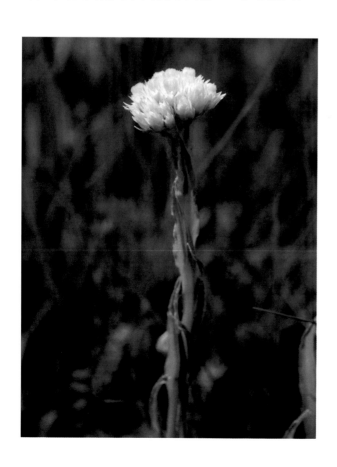

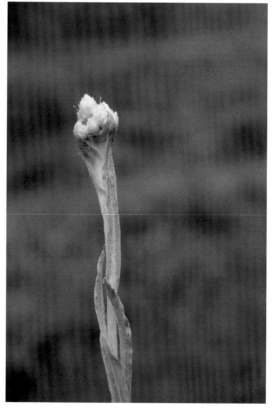

牛蒡

来源 菊科牛蒡属植物牛蒡 *Arctium lappa* L. 的果实。

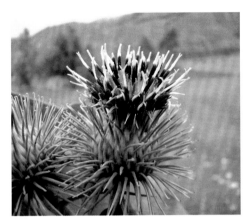
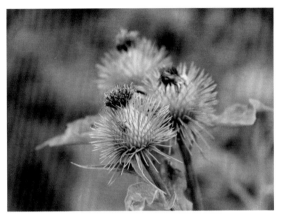
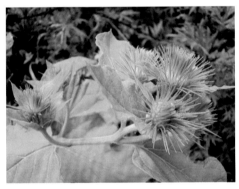
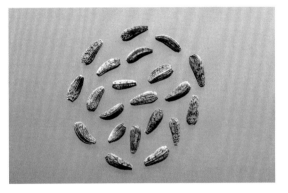

【蒙药名】

西伯—乌布斯。

【异名】

恶实、鼠粘草；吉松、洛西古、西伯图茹、塔拉布斯。

【形态特征】

二年生草本。茎直立，粗壮，具纵条纹，上部多分枝。基生叶丛生，茎生叶互生，宽卵形或心形，先端圆钝，基部通常心形，全缘，波状或有细锯齿，上面绿色，无毛，下面密被灰白色绒毛，有柄，上部叶渐变小。头状花序丛生或排成伞房状，总苞球形，总苞片披针形，顶端呈钩刺状，内弯；管状花红紫色，顶端具5齿。瘦果，椭圆形或倒卵形，灰黑色，冠毛短，刚毛状。花期7~9月，果期9~10月。

【生境分布】

河西地区分布于海拔2200m草地、宅旁、路边。

【采集加工】

8~9月果实成熟时，分批采集，晒干，打出果实，除去杂质，再晒至全干。

【性味功能】

味苦、辛，性寒。破痞，泻脉病，利尿。

【主治应用】

石痞，尿闭，脉痞，脉伤。

黄花蒿

来源 菊科蒿属植物黄花蒿 *Artemisia annua* L. 的地上部分。

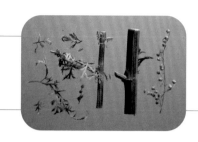

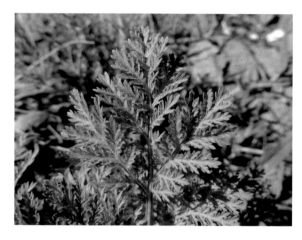

【蒙药名】

希拉—希日勒吉、毛仁—希日勒吉。

【异名】

黄蒿、臭黄蒿、青蒿;擦日泵。

【形态特征】

一年生草本。茎直立,多分枝,无毛。基部及下部叶在花期枯萎,中部叶卵形,三回羽状深裂;上部叶小,常一回羽状细裂。头状花序极多,球形,排成复总状或总状,常有条形苞叶;总苞无毛;总苞片2~3层,外层狭矩圆形,绿色,内层椭圆形,除中脉外边缘宽膜质;花托长圆形;花筒状,外层雌性,内层两性。瘦果矩圆形,无毛。花果期8~11月。

【生境分布】

河西地区广布山坡、林缘及荒地。

【采集加工】

夏季开花前采收,除去杂质,切段,阴干。

【性味功能】

味苦、辛,性平,效轻、钝、糙、燥。清热,利咽,消肿。

【主治应用】

音哑,咽喉肿痛,齿龈肿胀,白喉,肺热,喉热。

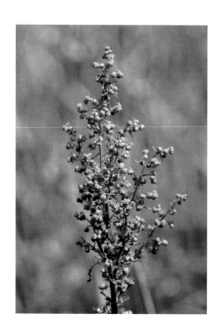

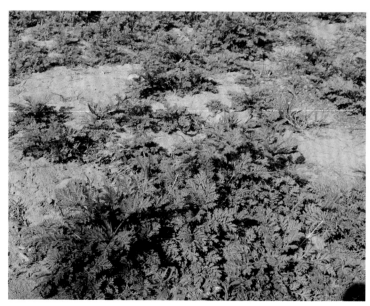

艾蒿

来源 菊科蒿属植物艾蒿 *Artemisia argyi* Lévl. et Vant. 的叶。

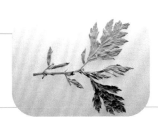

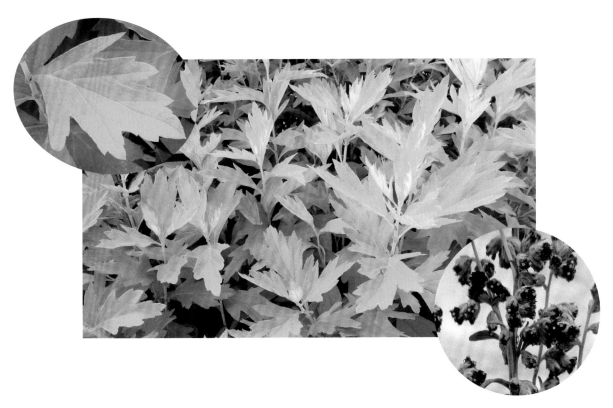

159

【蒙药名】

随哈、索依赫。

【异名】

家艾、艾;砍玛尔、素依赫—乌布斯。

【形态特征】

多年生草本。茎直立,密被茸毛,上部分枝。茎中部叶卵状三角形或椭圆形,羽状分裂,上面深绿色,有腺点和蛛丝状毛,下面被灰白色茸毛;茎顶部叶全缘或3裂。头状花序排成复总状;总苞卵形,总苞片4~5层,密被白色丝状毛;小花筒状,带红色。瘦果椭圆形,无毛。花期7~10月。

【生境分布】

河西地区广布生于荒地、林缘。

【采集加工】

夏季花开、叶茂盛时采摘,晒干或阴干。

【性味功能】

味苦、辛,性温。有小毒! 消奇哈,散寒除湿,温经止痛,安胎止血,消肿。

【主治应用】

内奇哈,虚寒性月经不调,腹痛,各种出血,皮肤瘙痒等症,肉痈。

注:同属植物野艾蒿 *Artemisia lavandulae-folia* DC.也作艾蒿入药,和艾蒿区别为:叶一至二回羽状全裂,侧裂片1~2对,裂片条状披针形;头状花序筒形,疏被蛛丝状毛。

植物药

牛尾蒿

来源 菊科蒿属植物牛尾蒿 *Artemisia dubia* Wall. ex Bess. 的地上部分。

【蒙药名】

苏古乐力格—希日乐吉。

【异名】

指叶蒿、茶绒;普日芒。

【形态特征】

多年生草本,高80~120cm。茎丛生,直立,紫褐色,基部略木质化。叶互生;基生叶与茎下部叶大,卵形或长圆形,羽状5深裂;中部叶卵形,羽状5深裂;上部叶与苞片叶指状3深裂或不分裂。头状花序多数,在分枝的小枝上排成穗状花序或穗状花序状的总状花序;总苞片3~4层;雌花6~8朵,花冠檐部具2裂齿,花柱先端2叉;两性花2~10朵,不育,花冠管状,花药线形,先端附属物尖,花柱短,先端2裂,不开叉。瘦果小,长圆形或倒卵形。花果期8~10月。

【生境分布】

河西地区分布于路边、草滩及荒地。

【采集加工】

夏、秋季采收,除去杂质,切段,晒干。

【性味功能】

味苦,性凉。杀虫,燥希日乌素,清肿,排脓。

【主治应用】

虫痧,希日乌素病,发症,痈肿。

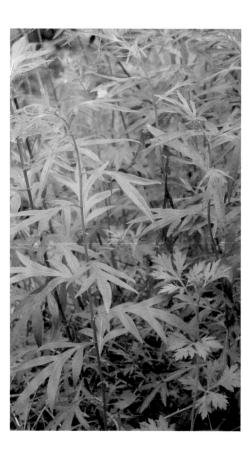
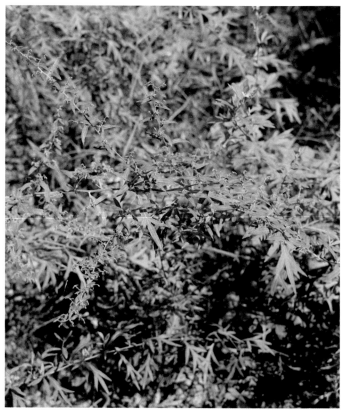

冷蒿

来源 菊科蒿属植物冷蒿 *Artemisia frigida* Willd. 的地上部分。

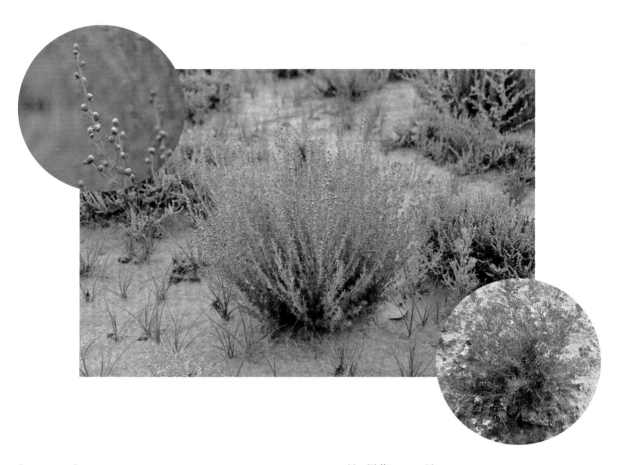

【蒙药名】

阿格。

【异名】

小白蒿、白蒿。

【形态特征】

多年生草本植物,高 10~70cm,全体密被灰白色或淡黄色绢毛。根状茎横走,不定根发达。茎基部木质,叶具短柄或无柄,两面密被灰白色或淡黄色绢毛,茎下部叶与营养枝叶长圆形或倒卵状长圆形,二或三回羽状全裂,中部叶长圆形或倒卵状长圆形,一至二回羽状全裂。花半球形,花冠细管状,黄白色。果短圆形,褐色。花期 8~9 月,果期 9~10 月。

【生境分布】

河西地区分布于沟底干坡。

【采集加工】

夏、秋采收,除去杂质,阴干。

【性味功能】

味苦,性凉,效燥、钝、糙。止血,消肿,消奇哈。

【主治应用】

吐血,鼻出血,月经不调,外伤出血,疮疡,奇哈症,肾热。

植物药

细裂叶莲蒿

来源　菊科蒿属植物细裂叶莲蒿 *Artemisia gmelinii* Web. ex Stechm. 的地上部分。

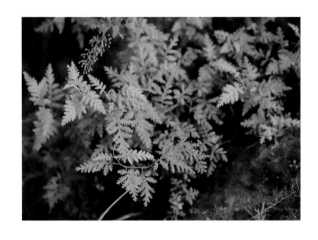

【蒙药名】

哈日—西巴嘎。

【异名】

两色万年蒿、小裂齿蒿。

【形态特征】

茎直立,基部木质化,多分枝,暗紫红色。茎下部叶在开花时枯萎;中部叶具柄,基部具假托叶,叶长卵形或长椭圆状卵形,二至三回栉齿状羽状分裂,小裂片披针形或条状披针形,全缘或有锯齿,羽轴有栉齿;上部叶小,一至二回栉齿状羽状分裂。头状花序多数,近球形或半球形,下垂,排列成复总状花序,总苞片3~4层,背面绿色,边缘宽膜质;缘花雌性,10~12枚;盘花两性,多数,管状;花托凸起,裸露。瘦果卵状椭圆形。花期8~9月,果期9~10月。

【生境分布】

河西地区分布于海拔2000m阳坡及山间干旱台地。

【采集加工】

夏、秋花未开放时采收,除去杂质,阴干,切段。

【性味功能】

味苦,性凉。杀虫,止痛,燥脓希日乌素,解痉,消肿。

【主治应用】

脑刺痛,疹症,痘疹,虫牙,发症,结喉,皮肤瘙痒,疥。

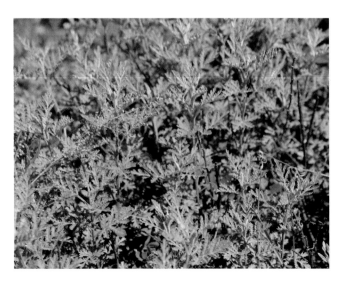

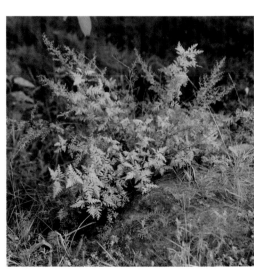

臭蒿

来源 菊科蒿属植物臭蒿 *Artemisia hedinii* Ostenf. et Pauls. 的地上部分。

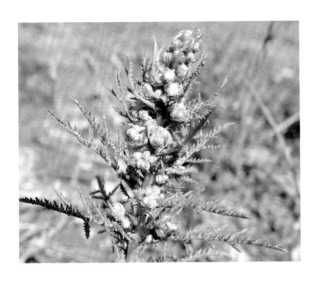

【蒙药名】

乌木黑—希日乐吉。

【形态特征】

一年生草本。茎单生,高15~60cm。紫红色,具纵棱。基生叶多数,密集成莲座状,长椭圆形,二回栉齿状羽状分裂;茎中下部叶长椭圆形,二回栉齿状羽状分裂,半抱茎;上部叶渐小,一回栉齿状羽状分裂。头状花序半球形或近球形,在茎端及短的花序分枝上排成密穗状花序,并在茎上组成密集、狭窄的圆锥花序;总苞片3层;雌花3~8朵,花冠狭圆锥状或狭管状,花柱短,花冠管状,檐部紫红色。瘦果长圆状倒卵形。花果期7~10月。

【生境分布】

河西地区分布全山区山坡、河谷、沙滩、田埂。

【采集加工】

秋季采收,除去杂质,揉搓出香气,阴干切段。

【性味功能】

味苦,性寒。有小毒! 清热,凉血,退黄。

【主治应用】

黄疸,肝胆热。

163

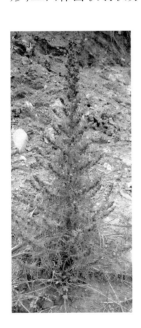

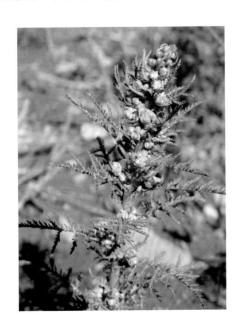

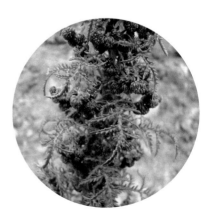

植物药

猪毛蒿

来源　菊科蒿属植物猪毛蒿 *Artemisia scoparia* Waldst. et Kit. 的幼苗或嫩茎叶。

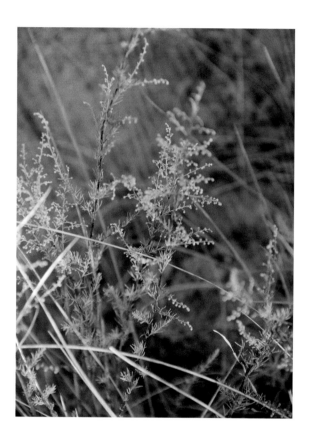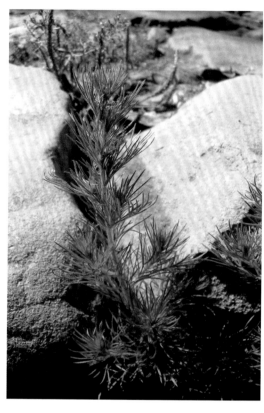

【蒙药名】

阿荣。

【异名】

黄蒿、滨蒿;伊麻干—希日乐吉。

【形态特征】

一或二年生草本。茎直立,上部分枝,被柔毛。叶密集,茎下部叶有长柄,叶片圆形或矩圆形,二至三回羽状全裂;茎中部叶具短柄,基部有1~3对丝状条形的假托叶,一至二回羽状全裂;花枝上的叶近无柄,3全裂或不裂。头状花序小,球形,下垂或斜生,极多数排成圆锥状,苞片丝状条形;总苞片2~3层,卵形至椭圆形;边缘小花雌性,5~7枚,花冠细管状,中央小花两性,花冠圆锥状。瘦果矩圆形。花期7~8月,果期9~10月。

【生境分布】

河西地区广布海拔2000m山坡、林缘及荒地。

【采集加工】

春季采收,除去杂质,切段,晒干。

【性味功能】

味苦、辛,性凉。清肺热,止咳,排脓,祛黄疸。

【主治应用】

肺热,气喘,肺刺痛,肺脓肿,感冒,咳嗽,痰积,喉感冒,黄疸。

大籽蒿

来源　菊科蒿属植物大籽蒿 *Artemisia sieversiana* Ehrhart ex Willd. 的全草。

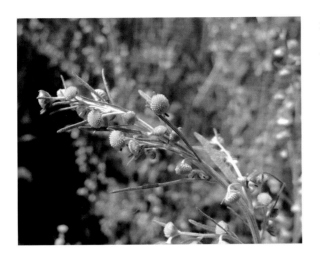

【蒙药名】

额日木。

【异名】

蓬蒿;要个木。

【形态特征】

多年生草本。茎直立,具纵沟棱,被白色短柔毛。基生叶早枯,茎中、下部叶具柄,叶片宽卵形或宽三角形,二至三回羽状深裂,侧裂片2~3对,小裂片条形或条状披针形,先端渐尖或钝,两面被伏柔毛和腺点。上部叶渐变小,羽状全裂。最顶端的叶不裂而为条形或条状披针形。头状花序排列成中度扩展的圆锥形。头状花序半球形,直径4~7mm,有梗,下垂,总苞片3~4层,被白色伏柔毛或无毛,边缘小花雌性,中央小花为两性。瘦果卵形或椭圆形,长约1mm,褐色。花期7~8月,果期8~9月。

【生境分布】

河西地区分布田边、路旁、荒地。

【采集加工】

夏、秋季采全草,切段,阴干。

【性味功能】

味苦,性凉。排脓、消"哈奇"。

【主治应用】

恶疮,痈疖。

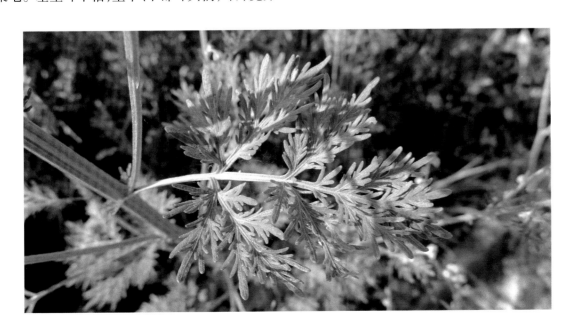

丝毛飞廉

来源 菊科飞廉属植物丝毛飞廉 *Carduus crispus* L. 的花。

【蒙药名】

哈日—侵瓦音—乌日格斯、侵瓦音—乌日格斯。

【异名】

老牛锉;丈刺儿—那赫布、哈日—丈刺儿。

【形态特征】

二年生草本。茎直立,具纵条棱,并附有绿色的翼,翼有齿刺。下部叶椭圆状披针形,羽状深裂,裂片的边缘具刺;上部叶渐小。头状花序3~5枚,或单生,着生于枝端;总苞卵圆形,苞片多层。花全部为管状花,两性,紫红色;雌蕊1,花柱细长,柱头2裂。瘦果长椭圆形;冠毛白色或灰白色,呈刺毛状。花期5~7月。

【生境分布】

河西地区生于荒野、道旁。

【采集加工】

夏季开花时割取,除去杂质,晒干,切段。

【性味功能】

味苦、辛,性温。效浮、淡、糙。催吐巴达干,制伏痈疽,消肿。

【主治应用】

消化不良,剑突巴达干,痈疽。

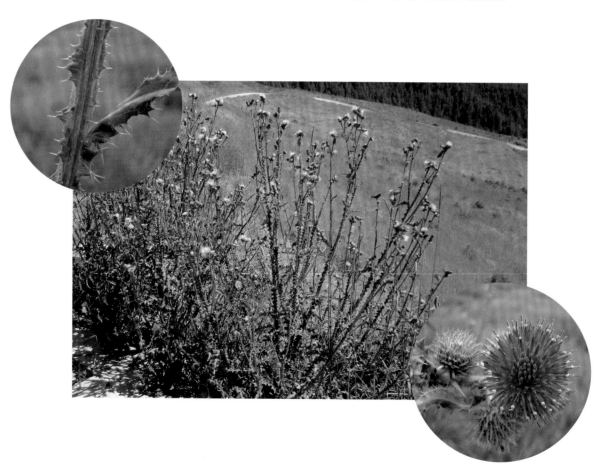

红花

来源　菊科红花属植物红花 *Carthamus tinctorius* L. 的花。

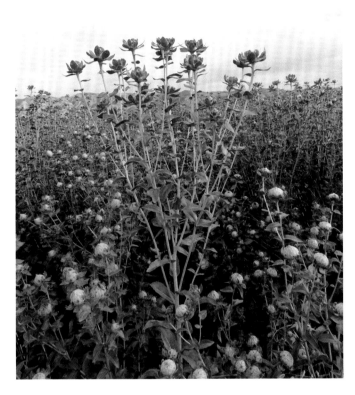

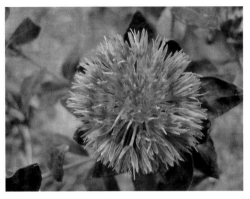

167

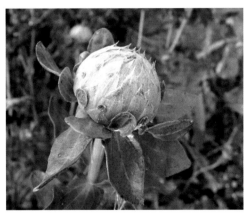

【蒙药名】

古日古木。

【异名】

草红花;额布森—古日古木、额力根乃赛音、杭嘎格其—乌兰。

【形态特征】

一年生草本。茎直立,基部木质化,上部多分枝。叶互生,质硬,近于无柄而抱茎;卵形或卵状披针形;上部叶逐渐变小,成苞片状,围绕头状花序。花序大,顶生,总苞片多裂,边缘有针刺;管状花多数,通常两性,橘红色,先端5裂,裂片线形;雄蕊5,花药聚合;雌蕊1,花柱细长,柱头2裂。瘦果椭圆形或倒卵形。花期6~7月,果期8~9月。

【生境分布】

河西地区各地有栽培。

【采集加工】

6~7月当花瓣由黄变红时采摘管状花,阴干。

【性味功能】

味甘、微苦,性凉,效柔、软、固、钝、重。凉血,锁脉,调经,清肝,强身,止痛,消肿。

【主治应用】

肝热,月经不调,呕血,鼻衄,外伤出血,血热头痛,心热,血热。

植
物
药

刺儿菜

来源 菊科蓟属植物刺儿菜 *Cirsium arvense* var. *integrifolium* C.Wimm.et Grabowski 的全草。

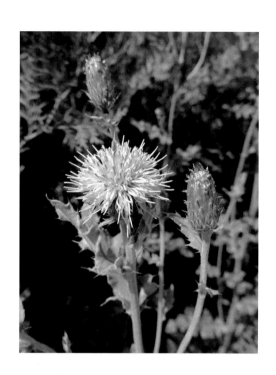

【生境分布】

河西地区分布于林下、林缘、河岸、荒地、田间及路旁。

【采集加工】

夏、秋采收,切段晒干,生用或炒炭用。

【性味功能】

味甘苦,性凉。凉血止血,解毒,消痈肿。

【主治应用】

吐血,衄血,尿血,外伤出血及疮痈肿毒等症。

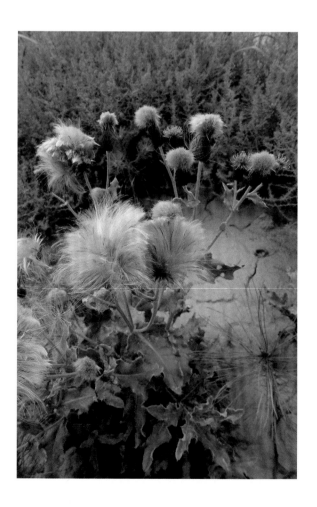

【蒙药名】

阿吉日嘎纳。

【异名】

刺盖。

【形态特征】

多年生草本。茎直立,具条棱,上部多分枝。叶矩圆形,长圆状披针形,边缘具羽状缺刻状牙齿或羽状浅裂;叶向上渐小,微有齿或全缘。头状花序1至多数,在茎或枝端排列成伞房状。总苞钟状,总苞片多层,不等长,外层长圆状披针形,内层披针形,先端急尖或渐尖,具短刺尖,边缘具短缘毛;雌雄异株;雄株头状花序小,小花两性,花冠紫红色;雌株头状花序大,小花雌性,花冠紫红色。瘦果倒卵形或长圆形;冠毛羽状,多层,污白色。花期7~9月。

车前状垂头菊

来源 菊科垂头菊属植物车前状垂头菊 *Cremanthodium ellisii*（Hook.f.）Kitam. 的全草。

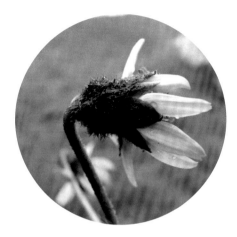

【蒙药名】

额布森—嘎。

【异名】

嘎邵、敖—嘎、套日高—嘎。

【形态特征】

多年生草本。茎直立,不分枝,上部被密的铁灰色长柔毛。丛生叶具宽柄,常紫红色,基部有筒状鞘,叶片卵形、宽椭圆形至长圆形,边缘有小齿至缺刻状齿;茎生叶卵形、卵状长圆形至线形,向上渐小,半抱茎。头状花序常单生;总苞半球形,苞片8~14,密被柔毛,披针形或卵状披针形。舌状花黄色,舌片长圆形;管状花深黄色,冠毛白色,与花冠等长。瘦果长圆形。花果期7~10月。

【生境分布】

祁连山区分布于海拔3100~3800m沼泽草地、灌丛边缘。

【采集加工】

7~9月采集带花全草、洗净、晒干。

【性味功能】

味苦、辛,性凉。抑协日,清热,解毒,愈伤,止痛。

【主治应用】

主治中暑,协日性头痛,痤疮,疮口不愈。

169

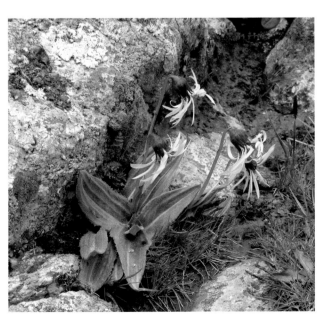

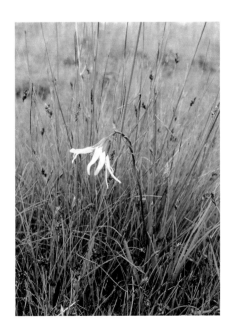

植物药

砂蓝刺头

菊科蓝刺头属植物砂蓝刺头 *Echnops gmelini* Turcz. 的花序。

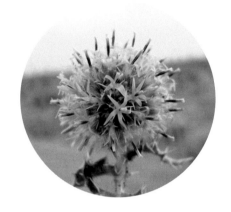

立。叶互生,近根部叶较大,有柄;茎上部叶无柄;叶片椭圆形,羽状分裂。多数小头状花序集合成圆球形;小头状花序有白色刚毛状的外总苞;总苞内有一管状花,花冠先端5裂,天蓝色;雄蕊5,花药聚合;子房倒钟形,柱头2裂。瘦果被稠密的淡黄色长毛。花期7~9月,果期10月。

【生境分布】

河西地区分布于丘陵、沙地。

【采集加工】

7~9月间开花时采集,阴干。

【性味功能】

味苦,性凉,效稀、轻、柔、钝。固骨质,接骨愈伤,清热止痛。

【主治应用】

骨折,骨热,刺痛,疮疡。

【蒙药名】

乌日格斯图—呼和。

【异名】

呼和—阿扎格、阿札格—刺日敖恩、札拉—乌拉、乌日格斯图—乌拉。

【形态特征】

多年生草本,全株被白色蛛丝状毡毛。茎直

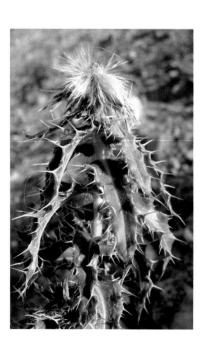

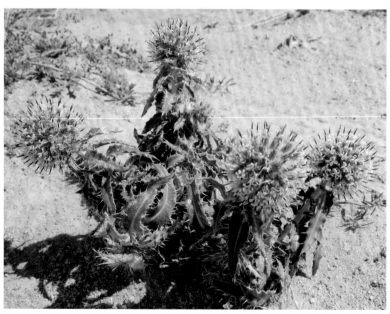

阿尔泰狗娃花

来源　菊科狗娃花属植物阿尔泰狗娃花 *Heteropappus altaicus*
（Willd.）Novopokr. 的头状花序。*Flora of China* 拉丁学名已
改为 *Aster altaicus* Willd.。

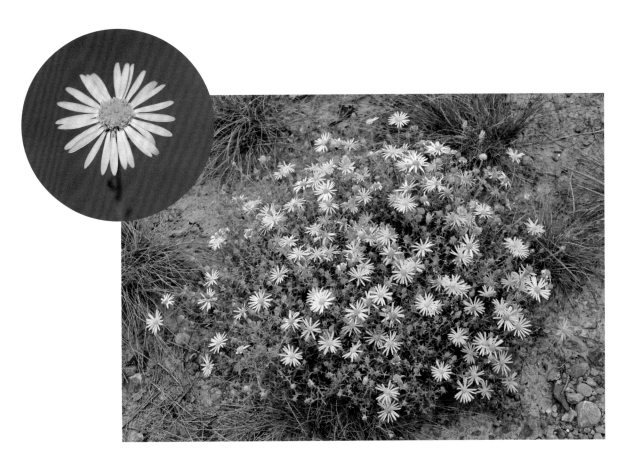

【蒙药名】

　　巴嘎—浩宁—尼都—其其格。

【异名】

　　鲁格冲。

【形态特征】

　　多年生草本。茎直立,高 20~60cm,分枝,被
腺点和毛。叶互生;下部叶条形或长圆状披针
形、倒披针形或近匙形,全缘或有疏浅齿,上部叶
渐小,条形。头状花生于枝端排成伞房状;总苞
片 2~3 层;舌状花约 20 个,舌片浅蓝紫色,长圆状
条形;管状花裂片 5,其中 1 裂片较长,被疏毛。
瘦果扁,倒卵状长圆形;冠毛污白色或红褐色。

花果期 5~9 月。

【生境分布】

　　河西地区广布于海拔 3000m 以下草原、荒
漠、路边。

【采集加工】

　　秋季花盛开时采收,除去杂质,晒干。

【性味功能】

　　味甘、苦、涩,性凉,效糙、软。杀黏,清热解
毒。

【主治应用】

　　瘟疫,血热,毒热,宝日病,瘟病,麻疹不透。

植
物
药

欧亚旋覆花

来源 菊科旋覆花属植物欧亚旋覆花 *Inula britanica* L. 的花序。

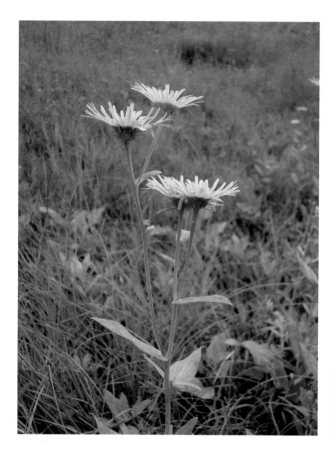
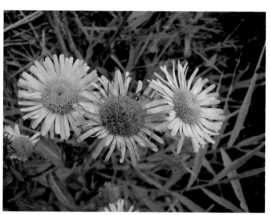
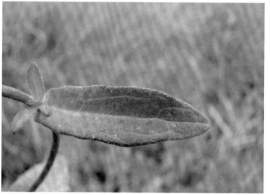

【蒙药名】

　　阿拉坦—道斯勒—其其格。

【异名】

　　旋覆花；阿扎格、希日—浩宁尼敦—其其格、阿扎格—斯日沼木、吉吉格—希日—明占。

【形态特征】

　　多年生草本,全体密被细毛及白色绵毛。叶互生,叶片长椭圆形或卵状披针形,基部心形,抱茎,全缘或具微锯齿。头状花序少数,顶生,呈伞房状排列;总苞半圆形,总苞片4层,外层线状披针形,内层线形;舌状花黄色,1层,花冠先端3齿裂,雌蕊1;管状花先端5裂,裂片三角状卵形,雄蕊5,雌蕊1。瘦果长方椭圆形,有棱,被白色硬毛,冠毛白色。花期7~10月,果期8~11月。

【生境分布】

　　河西地区分布于海拔2700m沟边、山野和河岸旁。

【采集加工】

　　夏、秋季摘即将开放的花序,阴干。

【性味功能】

　　味微苦,性平,效柔、糙、燥。止刺痛,杀黏,燥协日乌素,愈伤。

【主治应用】

　　黏刺痛,黏热,炭疽,扭伤,骨折,脑刺痛。

蓼子朴

来源　菊科旋覆花属植物蓼子朴 *Inula salsoloides*（Turcz.）Ostenf. 的花序。

【蒙药名】

一额勒森—阿拉坦—都苏拉、阿拉坦—导苏乐—其其格。

【异名】

沙旋覆花、线叶旋覆花、绞蛆爬。

【形态特征】

多年生草本。茎直立、斜升或平卧,下部木质,分枝。叶披针形或长圆状线形,全缘,基部常心形或有小耳,半抱茎,边缘平或稍反卷,下面有腺毛及短毛。头状花序单生于枝端。总苞倒卵形,4~5层,线状卵圆状至长圆状披针形。舌状花黄色,花瓣椭圆状线形,顶端有3个细齿;管状花黄色,花冠纤细,管部为檐部2倍;花柱分枝细长,顶端钝;冠毛白色。瘦果被腺体和疏粗毛。花期5~8月,果期7~9月。

【生境分布】

河西地区分布于干旱草原、荒漠、戈壁滩、沙丘、河岸冲积地。

【采集加工】

夏、秋采收,晒干。

【性味功能】

味苦,性平,效柔、糙、燥。镇刺痛,杀黏,燥希日乌素,愈伤。

【主治应用】

黏刺痛症,发症,骨折,金伤。

173

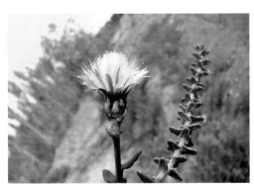

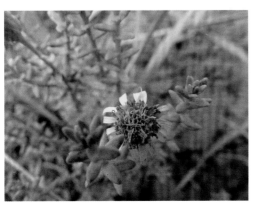

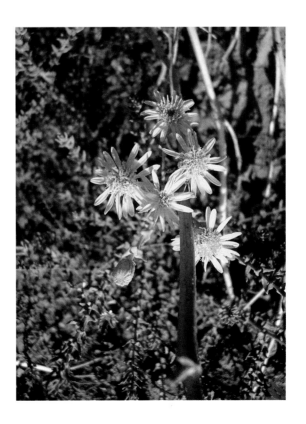

植物药

中华小苦荬

来源 菊科苦荬菜属植物中华小苦荬 *Ixeridium chinense* (Thunb.) Tzvel. 的全草。*Flora of China* 拉丁学名已改为 *Ixeris chinensis* (Thunb.) Nakai。

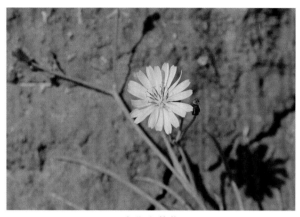

中华小苦荬

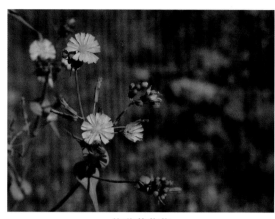

抱茎苦荬菜

【蒙药名】

素斯—乌布斯、苏斯—乌布斯。

【异名】

山苦荬、光叶苦荬菜、苦菜;砸日黑、库日冲、陶来音—伊达日、毛盖音—伊达日。

【形态特征】

多年生草本,茎直立单生或少数茎成簇生,无毛。基生叶长椭圆形、倒披针形、线形或舌形;茎生叶2~4枚,极少1枚或无茎叶,长披针形或长椭圆状披针形,不裂,边缘全缘,顶端渐狭,基部扩大,稍抱茎。头状花序排成疏伞房状聚伞花序;总苞圆柱状,总苞片3~4层,外层及最外层宽卵形,内层长椭圆状倒披针形;舌状花黄色或白色。瘦果长椭圆形,褐色;冠毛白色。花果期5~10月。

【生境分布】

河西地区分布于荒野、河边灌丛或岩石缝隙中。

【采集加工】

夏、秋采收,去净泥土,晒干。

【性味功能】

味苦,性凉,效糙、钝、稀。清热,抑协日。

【主治应用】

协日性头痛,发烧,黄疸,血热症。

注:河西地区与中华小苦荬同等入药的植物还有抱茎苦荬菜 *Ixeris sonchoifolia* (Bunge) Hance.,主要区别是抱茎苦荬菜基生叶莲座状,长圆状披针形,有锯齿或为不整齐羽状深裂;茎生叶先端尖,全缘或有羽状裂片,基部成耳形或戟形而抱茎。

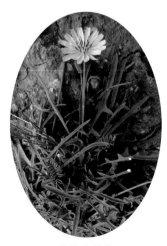

中华小苦荬

莴苣

来源 菊科莴苣属植物莴苣 *Lactuca sativa* L. 的种子。

【蒙药名】

舒鲁黑—淖高音—乌热。

【形态特征】

一或二年生草本。茎直立,光滑无毛,嫩时呈棍棒状,肥大如笋。叶基部丛生;长椭圆形、倒卵形或舌状,亦有呈披针形者,全缘或边缘皱折,或有不整齐的齿状缺刻;茎生叶互生,基部耳状抱茎。头状花序有长梗,排列成顶生的圆锥状花丛;总苞圆筒状,苞片多层,覆瓦状排列;花两性,全部为舌状花,舌片先端5齿裂,黄色;雄蕊5;子房下位,柱头2裂。瘦果卵形,扁平,具3条突出的纵棱,先端具喙。种子黑褐色或灰白色。花期夏季。

【生境分布】

各地栽培。

【采集加工】

秋季种子成熟时采收,除去杂质,晒干。

【性味功能】

味微甘,性平,效轻、糙、钝、燥。清肺热,消食,开胃,抑赫依。

【主治应用】

肺热咳嗽,久咳不愈,肺脓疡,失眠,气喘,消化不良,恶心。

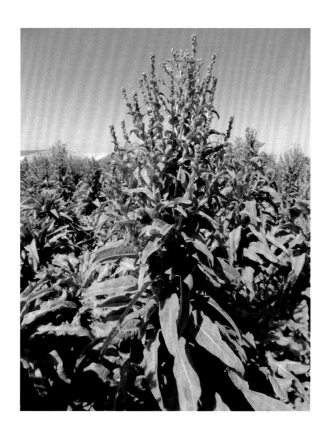

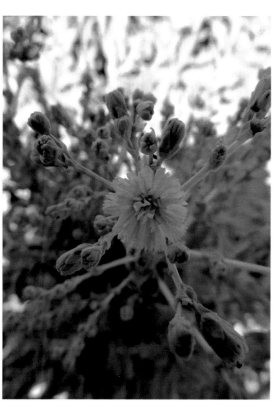

火绒草

菊科火绒草属植物火绒草 *Leontopodium leontopodioides*（Willd.）Beauv. 的地上部分。

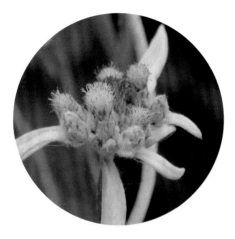

176

【蒙药名】

查干—阿荣。

【异名】

火绒蒿、老头草、薄雪草、乌拉—乌布斯。

【形态特征】

多年生草本。茎直立，被灰白色长柔毛或绢状毛，不分枝。叶线形，无柄，上面灰绿色，被柔毛，下面被白色密棉毛或绢毛。苞叶长圆形或线形，两面或下面被白色厚茸毛。头状花序大，在雌株3~7个密集，排列成伞房状。总苞半球形，被白色棉毛；总苞片约4层，无色或褐色；雌花冠毛细丝状，有微齿，白色；雄花花冠狭漏斗状，有小裂片5；瘦果有乳头状突起或密粗毛。花果期7~10月。

【生境分布】

河西地区分布于祁连山海拔2300~3200m阳坡及草地。

【采集加工】

夏、秋季割取地上部分，除去杂质，晒干。

【性味功能】

味苦，性凉，效柔、软、钝。清肺，止咳，燥肺脓。

【主治应用】

肺热咳嗽，讧热，多痰，气喘，陈久性肺病，咽喉感冒，咯血，肺脓疡。

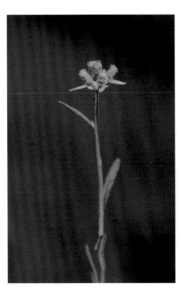

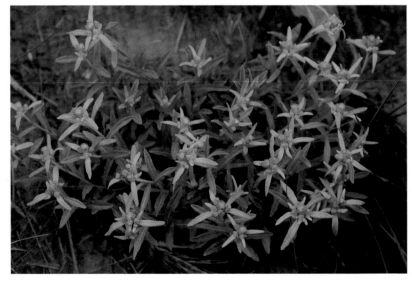

掌叶橐吾

来源　菊科橐吾属植物掌叶橐吾 *Ligularia przewalskii* (Maxim.)Diels 的全草。

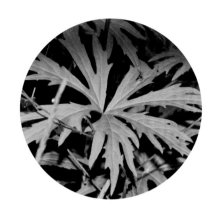

【蒙药名】

阿拉嘎力格—汗达盖。

【异名】

阿拉嘎力格—扎牙海、啦吧花。

【形态特征】

多年生草本,高60~90cm。茎直立,具纵沟棱,基部有褐色枯叶纤维。叶掌状深裂,基部心形,裂片约7个,中裂片3裂,侧裂片2~3裂,边缘有疏齿或小裂片,下面浅绿色;基生叶具长柄,茎生叶具短柄,基部扩大抱茎。头状花序多数,组成总状花序;苞片条形;总苞圆柱形;总苞片5~7;舌状花2,舌片匙状条形,黄色;管状花3~5。瘦果圆柱形;冠毛紫褐色。花果期7~9月。

【生境分布】

河西地区分布于祁连山区海拔2700m林下、溪边、林缘。

【采集加工】

夏季采收,除去杂质,洗净,晒干。

【性味功能】

味苦,性凉。清热,透疹,愈伤。

【主治应用】

麻疹不透,痈肿。

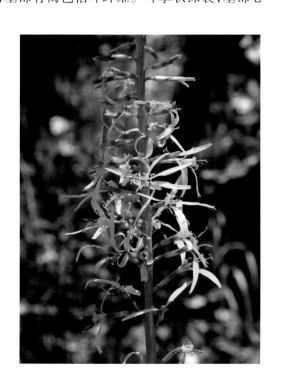

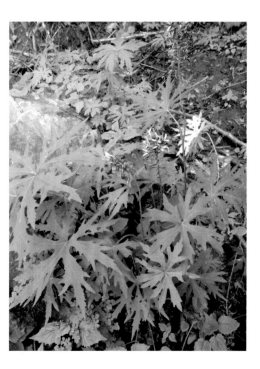

植物药

栉叶蒿

来源	菊科栉叶蒿属植物栉叶蒿 *Neopallasia pectinata* (Pall.) Poljak. 的地上部分。

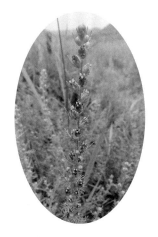

【蒙药名】

乌哈日—希鲁黑。

【异名】

篦齿蒿。

【形态特征】

一或二年生草本。茎单生或自基部以上分枝,被白色绢毛。茎生叶无柄,矩圆状椭圆形,一至二回栉齿状羽状全裂,小裂片刺芒状,无毛。头状花序卵形,3至数个于分枝或茎顶排成稀疏的穗状,复在茎上组成狭圆锥状;总苞片3~4层,椭圆状卵形,边缘膜质,背部无毛;边缘为雌花,中央小花两性,排列在花托边缘的结实,中央者不结实。瘦果椭圆形,黑色。花期7~8月,果期8~9月。

【生境分布】

生于干旱山坡或草地。

【采集加工】

春、夏季采收,除去根及杂质,洗净泥土,晒干,切段备用。

【性味功能】

味苦、辛,性凉,效钝、稀。平息协日,解毒,利胆,杀虫。

【主治应用】

口苦,黄疸,发热,肝胆热症,协日头痛,不思饮食,上吐下泻。

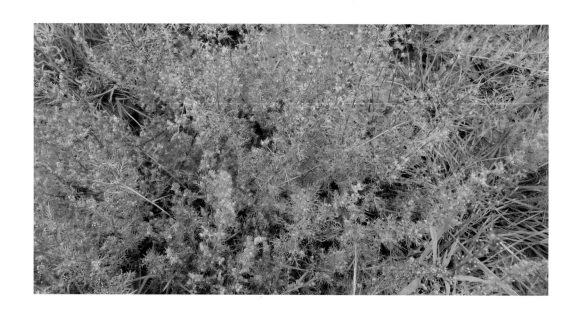

日本毛连菜

【来源】 菊科毛连菜属植物日本毛连菜 *Picris japonica* Thunb. 的全草。

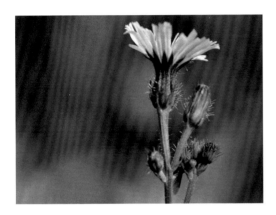
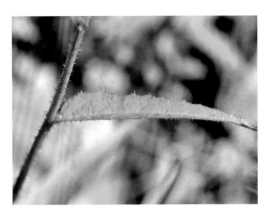
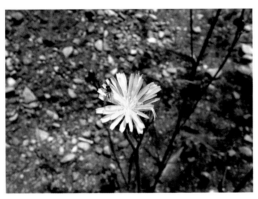
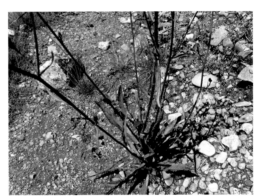

【蒙药名】

希日图如古。

【异名】

枪刀菜；希日明占、查希巴—格格其。

【形态特征】

多年生草本，高30~120cm。茎直立，有纵沟纹，基部有时稍带紫红色，上部伞房状或伞房圆锥状分枝，全部茎枝被稠密或稀疏的黑色或黑绿色钩状硬毛。基生叶花期脱落；茎下部叶倒披针形、椭圆状披针形或椭圆状倒披针形；中部叶披针形，无柄，基部稍抱茎；茎上部叶渐小，线状披针形。头状花序多数，在枝顶排成伞房花序或伞房圆锥花序，有线形苞叶。总苞圆柱状钟形，总苞片3层，黑绿色，外层线形。舌状小花黄色。瘦果椭圆状，棕褐色。冠毛污白色。花果期6~10月。

【生境分布】

河西地区分布于祁连山沿山地带草地、林缘、林下或沟谷中。

【采集加工】

夏、秋季采收，除去杂质，晒干，切段。

【性味功能】

味苦，性凉、糙。解毒，消肿，杀黏，止痛。

【主治应用】

瘟疫，流感，阵刺痛，发症，乳痈。

植物药

水母雪兔子

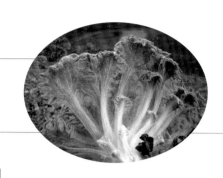

来源 菊科风毛菊属植物水母雪兔子 *Saussurea medusa* Maxim. 的全株。

【蒙药名】

孟和—其其格。

【异名】

雪莲、雪兔子、雪牡丹。

【形态特征】

多年生草本,高 10~20cm。根状茎细长,被褐色残存的叶柄。全株密被蛛丝状白色棉毛。基生叶莲座状,下部叶倒卵形、扇形、圆形或长圆形至菱形,边缘有细齿;头状花序多数,在茎端密集成半球形的总花序。总苞狭圆柱状;总苞片3层,外层长椭圆形,中层倒披针形,内层披针形。花蓝紫色。瘦果纺锤形,浅褐色;冠毛白色。花果期7~9月。

【生境分布】

河西地区分布于祁连山海拔3800m以上砾石山坡、高山流石滩。

【采集加工】

开花时采全草,除去泥沙及残叶,晒干备用。

【性味功能】

味苦,性凉。消肿,止刺痛,燥协日乌素,清热。

【主治应用】

炭疽,手足拘挛,白脉病,赫如虎,风湿性关节炎,陈旧性疮疡,刀伤,出血,脑震荡,经闭,胎衣不下。

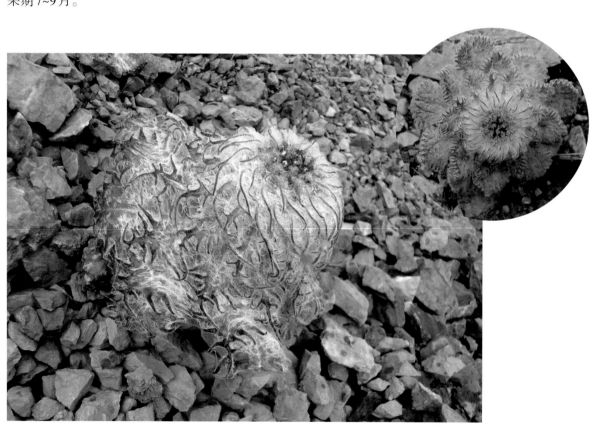

苦苣菜

来源 菊科苦苣菜属植物苦苣菜 *Sonchus oleraceus* L. 的全草。

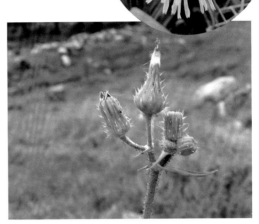

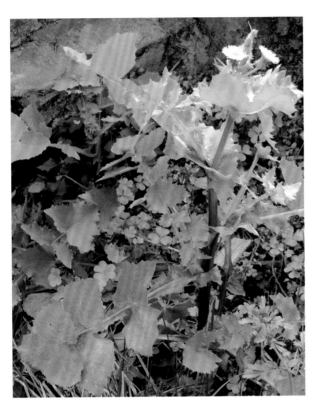

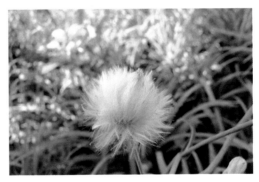

【蒙药名】

嘎希棍—诺高。

【异名】

苦菜、苦苣;扎库日。

【形态特征】

多年生草本,全株有乳汁。茎直立。叶互生,披针形或长圆状披针形;基生叶具短柄,茎生叶无柄。头状花序顶生,单一或呈伞房状,总苞钟形;花全为舌状,黄色;雄蕊5;雌蕊1,柱头2裂。瘦果长椭圆形,具纵肋,冠毛细软。花期5~7月,果期8~10月。

【生境分布】

河西地区广布于田间、路旁。

【采集加工】

夏、秋采收,除去杂质,晒干,切段。

【性味功能】

味甘、苦,性凉。清热解毒,平息协日,开胃。

【主治应用】

协日热、口苦、口渴,发烧,不思饮食,泛酸,胃痛,嗳气,巴干达宝日病。

注:河西地区与苦苣菜同等入药的植物还有蒙山莴苣 *Lactuca roborowskii* Maxim.,也叫苦菜。主要区别是苦苣菜叶披针形,具倒齿状缺刻,裂片尖。叶质较上种稍厚而硬,且为灰绿色。头状花序小,多数,舌状花蓝紫色。

植物药

蒲公英

来源 菊科蒲公英属植物蒲公英 *Taraxacum mongolicum* Hand.–Mazz. 的全草。

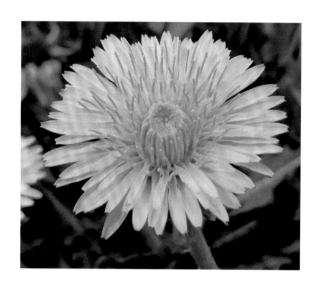

【蒙药名】

巴嘎巴盖—其其格。

【异名】

蒙古蒲公英、婆婆丁、姑姑英;贝力格图—陡壁、那布其。

【形态特征】

多年生草本,有乳汁,全株被白色疏软毛。根圆柱状,黑褐色,粗壮。叶基生,叶倒卵状披针形、倒披针形或长圆状披针形,先端钝或急尖,边缘有时具波状齿或羽状深裂,有时倒向羽状深裂或大头羽状深裂。头状花序单一,顶生,总苞钟形;总苞片多层;花全为舌状花,两性,花冠黄色;雄蕊5,花药合生;子房下位,花柱细长,柱头2裂成条形。瘦果有纵棱及多数刺状突起,顶端具长喙;冠毛白色。花期4~5月,果期6~7月。

【生境分布】

河西地区分布于草地、路边、河滩、沟边、宅旁及田野草地。

【采集加工】

春、夏、秋季花开时采收,鲜用或晒干。

【性味功能】

味甘苦、微甘,性凉。清热解毒,平协日,开胃。

【主治应用】

乳痈,瘟疫,淋巴腺炎,黄疸,口苦,口渴,发烧,胃热,不思饮食,宝日病,食物中毒,陈热。

注:河西地区另有几种蒲公英。碱地蒲公英 *Taraxacum sinense* Kitag.,也叫华蒲公英、扑灯儿或推推,植物体较小,叶倒卵状披针形或狭披针形,花黄色,稀白色。常成片生长于低湿的草甸、草坡、盐碱滩中。亚洲蒲公英 *Taraxacum leucanthum* (Ledeb.) Ledeb.,叶线形或狭披针形,花通常白色,稀淡黄色,常生长于河滩或草甸;可入药。功能主治同蒲公英。

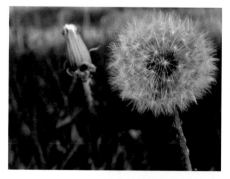

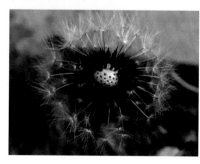

款冬

来源 菊科款冬属植物款冬 *Tussilago farfara* L. 的花蕾。

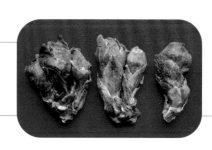

生叶10余片,互生,叶片长椭圆形至三角形。头状花序顶生;总苞1~2层;舌状花在周围一轮,鲜黄色,雌性,花冠先端凹,雌蕊1,柱头2裂;筒状花两性,先端5裂,裂片披针状,雄蕊5,花药联合,雌蕊1,柱头球状。瘦果长椭圆形,具纵棱,冠毛淡黄色。花期5~6月,果期7~8月。

【生境分布】

河西地区分布天祝县古城林区海拔1900m沟边、水旁,临泽等县有分布。

【采集加工】

10月下旬至12月下旬在花未出土时采挖,摘取花蕾,去净花梗及泥土,阴干。

【性味功能】

味辛、微苦,性温。润肺止咳,祛痰定喘,止泻。

【主治应用】

咳嗽气喘,痰多,肺脓疡,便血,热泻。

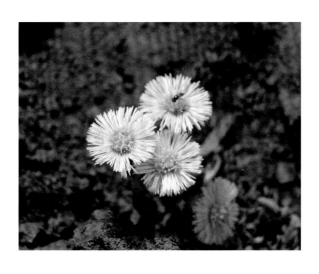

【蒙药名】

温都森—朝木日利格。

【异名】

冬花;岗嘎冲。

【形态特征】

多年生草本。基生叶片心形或卵形;掌状网脉;近基部的叶脉和叶柄带红色,并有毛茸。茎

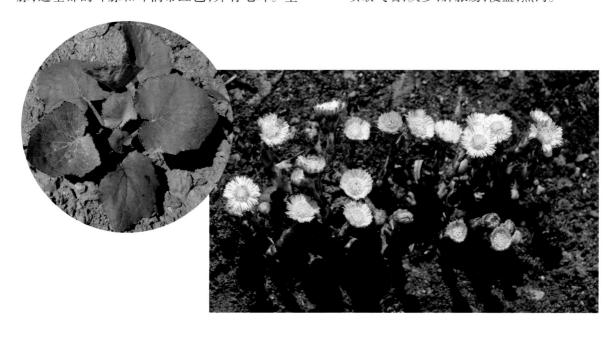

苍耳

来源 菊科苍耳属植物苍耳 *Xanthium strumarium* L. 的全草。

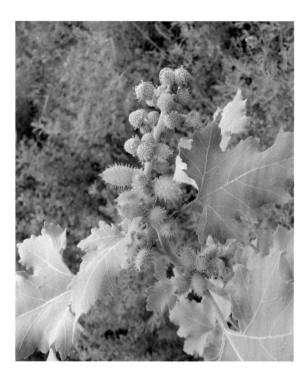

【异名】

刺儿苗;那得玛。

【形态特征】

一年生草本,高可达1m。叶卵状三角形,基部浅心形至阔楔形,边缘有不规则的锯齿或常成不明显的3浅裂,两面有贴生糙伏毛。瘦果长椭圆形或卵形,表面具钩刺和密生细毛。花期8~9月。

【生境分布】

河西地区分布海拔2100m以下低山、荒野路边、田边。

【采集加工】

春、夏季采收,除去杂质,晒干,切段。

【性味功能】

味苦、辛,性温。有毒! 愈伤。

【蒙药名】

浩尼—音—獐古、好您—章古。

【主治应用】

疮疡,外伤。

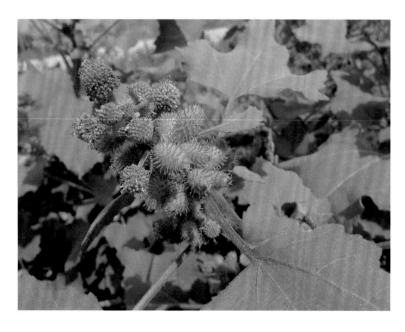

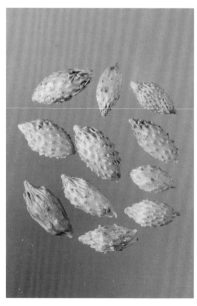

水麦冬科 Juncaginaceae

海韭菜

来源 水麦冬科水麦冬属植物海韭菜 *Triglochin maritimum* L. 的果实。

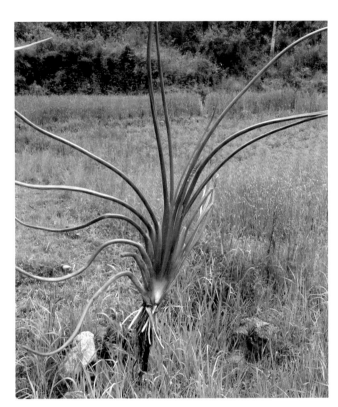
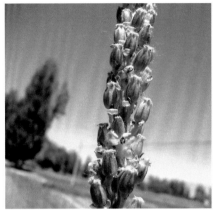
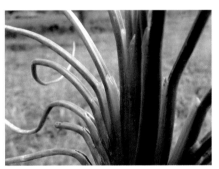

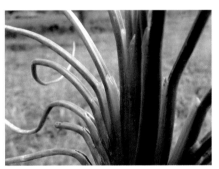

【蒙药名】

西乐—额布斯。

【异名】

圆果水麦冬。

【形态特征】

多年生草本,高20~60cm。叶基生,叶片圆柱线形,长6~15cm,宽2~4mm,先端稍扁,基部有叶鞘,叶鞘边缘白膜质。花葶由叶丛抽出,长于叶1倍以上,顶生总状花序,花密集,花梗基部无苞片,花被6片;雄蕊6;心皮6,柱头短,有突起。果实6棱状椭圆形或卵形,成熟后6瓣开裂,心皮背部有沟。花期6月,果期7~8月。

【生境分布】

河西地区分布于湿沙地或盐碱滩上。

【采集加工】

秋季采收,除去杂质,晒干。

【性味功能】

味甘、涩,性温、轻、燥。止泻,健胃。

【主治应用】

久泻腹痛,嗳气。

注:河西地区与海韭菜同等入药的水麦冬属植物还有水麦冬 *T. palustre* L.,主要区别是水麦冬的总状花序花排列疏松;果实棒状条形,成熟后由下方呈3瓣裂开。

植物药

眼子菜科 Potamogetonaceae

篦齿眼子菜

来源　眼子菜科眼子菜属植物篦齿眼子菜 *Potamogeton pectinatus* L. 的全草。

【蒙药名】

　　乌存—呼日西。

【异名】

　　线叶眼子菜、篦齿眼子菜。

【形态特征】

　　多年生沉水草本。茎细弱，线状，直径 1~1.5mm。叶线形或丝状，长 3~10cm；托叶成鞘状，长 2~3cm，膜质。花序梗细弱，穗状花序长 1~4cm，由 2~6 轮间断的花簇组成；花被 4 片，绿色，镊合状排列；雄蕊 4，无花丝；心皮 4，无柄，分离。小核果椭圆形或宽卵形，长 3~4mm，先端具短喙，背面具脊或圆形，腹面扁平或稍凹陷。花期 6~7 月。

【生境分布】

　　河西地区分布于浅水、池沼及稻田中。

【采集加工】

　　夏季采收，除去杂质，晒干，切段。

【性味功能】

　　味苦、涩，性凉。清肺，愈伤。

【主治应用】

　　肺热咳嗽，疮疖肿痛。

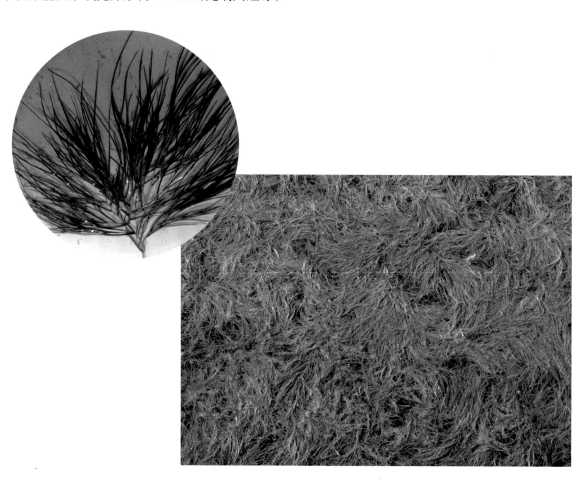

百合科 Liliaceae

葱

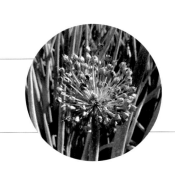

【来源】 百合科葱属植物葱 *Allium fistulosum* L. 的鳞茎。

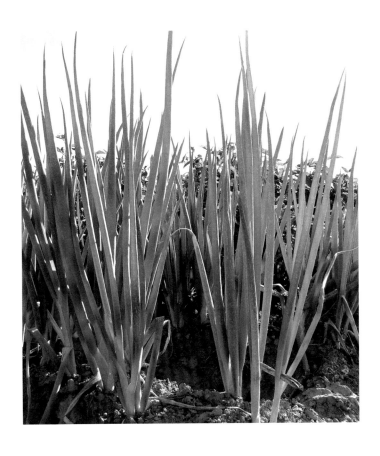

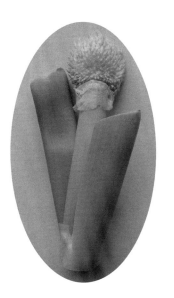

【蒙药名】

松根。

【异名】

大葱。

【形态特征】

多年生草本。通常簇生,全体具辛辣味,折断后有辛味黏液。须根丛生,白色。鳞茎圆柱形,先端稍肥大,鳞叶成层,白色。叶基生,圆柱形,中空。花茎自叶丛抽出,通常单一,中央部膨大,中空;伞形花序圆球状;总苞膜质,卵形或卵状披针形;花被6,披针形,白色;雄蕊6;子房3室。蒴果三棱形。种子黑色,三角状半圆球形。花期7~9月,果期8~10月。

【生境分布】

河西地区各地有栽培。

【采集加工】

秋季采挖,除去杂质,晒干。

【性味功能】

味辛,性温,效锐、重、腻。祛巴达干赫依,温胃,消食,平喘,祛痰,发汗,祛黄水。

【主治应用】

消化不良,感冒,气短,失眠,希日乌素病,赫依盛症,青腿病,麻风病。

植
物
药

蒜

来源	百合科葱属植物蒜 *Allium sativum* L. 的鳞茎。

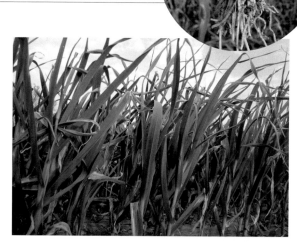

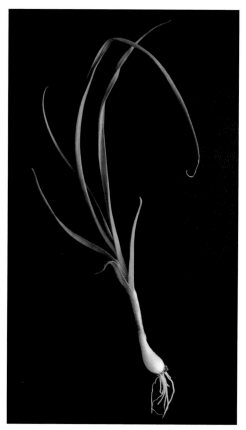

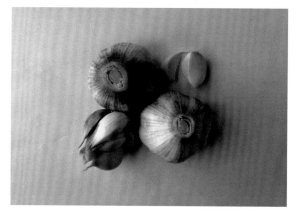

【蒙药名】

萨日木斯格、萨日木萨嘎。

【异名】

大蒜;高格。

【形态特征】

多年生草本,具强烈辛辣味。鳞茎大形,具6~10瓣,外包灰白色或淡棕色干膜质鳞被。叶基生,实心,扁平,线状披针形。伞形花序,小而稠密;花小形;花间多杂以淡红色珠芽;花被6,粉红色,椭圆状被外形;雄蕊6,白色,花药突出;雌蕊1,花柱突出,白色。蒴果,1室,开裂。种子黑色。花果期7~8月。

【生境分布】

河西各地均有栽培。

【采集加工】

秋季叶枯时采挖,晾干。

【性味功能】

味辛,性温,效锐、重、腻。祛赫依,平喘,解毒,清希日乌素,温中,开胃,除痞。

【主治应用】

赫依热,心、主动脉赫依病,支气管炎,百日咳,喘症,蛲虫病,阴道滴虫病,赫依痞,蛇咬伤,中毒症,狂犬病,慢性铅中毒。

韭菜

【来源】 百合科葱属植物韭菜 *Allium tuberosum* Rottl. ex Spreng. 的种子。

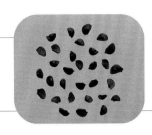

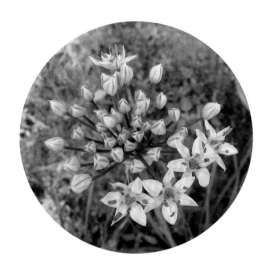

多数须根。叶基生；长线形，扁平。花茎自叶丛抽出，三棱形；伞形花序，顶生；总苞片膜质，白色，通常1~3片；花被6裂，白色，裂片长圆形；雄蕊6；雌蕊1。蒴果倒心状三棱形，绿色。种子黑色，扁平，略呈半卵圆状，边缘具棱。花期6~7月，果期7~9月。

【生境分布】

各地栽培。

【采集加工】

秋季果实成熟时，割下果序。晒干，打下种子，簸净。贮于阴凉干燥处。

【性味功能】

味辛甘，性温，效锐、重、腻。祛巴达干赫依，温胃，开胃，消积，杀虫，祛黄水。

【蒙药名】

告格德—音—乌日、高嘎得。

【异名】

韭。

【形态特征】

多年生草本，具特殊辛辣味。根茎横卧，生

【主治应用】

食积，不思饮食，失眠，希日乌素病，青腿病。

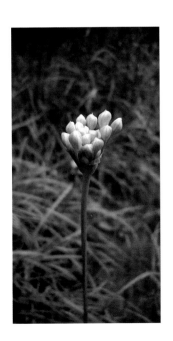

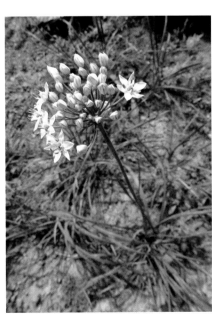

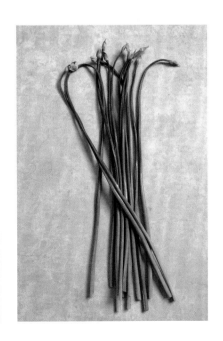

植物药

天门冬

来源 百合科天门冬属植物天门冬 *Asparagus cochinchinensis* （Lour.）Merr. 的块根。

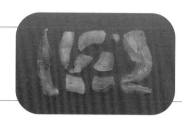

【蒙药名】

赫日严—尼都。

【异名】

尼兴、敖兰—温都苏图。

【形态特征】

多年生攀缘草本，全株无毛。块根肉质，簇生，长椭圆形或纺锤形，灰黄色。茎细，长可达2m，分枝具棱或狭翅；叶状枝通常每3枚成簇，扁平。叶退化成鳞片，先端长尖，基部有木质倒生刺。花1~3朵簇生叶腋，单性，雌雄异株，淡绿色；雄花花被片6；雌花与雄花大小相似，具6个退化雄蕊。浆果球形，成熟时红色；具种子1颗。花期5~7月，果期8月。

【生境分布】

河西地区分布于祁连山中东部海拔2200m以下林边、灌木丛中。

【采集加工】

秋、冬季采收，洗净，用水煮或蒸后趁热剥去外皮，再洗，晒干。

【性味功能】

味苦、涩、甘，性温。滋补，固精，祛协日乌素，镇赫依。

【主治应用】

协日乌素病，身体虚弱，头晕，妇赫依症，肾寒，遗精，阳痿，隐伏热，陈热。

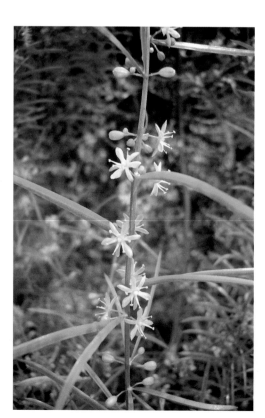

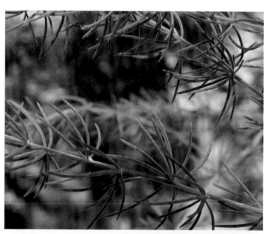

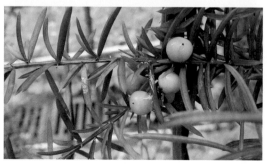

甘肃贝母

来源 百合科贝母属植物甘肃贝母 *Fritillaria przewalskii* Maxim. ex Batal. 的鳞茎。

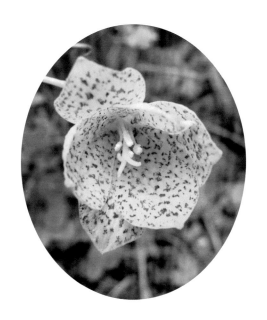

叶通常对生,向上渐为互生;叶线形。花单生于茎顶,稀为2花,浅黄色,有黑紫色斑点;雄蕊6,花丝除顶端外密被乳头状突起;柱头裂片通常很短。蒴果棱上具窄翅。花期6~7月,果期8月。

【生境分布】

河西地区分布于祁连山东段海拔2200m以下灌木丛中或林下。

【采集加工】

夏、秋季或积雪融化时采挖;栽培者多于种植3年后秋季苗枯萎时采挖。采后除去泥土及须根,晒干或微火烘干。

【性味功能】

味苦、甘,性平,效轻、柔、稀。清热,止咳,祛痰,开欲。

【主治应用】

肺热,咳嗽,肺刺痛,慢性气管炎,气喘,喉感冒,鼻感冒,食欲不振。

【蒙药名】

吉吉格—诺格图茹—乌布斯。

【异名】

西北贝母、岷贝;尼比萨瓦、尼瓦。

【形态特征】

多年生草本。鳞茎圆锥形。茎最下部的2片

191

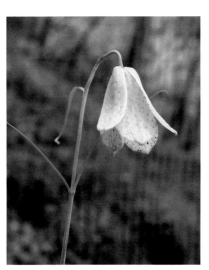

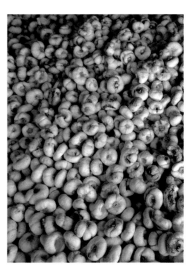

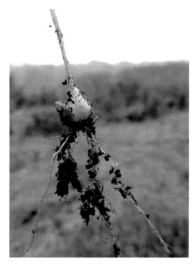

植物药

卷丹

来源 百合科百合属植物卷丹 *Lilium lancifolium* Thunb. 的鳞茎。

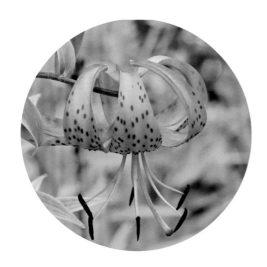

【蒙药名】

萨日娜。

【异名】

阿必哈。

【形态特征】

多年生草本,株高50~150cm。鳞茎广卵状球形,径1~8cm。单叶互生,无柄,狭披针形。上部叶腋着生黑色珠芽。总状花序;花多数,下垂,花径9~12cm;花被片橙红色,反卷,内面具紫黑色斑点;雄蕊向四面开张,花药紫色。蒴果长圆形至倒卵形,长3~4cm。花期7~8月,果期8~10月。

【生境分布】

河西各地零星种植。

【采集加工】

秋季采挖,除去地上部分,洗净泥土,剥取鳞片,用沸水捞过或微蒸后,烘干或晒干。

【性味功能】

味甘、微苦,性凉,效轻、钝、燥、糙。清热,解毒,清希日乌素,接骨,愈伤,止咳。

【主治应用】

毒热,筋骨损伤,创伤出血,肺热咳嗽,月经过多,虚热症。

注:河西地区尚有百合零星种植,鳞茎入药。

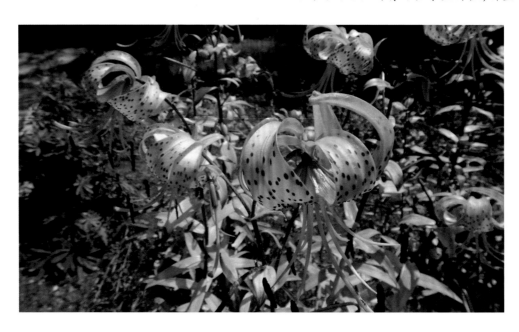

细叶百合

来源　百合科百合属植物细叶百合 *Lilium pumilum* DC. 的鳞茎。

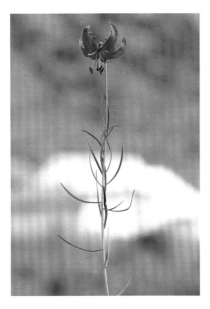
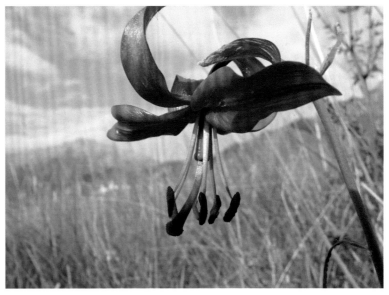

【蒙药名】

萨日娜。

【异名】

山丹花;阿必哈。

【形态特征】

鳞茎圆锥或长卵形,具薄膜;鳞茎瓣矩圆形或长卵形,白色;茎高40~60cm。叶条形,无毛;有1条明显的脉。花1至几朵,下垂,鲜红色。花被片反卷,无斑点或有少数斑点,蜜腺两边密被毛,无或有不明显的乳头状突起;花丝无毛;花药长椭圆形,红色,具红色花粉粒;子房圆柱形;花柱比子房长。蒴果近球形。花期7~8月,果期9~10月。

【生境分布】

河西地区分布于祁连山海拔2600~2800m向阳山坡、灌丛、草地。

【采集加工】

秋季采挖,除去地上部分,洗净泥土,剥取鳞片,用沸水捞过或微蒸后,烘干或晒干。

【性味功能】

味甘、微苦,性凉,效轻、钝、燥、糙。清热、解毒,清希日乌素,接骨,愈伤,止咳。

【主治应用】

毒热,筋骨损伤,创伤出血,肺热咳嗽,月经过多,虚热症。

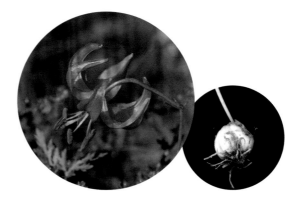

植
物
药

玉竹

来源　百合科黄精属植物玉竹 *Polygonatum odoratum* （Mill.）Druce 的根茎。

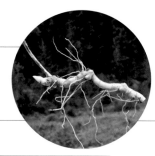

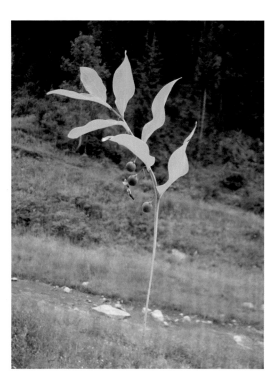

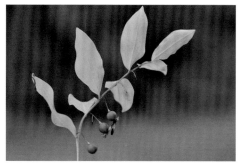

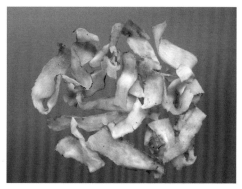

【蒙药名】

　　毛胡日—查干。

【异名】

　　葳蕤、铃铛菜;扎瓦。

【形态特征】

　　多年生草本。地下根茎横走,黄白色,密生多数细小的须根。茎单一,向一边倾斜,光滑无毛,具棱。叶互生于茎的中部以上,无柄;叶片略带革质,椭圆形或狭椭圆形,罕为长圆形。花腋生,1~2朵;花被筒状,白色,先端6裂,裂片卵圆形或广卵形,带淡绿色;雄蕊6;柱头头状。浆果球形,成熟后紫黑色。花期4~5月,果期8~9月。

【生境分布】

　　河西地区分布于祁连山中东部海拔2500m以下林下。

【采集加工】

　　春、秋季都可采挖,除去茎叶、须根和泥土,晾晒至外表有黏液渗出,轻撞去毛,分开大小个,继续晾晒至微黄色,进行揉搓、晾晒,如此反复数次,至柔润光亮、无硬心,再晒至足干。或将鲜玉竹蒸透后,边晒边搓,至柔软而透明时再晒干。

【性味功能】

　　味甘,性温,效轻、柔。生津、强壮、补肾、祛希日乌素,温中。

【主治应用】

　　体虚,肾寒,腰腿痛,浮肿,阳痿,遗精,赫依病,寒性希日乌素病,胃巴达干病,食积,食泻。

黄精

来源 百合科黄精属植物黄精 *Polygonatum sibiricum* Delar. ex Redoute 的根状茎。

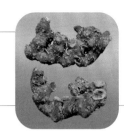

【蒙药名】

查干—呼日、查干—浩日。

【异名】

鸡头黄精、黄鸡菜；西伯日—毛和日—查干。

【形态特征】

多年生草本。根状茎横走，肥大肉质，黄白色，略呈扁圆柱形，有数个茎痕，茎痕处较粗大，生少数须根。茎直立，圆柱形，单一。叶无柄；通常4~5枚轮生；叶片线状披针形至线形，先端渐尖并卷曲。花腋生，下垂；花被筒状，白色，先端6齿裂；雄蕊6；雌蕊1。浆果球形，成熟时黑色。花期5~6月，果期6~7月。

【生境分布】

河西地区分布于祁连山海拔2700m林下。

【采集加工】

春、秋季采收，以秋季采者质佳。挖取根茎，除去地上部分及须根，洗去泥土，置蒸笼内蒸至呈现油润时，取出晒干或烘干。或置水中煮沸后，捞出晒干或烘干。

【性味功能】

味甘、涩、苦，性温，效轻、燥、柔。温中开胃，排脓，生津，清希日乌素，祛巴达干。

【主治应用】

身体虚弱，胃寒，消化不良，食积，食泻，肾寒，滑精，阳痿，腰腿痛，头晕目眩，寒性希日乌素病，巴达干病。

195

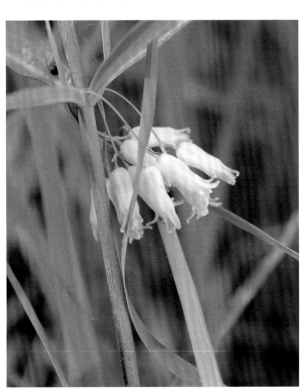

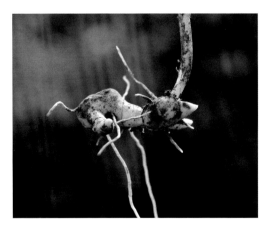

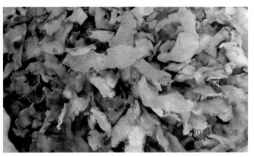

鸢尾科 Iridaceae

马蔺

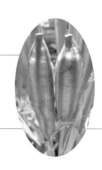

【来源】 鸢尾科鸢尾属植物马蔺 *Iris lactea* Pall. var. *chinensis*（Fisch.）Koidz. 的花及种子。

【蒙药名】

查黑勒德格音—乌日、查黑乐得格。

【异名】

马莲；热玛、热美布如、高塔、日米格斯乐。

【形态特征】

多年生草本。具短而粗的根状茎，叶基生，成丛，有残存纤维状叶鞘；叶片条形，革质，坚韧。苞片草质，2~3枚，披针形，内含2~4花；花蓝紫色，花被6裂，2轮；花丝白色，花药黄色；子房绿色，长三角状圆柱形，每边有脊，花柱分枝扁平呈拱状弯曲，顶端2裂。蒴果长圆柱形，有6条突出的脊，顶端具长喙；种子椭圆形，有棱角，黑褐色。花期5~6月，果期7~9月。

【生境分布】

河西地区分布于山坡草地。

【采集加工】

8~9月果实成熟时割取果穗，晒干，打取种子，除去杂质，再晒干；夏季采花，阴干。

【性味功能】

味辛、甘，性平，效重、固、糙、燥。杀虫，止痛，解毒，消食，解痉，退黄，愈伤，生肌，排脓，燥希日乌素。

【主治应用】

霍乱，各种虫疾，毒热，胃痧，消化不良，疮疡，脓疮，口苦，胁痛，黄疸，刀伤，烧伤，皮肤瘙痒。

禾本科 Poaceae

冰草

来源 禾本科冰草属植物冰草 *Agropyron cristatum*
(L.)Gaertn. 的根。

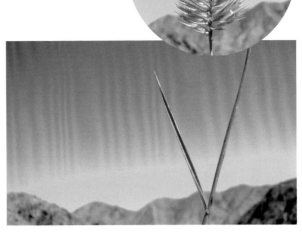

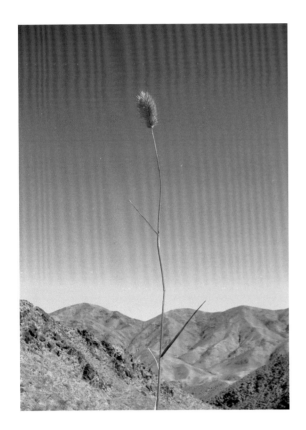

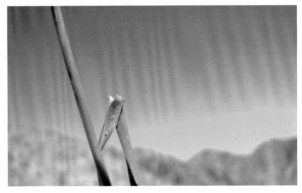

【蒙药名】

油日呼格。

【形态特征】

多年生草本植物,秆成疏丛,高20~75cm,有时分蘖横走或下伸成长达10cm的根茎。叶片质较硬而粗糙,常内卷,上面叶脉强烈隆起成纵沟,脉上密被微小短硬毛。穗状花序较粗壮,矩圆形或两端微窄;小穗紧密平行排列成2行,整齐呈篦齿状,含3~7小花;颖舟形,脊上连同背部脉间被长柔毛,第2颖长,具略短于颖体的芒;外稃被有稠密的长柔毛或显著地被稀疏柔毛,顶端具短芒,长2~4mm;内稃脊上具短小刺毛。花果期6~10月。

【生境分布】

河西地区广布于干燥草原、荒地、田野。

【采集加工】

秋季采挖,除去杂质,晒干。

【性味功能】

味甘,性凉。利尿,止血。

【主治应用】

水肿,尿血,子宫出血,月经不调,咯血,吐血,外伤出血。

植物药

大麦

来源　　禾本科大麦属植物大麦 *Hordeum vulgare* L. 的果实。

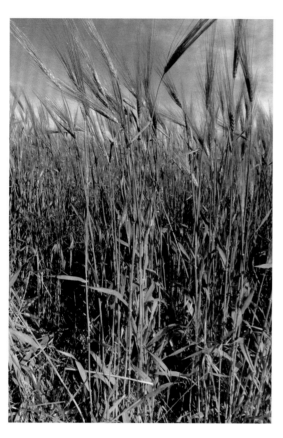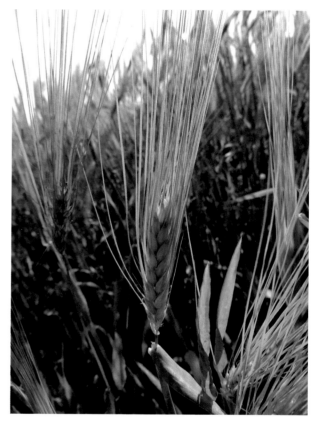

【蒙药名】

阿日伯。

【异名】

饭麦。

【形态特征】

一年生。秆粗壮,光滑无毛,直立,高50~100cm。叶鞘松弛抱茎,多无毛或基部具柔毛;两侧有两披针形叶耳;叶舌膜质;叶片扁平。穗状花序,小穗稠密,每节着生3枚发育的小穗;小穗均无柄;颖线状披针形,外被短柔毛,先端常延伸为芒;外稃具5脉,先端延伸成芒,边棱具细刺;内稃与外稃几等长。颖果熟时黏着于稃内,不脱出。

【生境分布】

河西地区广为栽培。

【采集加工】

秋季果实成熟时采收,除去杂质,晒干。

【性味功能】

味甘,性凉,效重、糙。滋补,强壮,平喘。

【主治应用】

久病体虚,肺虚咳嗽,气喘,协日巴达干病。

稻

来源　禾本科稻属植物稻 *Oryza sativa* L. 的果实。

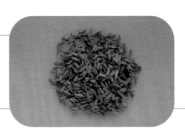

【蒙药名】

道图日嘎。

【异名】

稻谷。

【形态特征】

一年生草本。秆直立。叶鞘松弛，无毛；叶舌披针形，两侧基部下延长成叶鞘边缘，具2枚镰形抱茎的叶耳；叶片线状披针形。圆锥花序大型疏展，分枝多，成熟期向下弯垂；小穗含1成熟花，两侧甚压扁，长圆状卵形至椭圆形；颖极小，退化外稃2枚，锥刺状；两侧孕性花外稃质厚，具5脉，有芒或无芒；内稃与外稃同质，具3脉，先端尖而无喙；雄蕊6枚。颖果。

【生境分布】

河西地区有栽培。

【采集加工】

果实成熟时采收，晒干，打下果实，除去杂质，用水浸泡后，捞出发芽，晒干，炒黄。

【性味功能】

味甘，性平。开胃，消食，止呕，止泻，止渴，滋补。

【主治应用】

食欲不振，消化不良，呕吐，久泻腹痛，身体虚弱。

199

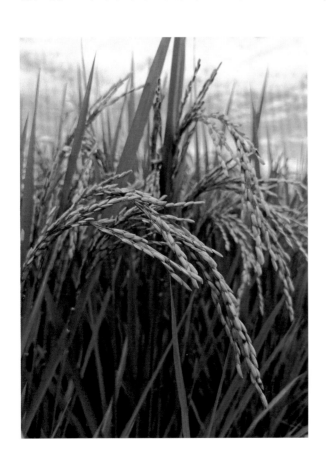

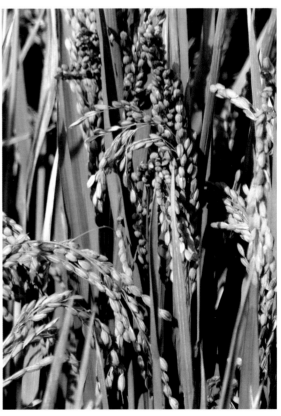

植物药

芦苇

来源 禾本科芦苇属植物芦苇 *Phragmites australis* (Cav.)Trin. ex Steud. 的果实。

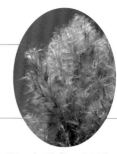

【蒙药名】

呼勒斯—额布斯。

【异名】

芦草、苇子。

【形态特征】

植株高大,地下有发达的匍匐根状茎。茎秆直立,高1~3m。叶鞘圆筒形,无毛或有细毛。叶舌有毛,叶片长线形或长披针形,排列成2行。圆锥花序,顶生,疏散,多成白色,圆锥花序分枝稠密,向斜伸展,花序长10~40cm,稍下垂,小穗有小花4~7朵,雌雄同株;颖有3脉,外颖短小,内颖略长;第1小花多为雄性,余两性;内稃脊上粗糙。夏秋开花。

【生境分布】

河西地区广布于灌溉沟渠旁、河堤、沼泽地等低湿地或浅水中。

【采集加工】

夏、秋季采挖,除去杂质,晒干,切段。

【性味功能】

味甘,性寒。利尿,清热。

【主治应用】

伤热,陈热,水肿,小便短赤。

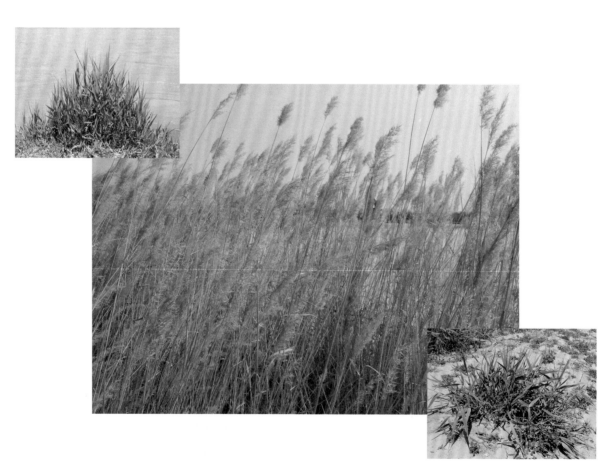

粱

来源 禾本科狗尾草属植物粱 *Setaria italica* (L.) Beauv. 的果实。

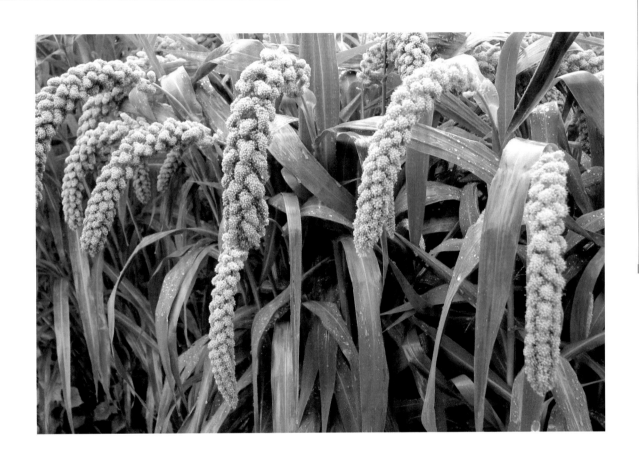

【蒙药名】

那日衣木。

【异名】

粱、谷子、小米。

【形态特征】

一年生草本植物。须根粗大。秆粗壮，直立。叶鞘松裹茎秆，密具疣毛或无毛；叶舌为一圈纤毛；叶片长披针形或线状披针形。圆锥花序呈圆柱状或近纺锤状，主轴密生柔毛，刚毛显著长于或稍长于小穗，黄色、褐色或紫色；小穗椭圆形或近圆球形，黄色、橘红色或紫色；第1颖具3脉；第2颖具5~9脉；第1外稃与小穗等长，第2外稃等长于第1外稃，卵圆形或圆球形；花柱基部分离。

【生境分布】

河西地区有栽培。

【采集加工】

秋季果实成熟时采收，晒干，打下果实，除去杂质。

【性味功能】

味甘，性凉，效重、固。愈伤，接骨。

【主治应用】

骨折，创伤。

狗尾草

禾本科狗尾草属植物狗尾草 *Setaria viridis* (L.) Beauv. 的果实。

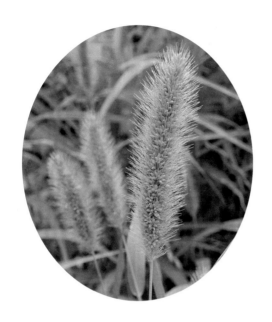

通常较细弱。叶鞘较松弛,无毛或具柔毛;叶舌具纤毛;叶片扁平,微弯垂或直立,绿色、黄色或变紫色。小穗椭圆形,先端钝,第1颖卵形,具3脉,第2颖具5脉;第1外稃与小穗等长,具5~7脉,内稃窄狭。谷粒长圆形,顶端钝,具细点状皱纹。花、果期5~10月。

【生境分布】

河西地区分布于荒野、道旁、田间。

【采集加工】

谷粒成熟时割取,晒干后打下种子,除去杂质。

【性味功能】

味甘、涩,性温,效轻、燥。止泻,健胃。

【主治应用】

大便溏薄,水谷不化,久泻不止,腹胀肠鸣,频频呃逆。

注:河西地区与狗尾草同等药用的狗尾草属植物还有金色狗尾草 *S. glauca* (L.) Beauv.,主要区别是金色狗尾草花序主轴上每簇含小穗1个,稀可见另1不育小穗,小穗和刚毛金黄色。

【蒙药名】

乌日音—苏勒、乌仁素勒。

【异名】

光明草、毛莠莠;西日—达日、纳日木、赫日门—苏勒。

【形态特征】

一年生草本。根须状,秆直立或基部膝曲,

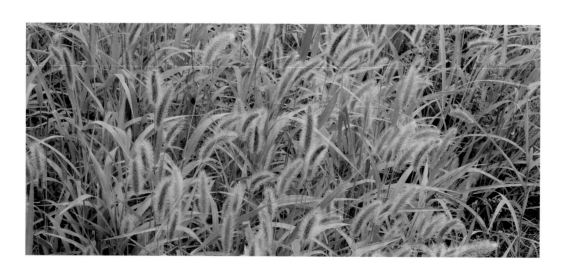

小麦

禾本科小麦属植物普通小麦 *Triticum aestivum* L. 的果实。

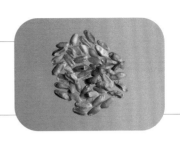

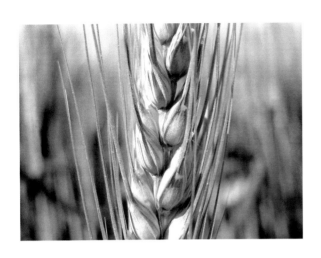

【蒙药名】

宝古代。

【异名】

浮小麦。

【形态特征】

一年生草本,高30~120cm。叶鞘无毛;叶舌膜质,短小;叶片平展,条状披针形。穗状花序圆柱形,直立,穗轴每节着生1枚小穗;小穗含3~5花;颖卵形,近革质,中部具脊,顶端延伸成短尖头或芒;外稃扁圆形,顶端无芒或具芒;内稃与外稃近等长,具2脊。颖果卵圆形或矩圆形,顶端具短毛,腹具纵沟,易与稃片分离。花果期7~9月。

【生境分布】

河西地区广为栽培。

【采集加工】

果实成熟时采收,除去杂质,晒干。

【性味功能】

味甘,性凉,效重、腻。滋补,接骨,镇赫依协日。

【主治应用】

体虚,骨折损伤,赫依协日病。

203

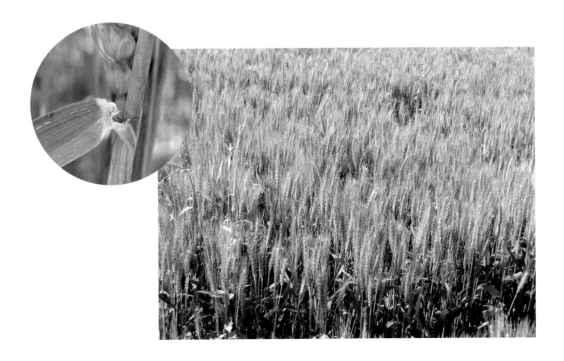

植物药

黑三棱科 Sparganiaceae

黑三棱

来源 黑三棱科黑三棱属植物黑三棱 *Sparganium stoloniferum*
（Graebn.）Buch.–Ham. 的块根。

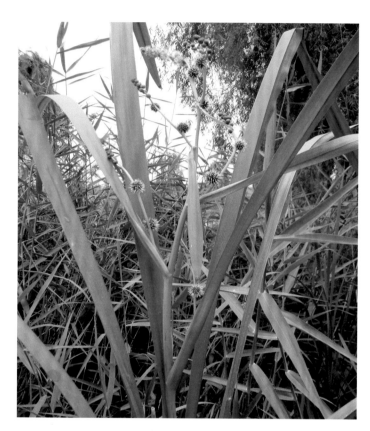
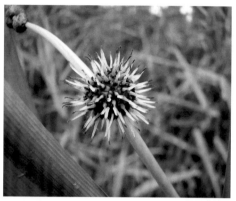
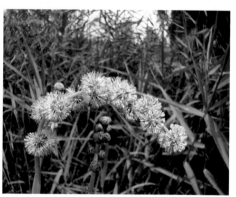

【蒙药名】

　　古尔巴勒吉—乌布斯。

【异名】

　　京三棱；丹布嘎拉—慢巴。

【形态特征】

　　多年生草本。根茎横走，下生粗而短的块茎。茎直立，圆柱形。叶片宽线形。花茎单一，有时分枝；花单性，集成头状花序，有叶状苞片；雄花序位于雌花序的上部；雌花序通常1~3个；雄花花被3~4，雄蕊3；雌花有雌蕊1，罕为2，子房纺锤形，柱头丝状。果呈核果状，倒卵状圆锥形，花被宿存。花期6~7月，果期7~8月。

【生境分布】

　　河西地区广布于池沼或水沟等处。

【采集加工】

　　秋、冬季均可采收，挖取块茎后，去掉残茎叶及须根，洗净，削去外皮，晒干。

【性味功能】

　　味苦，性凉，效轻、钝。清热，利肺，舒肺，凉血。

【主治应用】

　　肺热咳嗽，气喘痰多，肝热，脉热，痨热骨蒸，宝日病，骨折。

兰科 Orchidaceae

手参

【来源】 兰科手参属植物手参 *Gymnadenia conopsea* (L.)R. Br.的块根。

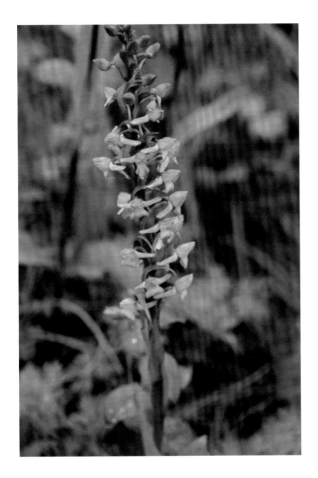

【蒙药名】

额日和藤乃—嘎日。

【异名】

手掌参;旺拉嘎、阿拉干—查合日麻。

【形态特征】

多年生草本。块茎椭圆形,肥厚似手掌。茎直立,基部具淡褐色叶鞘。茎生叶4~7,生于茎下半部;叶片狭长圆披针形。总状花序具多数密生的小花,排成穗状;花粉红色或淡红紫色;苞片椭圆状披针形;唇瓣阔倒卵形,前部3裂;子房甚扭曲,无柄。种子小。花期6~7月,果期7~8月。

【生境分布】

河西地区分布于祁连山海拔2000~3500m山坡林下或草地。

【采集加工】

春、秋季采挖,洗净,切碎,置牛奶中煮至透心,取出,干燥。

【性味功能】

味甘、涩,性温,效重、软、腻、钝、稀。生精,壮阳,固精益气。

【主治应用】

肾寒,腰腿酸痛,青腿病,痛风,游痛症,遗精,亏精,阳痿,久病体虚。

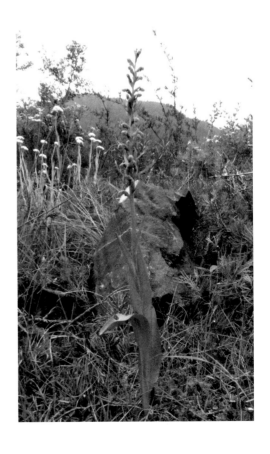

205

植物药

广布红门兰

来源 兰科红门兰属植物广布红门兰 *Orchis chusua* D. Don. 的块茎。

【蒙药名】

好格—查合日麻。

【形态特征】

陆生兰。块茎长圆形或圆球形,肉质。茎直立,圆柱形。叶1~4枚,矩圆披针形、披针形或条状披针形。花葶直立,无毛,总状花序具1至10余朵花,多偏向一侧;花苞片叶状;花红紫色;萼片近等长,中萼片矩圆形,侧萼片卵状披针形,反折;唇瓣较萼片长,3裂,中裂片矩圆形或四方形,顶端具短尖或微凹,侧裂片扩展,边缘近全缘;距圆筒状。花期6~8月。

【生境分布】

河西地区分布于祁连山2700m以下山坡、林缘及灌丛。

【采集加工】

秋季采挖,除去杂质,晒干,切碎,置牛奶中煮至透心,取出,干燥。

【性味功能】

味甘、涩,性温。生精,壮阳。

【主治应用】

肾寒,腰腿酸痛,青腿病,痛风,游痛症,遗精,精亏,阳痿,久病体虚。

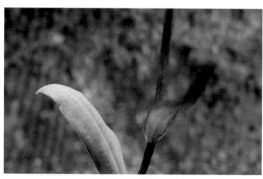

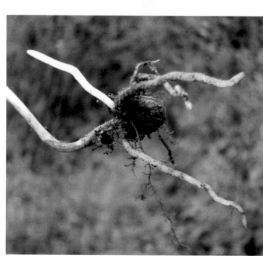

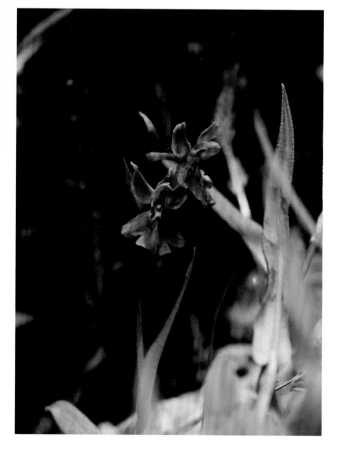

动 物 药

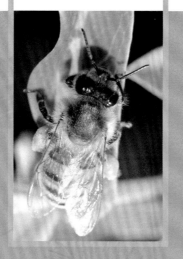

同型巴蜗牛

来源 巴蜗牛科巴蜗牛属动物同型巴蜗牛 *Bradybaena similaris*（Ferussac）的全体。

【蒙药名】

布热—浩如海。

【形态特征】

雌雄同体。螺形贝壳,通常淡黄色,上有1~3条暗褐色带,质薄脆。体柔软,头、足可伸出壳外。头前端有触角2对,后方的1对长大,顶端各具1眼。头端腹侧有口,左右两缘呈2对舌状唇,内有黄色的颚片。右侧大触角基部有生殖孔的开口。螺口右侧有一呼吸孔。足扁平,呈长舌状。全体除跖面外,外表都有多角形的皱纹。各部位感觉均极灵敏,遇刺激即全部缩入壳内。

【生境分布】

河西地区多见于田野及阴湿处。常食草木及蔬菜等茎叶的表皮。

【采集加工】

夏季捕捉,捕捉后用沸水烫死,晒干。

【性味功能】

味甘、咸,性凉。有微毒！消水肿,利尿,杀虫,清瘟疫。

【主治应用】

水肿,肾热,膀胱热,尿闭,尿路结石,协日疫,协日乌素疮,肠虫病。

【文献记载】

《中华本草》蒙药卷,454页;

《中华本草》第9册,59页;

《中国药用动物志》,216页;

《甘肃中草药资源志》下册,1189页。

注：本品为中药蜗牛的来源之一。味咸,性寒。有小毒！清热解毒,镇惊,消肿。

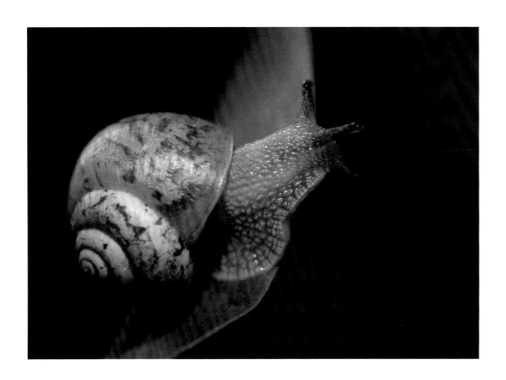

东亚钳蝎

来源 钳蝎科钳蝎属动物东亚钳蝎 *Buthus martensii* Karsch 的全体。

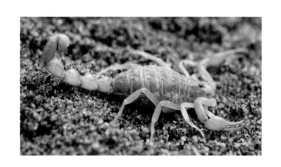

【蒙药名】

赫林奇图—浩如海。

【形态特征】

体长约6cm,躯干(头胸部和前腹部)为绿褐色,尾(后腹部)为土黄色。头胸部背甲梯形。侧眼3对。胸板三角形,螯肢的钳状上肢有2齿。触肢钳状,上下肢内侧有12行颗粒斜列。第3、第4对步足胫节有距,各步足附节末端有2爪和1距。前腹部的前背板上有5条隆脊线。生殖厣由2个半圆形甲片组成。栉状器有16~25枚齿。后腹部的前4节各有10条隆脊线,第5节仅有5条,第6节的毒针下方无距。

【生境分布】

河西地区多分布于潮湿阴暗石缝。

【采集加工】

野生蝎由仲春至初秋采收。清明至谷雨前后采收者为"春蝎",此时采收的品质较好;夏季产量较多,称为"伏蝎",此时采收的品质较次。饲养蝎隔年收1次。一般在春秋晚上,灯光诱捕,捕得后,先浸入水中,待喷出泥土,放盐水中煮沸后,清水漂过,晾干。

【药材性状】

本品头胸部与前腹部呈扁平长椭圆形,后腹部呈尾状,皱缩弯曲,完整者体长约6cm。头胸部呈绿褐色,前面有1对短小的螯肢和1对较长大的钳状脚须,形似蟹螯,背面覆有梯形背甲,腹面有足4对,均为7节,末端各具2爪钩;前腹部由7节组成,第7节色深,背甲上有5条隆脊线。背面绿褐色,后腹部棕黄色,6节,节上均有纵沟,末节有锐钩状毒刺,毒刺下方无距。气微腥,味咸。

【性味功能】

味甘、辛、咸,性平。有毒!明目,镇赫依,愈白脉,清脑。

【主治应用】

视力减退,癫痫。

【文献记载】

《中华本草》蒙药卷,431页;
《中国药用动物志》,422页;
《中国药用动物原色图鉴》,86页;
《甘肃中草药资源志》下册,1057页;
《中华人民共和国药典》2020年版一部,149页。

注:本品为传统中药全蝎的唯一来源。味辛,性平。有毒!熄风镇痉,通络止痛,攻毒散结。

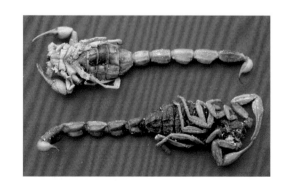

黄黑小斑蝥

来源 芫菁科斑蝥属动物黄黑小斑蝥 *Mylabri scichori* Linnaeus 的全体。

【蒙药名】

阿拉嘎—斑布。

【形态特征】

体型小,长 10~15mm。全体被黑毛。头圆三角形,具粗密刺点。复眼大,略呈肾形。触角 1 对,触角末节基部与前节等阔。前胸长稍大于宽。鞘翅端部宽于基部,底色黑色。每翅各有 3 条黄赭色横带纹。翅面黑色部分刻点密集,黄色部分刻点甚粗。关节处能分泌一种气味辛辣的黄色液体斑蝥素。

【生境分布】

河西地区多生于豆类植物上。

【药用来源】

干燥全虫。

【采集加工】

7~8 月间于清晨露水未干时捕捉。捕捉时应戴手套及口罩,以免毒素刺激皮肤、黏膜。捕得后,置布袋中,用沸水烫死后取出晒干。泡制方法有 4 种:①取斑蝥,去薄翅,置于热酒中浸透。取出晒干。②取斑蝥,去薄翅,用白面包裹,煨至面微黄、取出,去面即可。③取斑蝥,去薄翅,置于童便中浸透,取出,晒干。④取斑蝥,去薄翅,放进炒热的大麦或小麦中,待凉后取出。

【药材性状】

体型较小,长 1~1.5cm。头及口器向下垂,有较大的复眼及触角各 1 对,触角多已脱落。背部具革质鞘翅 1 对,黑色,有 3 条黄色或棕黄色的横纹;鞘翅下面有棕褐色薄膜状透明的内翅 2 片。胸腹部乌黑色,胸部有足 3 对。有特殊的臭气。

【性味功能】

味苦、辛,性平。有毒!《无误蒙药鉴》:"红花斑蝥效锐、软,黑斑蝥效锐、糙,黄斑蝥效糙、有毒。"利尿,泻脉疾,攻毒。

【主治应用】

狂犬病,脉管病,秃疮,协日乌素,瘰症,鼠疮,恶疮。

【文献记载】

《中华本草》蒙药卷,449 页;

《甘肃中草药资源志》下册,1175 页;

《中华人民共和国药典》2020 年版一部,345 页。

注:本品为传统中药斑蝥的来源之一。味辛,性热。有大毒!破血逐瘀,散结消癥,攻毒蚀疮。

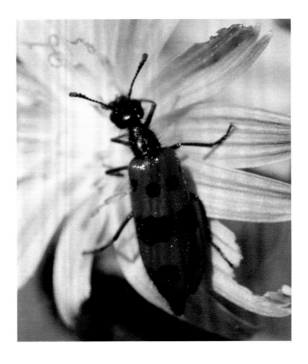

211

动物药

蜣螂虫

来源 金龟子科蜣螂属动物屎壳螂 *Caharsius molossus* Linnaeus 的干燥全虫。

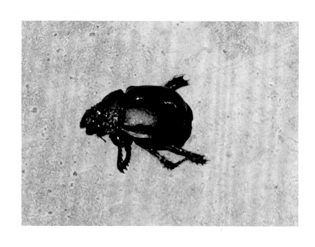

【蒙药名】

朝赫—浩如海。

【形态特征】

全体黑色,稍带光泽。雄虫体长3.3~3.8cm,雌虫略小。雄虫头部前方呈扇面状,中央有一基部大而向上逐渐尖细并略呈方形的角突;其后方之两侧有复眼。前胸背板密布匀称的小圆突,中部有横形隆脊,隆脊中段微向前曲成钝角状,两侧端各有齿状角突1枚;前翅为鞘翅;后翅膜质,黄色或黄棕色。雌虫外形与雄虫相似,唯头部中央不呈角状突而为后面平、前面扁圆形的隆起,顶端是一横脊;前胸背板横形隆脊近似直线,两侧端不呈齿状突角,且只有外侧的深凹,明显可见。

【生境分布】

河西地区广布。栖息在牛粪堆或在粪堆下掘土穴居。吸食动物尸体及粪尿等。有夜间扑灯趋光的习性。产卵后,雌雄共同推曳粪土将卵包裹而转成丸状。

【采集加工】

一般于6~8月间晚上利用灯光诱捕,沸水烫死,可用炭火烘干。

【药材性状】

虫体呈椭圆形,长3~4cm,宽1.8~3cm,黑褐色,有光泽。雄虫较雌虫稍大,头部前方呈扇面形,易脱落,中央具角突1支,长约6mm。前胸背板呈宽半月形,顶部有横形隆脊,两侧各有角突1枚,后胸约占体长的1/2,为翅覆盖。雌虫头部中央及前胸背板横形隆脊的两侧无角状突。前翅革质,黑褐色,有7条纵向平行的纹理,后翅膜质,黄色或黄棕色。足3对,体质坚硬。有臭气。

【性味功能】

味咸,性寒。有毒!杀黏,平痧。

【主治应用】

黏性痧,尿道结石。

【文献记载】

《中华本草》蒙药卷,456页;

《中华本草》第9册,206页;

《中国药用动物志》,597页;

《中国药用动物原色图鉴》,137页;

《甘肃中草药资源志》下册,1188页。

注:本品为传统中药蜣螂的唯一来源。味咸,性寒。有毒!破瘀,定惊,通便,散结,拔毒祛腐。

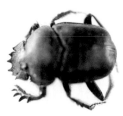

中华蜜蜂

来源 蜜蜂科蜜蜂属动物中华蜜蜂 *Apis cerana* Fabricius 所酿的蜜。

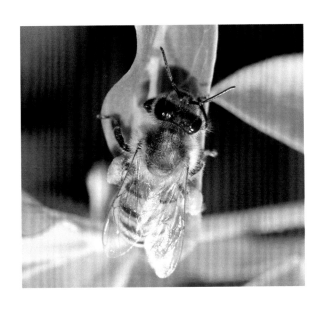

【蒙药名】

巴勒。

【形态特征】

体长8~20mm,黄褐色或黑褐色,生有密毛;头与胸几乎同样宽;腰部较胸部、腹部纤细;触角膝状,复眼椭圆形,口器嚼吸式,后足为携粉足;两对膜质翅,前翅大,后翅小,前后翅以翅钩列连锁;腹部近椭圆形,体毛较胸部为少,腹末有螫针。有母蜂、工蜂和雄蜂3种。工蜂体小,体暗褐色,头、胸、背面密生灰黄色的细毛,头略呈三角形。母蜂俗称蜂王,体最大,翅短小,腹部特长,生殖器发达。雄蜂较工蜂稍大,头呈球状,复眼很大。母蜂和雄蜂的口器均退化;足上无采贮花粉的构造,腹下蜡板和蜡腺均无。

【生境分布】

河西部分县有养殖。

【采集加工】

春、夏、秋季采收。先将蜂巢割下,置于布袋中,将蜜挤出,除去蜂蜡和碎片及其他杂质即得。

【药材性状】

本品为半透明、带光泽、浓稠的液体,白色至淡黄色或橘黄色至黄褐色,放久或遇冷渐有白色颗粒状结晶析出。气芳香,味极甜。

【性味功能】

味甘,性温。祛巴达干,润肠,燥协日乌素,解毒。

【主治应用】

巴达干病,协日乌素病,便秘。

【文献记载】

《中华本草》蒙药卷,455页;

《中国药用动物志》,620页;

《中国药用动物原色图鉴》,144页;

《甘肃中草药资源志》下册,1191页;

《中华人民共和国药典》2020年版一部,374页。

注:蜂蜜亦为传统中药。味甘,性平。补中,润燥,止痛,解毒;外用生肌敛疮。

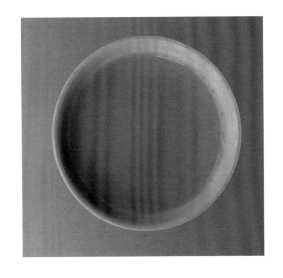

213

动物药

白条锦蛇

来源　游蛇科锦蛇属动物白条锦蛇 *Elaphe dione*（Pallas）脱下的皮膜。

【蒙药名】

毛盖音—昭勒保德斯。

【形态特征】

头略呈椭圆形,体尾较细长,全长1m左右。吻鳞略呈五边形,宽大于高,从背面可见其上缘,鼻间鳞成对,宽大于长;前额鳞1对近方形;额鳞单枚成盾形,瓣缘略宽于后缘,长于其与吻端的距离;顶鳞1对,较额鳞要长。鼻孔大,开口于大小几相等的前后鼻鳞间;头顶有黑褐色斑纹3条;躯尾背面具3条浅色纵纹。

【生境分布】

河西地区多生活于平原、丘陵或山区、草原,栖于田野、坟堆、草坡、林区、河边及近旁,也常见于菜园、农家的鸡窝、畜圈附近,有时为捕食鼠类进入老土房。晴天白天和傍晚都出来活动。

【采集加工】

全年皆可收集,但以3~4月间为最多。取得后抖去泥沙,晒干或晾干。净选,置锅内炒至微黄色。

【药材性状】

本品多为灰白色半透明薄膜,呈圆管状,常压扁或皱缩,完整者多在50~100cm长,尾、头渐细,背面多银灰色,有菱形鳞片痕迹,腹面多为银白色,有1排横长的长椭圆形鳞纹。体轻,质脆,易破碎,气腥。

【性味功能】

味甘、咸,性辛。有小毒！燥脓及协日乌素,消肿,杀虫止痒,下胎衣。

【主治应用】

白癜风,瘙痒,疥癣,疮疹等皮肤病。

【文献记载】

《中国药用动物志》,1175页;

《甘肃中草药资源志》下册,1149页。

注：中药蛇蜕的来源为游蛇科动物黑眉锦蛇 *Elaphe taeniura* Cope、锦蛇 *Elaphe carinata*（Guenther）或乌梢蛇 *Zaocys dhumnades*（Cantor）等蜕下的干燥表皮膜。见《中华人民共和国药典》2020年版一部,329页。白条锦蛇 *Elaphe dione* 在甘肃当地亦作为蛇蜕的来源之一。

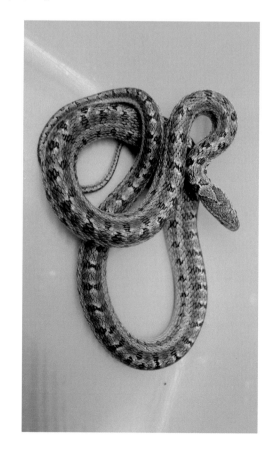

秃鹫

来源 鹰科秃鹫属动物秃鹫 *Aegypius monachus* (Linnaeus)的肉。

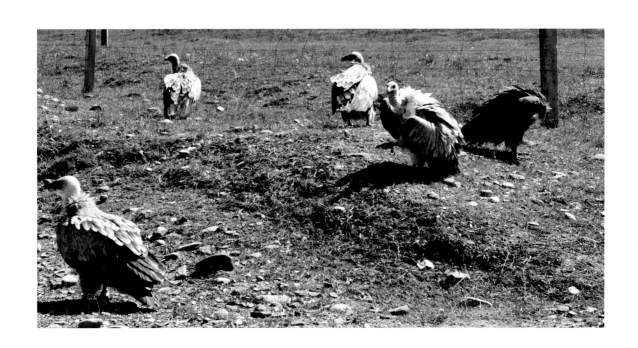

【蒙药名】

塔斯音—浩列。

【形态特征】

体型大,通体大都乌褐色。头被以乌褐色绒羽;颈裸部呈铅蓝色,皱领浅褐接近白色。背、肩、腰、尾上覆羽均暗褐色;翼上覆羽以及次级和三级飞羽亦暗褐色,初级飞羽黑褐色,羽轴黑褐;下体暗褐色;胸前密被以毛状绒羽,两侧各有1明显的一束蓬松的矛状长羽。胸、腹各羽微具较浅色纵纹;肛周和尾下覆羽褐白色;覆腿羽黑褐色。嘴黑褐,蜡膜铅蓝色;脚和趾珠灰色,爪黑色。

【生境分布】

河西地区多分布于海拔2000~4500m山区和山地草原。飞翔本能极佳。以大型兽类尸体为食。

【性味功能】

味辛,性温。破痞,温中,消食,开欲,消肿。

【主治应用】

胃寒,胃痛,消化不良。

【文献记载】

《中华本草》蒙药卷,433页;

《中华本草》第9册,544页;

《中国药用动物志》,1288页;

《中国药用动物原色图鉴》,311页;

《甘肃祁连山陆生野生脊椎动物图鉴》,101页;

《中国民族药辞典》,23页;

《甘肃中草药资源志》下册,1069。

【濒危情况】

《国家重点保护野生动物名录》:Ⅰ级。禁止滥捕。

动物药

藏雪鸡

来源　雉科雪鸡属动物藏雪鸡 *Tetraogallus tibetanus* Gould 的肉。

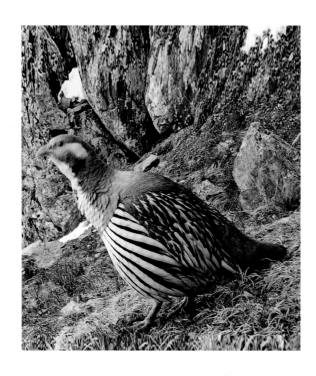

【生境分布】

河西地区通常栖息于高山裸岩带,在海拔3200~5500m间的高山灌丛及至雪线附近活动,是青藏地区的特产,但随不同季节变化也有迁移现象。冬季集群,主要在稀疏的圆柏林环境活动;气温升高,便逐渐向高山上部迁移,至草甸草原带,直到高山裸岩带,夏季至雪线。性怯畏人,翅强善飞,不易捕捉。主要以植物的球茎、块茎、根、草叶等为食,在7~8月亦食各种昆虫和无脊椎动物。巢营于险峻、陡峭山边的草丛或灌丛中。每窝产卵4~6枚,卵淡黄色或皮黄色,具褐色小斑点。

【性味功能】

味甘,性温。滋补,壮阳。

【主治应用】

妇女病、黄水病、癫痫、狂犬病、阳痿、遗精、不孕。

【文献记载】

《中华本草》第9册,487页;

《中国药用动物志》,1291页;

《甘肃祁连山陆生野生脊椎动物图鉴》,17页;

《甘肃中草药资源志》下册,1138页。

【濒危情况】

《国家重点保护野生动物名录》:Ⅱ级。

禁止滥捕。

注:中药名藏雪鸡。味甘,性温。滋补强壮。

【蒙药名】

乌力日。

【异名】

雪鸡、西藏雪雷鸟、淡腹雪鸡。

【形态特征】

额部及眼先皮淡黄色,颏、耳羽后部、喉及上胸均为白色,头和颈的余部深灰色。上背与颈的交接处有一道宽阔的皮黄色带斑,大致同胸部的一条杂有灰色的带斑相连,其上布满灰色或黑灰色粉状细点,背部带斑的粉点更为密集。背灰褐色,满布皮黄色粉斑,腰和尾羽近棕色,亦具粉斑。翅覆羽与背同色,但具棕白色宽的羽缘,初级飞羽灰褐色,次级飞羽具白色宽边,在翅上形成大的白斑,中部及两胁近白色,羽缘黑色,形成显著的纵纹。雌雄鸟几相似,但雌鸟跗跖无距。

鸽

来源 鸠鸽科鸽属动物岩鸽 *Columba rupestris*（Pallas）及原鸽 *Columba livia* Gmelin、家鸽 *Columba livia domestica* Linnaeus 的肉。

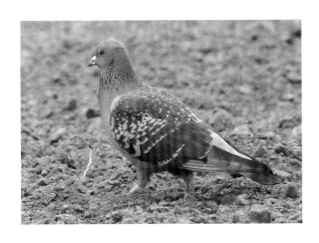

【蒙药名】

考日格力吉格纳。

【形态特征】

原鸽：体长30cm左右。头较小而圆。头、颈、胸和上背为石板灰色，在颈部、上背、前胸闪耀着金属绿紫色；背的其余部分及两翅覆羽呈暗灰色，翅上各有1道黑色横斑；初级和次级飞羽的先端均为宽的黑褐色；尾末端为宽的黑色横斑；下体自胸以下为鲜灰色。雌鸟体色似雄鸟，但暗一些。幼鸟背部灰黑，羽端多少为白色，下体亦较暗。

家鸽：由原鸽驯养而来，同时又有家鸽野生化。但在人工饲养过程中其形态的变化较大，以青灰色较普遍，有纯白、茶褐、黑白混杂等。

岩鸽：很似普通驯养的鸽子，但腰和尾上覆羽为石板灰色，尾羽基部亦为石板灰色，先端黑色，中段贯以宽阔的白色横带。

【生境分布】

原鸽：栖息于高山岩壁上或高大建筑物上。性喜群飞，晨、晚飞至耕作地上觅食，以各种植物种子及果实为食。

岩鸽：栖息于山区多岩和峭壁处。常小群在山谷或平原觅食。以植物种子为主。

家鸽：人工饲养。

【采集加工】

捕杀取肉，鲜用或晾干，研细。

【功能主治】

味甘，性温。滋补，壮阳。

【文献记载】

《中华本草》第9册，493页；

《中国药用动物志》，1326页；

《甘肃祁连山陆生野生脊椎动物图鉴》，46页；

《甘肃中草药资源志》下册，1154页。

217

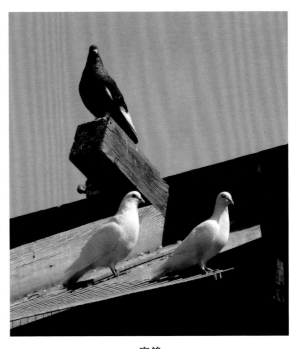

家鸽

动物药

雕鸮

来源 鸱鸮科雕鸮属动物雕鸮 *Bubo bubo* Linnaeus 的肉。

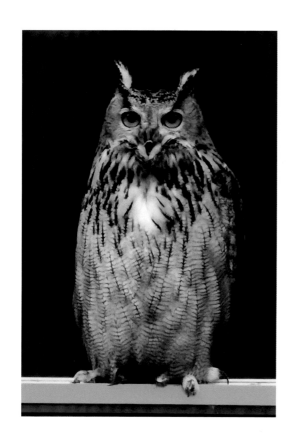

【蒙药名】

摇鲁。

【形态特征】

体长约600mm,体重约200g。眼先和眼的前缘密被白须,尖端杂以黑色。眼的上方有一大形黑斑。脸盘全部淡棕白色。各羽都杂有褐色细斑。头顶大都黑褐色。羽缘棕白色而具波状黑斑。耳羽突约长达55mm,外黑内白,高突于头顶两侧。后背和上背棕色,各羽中央贯以黑褐色粗纹,羽端两侧点缀有同色的细横斑。肩、下背及翅上的三级飞羽为沙灰色,杂以棕色和黑褐色斑,棕斑部分具褐色细点。颏和喉白色,领斑褐色。胸棕色,胸羽中央贯以黑色粗纹,羽缘缀有同色细横斑。上腹和胁棕色,但中央黑纹变细,羽缘黑斑较浓;下腹中央几无杂斑。眼金黄色。嘴、爪暗铅色,而具黑端。

【生境分布】

河西地区多栖息于山地林间,冬季迁至平原树丛中,于树洞、岩隙或其他鸟窝中营巢。白天潜伏,夜间或黄昏活动。听觉发达,善于夜间捕食田鼠、鸟类、野兔、蜥蜴或昆虫类等。

【性味功能】

味咸、酸,性平。

【主治应用】

甲状腺肿大,疟疾,瘰疬,结核,风虚头晕及噎膈病。

【文献记载】

《中华本草》第9册,498页;

《中国药用动物志》,1339页;

《中国药用动物原色图鉴》,340页;

《甘肃祁连山陆生野生脊椎动物图鉴》,116页;

《甘肃中草药资源志》下册,1157页。

【濒危情况】

《国家重点保护野生动物名录》:Ⅱ级。

禁止滥捕。

218

喜鹊

来源　鸦科喜鹊属动物喜鹊 *Pica pica* (Linnaeus) 的肉。

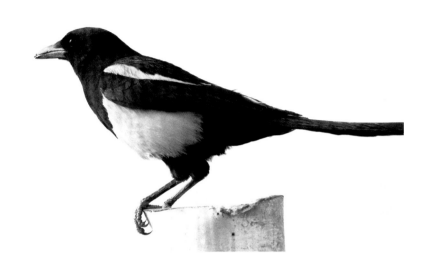

219

【蒙药名】

夏扎盖。

【形态特征】

嘴、脚粗健,嘴缘光滑;鼻孔圆形,被额羽所遮。颈、背部中央均黑色,上体内亮;翼黑,有绿色和蓝色金属反光。肩羽和腹部均纯白色。颏、喉、胸、下腹中央、肛周及覆腿羽均黑色。尾羽较长,亦为黑色,带绿色金属光泽。

【生境分布】

河西地区多栖息于居民点、人口稠密的村镇周围,在林缘、路旁大树或庭院等处筑巢,多成对活动或多集群生活。性机警。喜鹊为杂食性的鸟,主要以各种昆虫及其幼虫为食物,亦食作物种子、草籽等。

【采集加工】

捕杀喜鹊取肉,鲜用或晾干、捣细备用。

【性味功能】

味甘,性平。治久病体虚,瘿病。

【主治应用】

瘿病,体弱。

【文献记载】

《中华本草》第9册,509页;

《中国药用动物志》,1359页;

《中国药用动物原色图鉴》,353页;

《甘肃祁连山陆生野生脊椎动物图鉴》,145页;

《甘肃中草药资源志》下册,1184页。

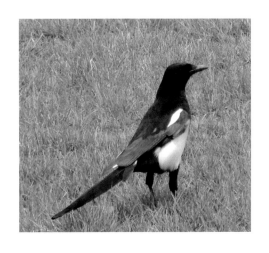

动物药

红嘴山鸦

来源　鸦科山鸦属动物红嘴山鸦 *Pyrrhocorax pyrrhocorax*（Linnaeus）的肉。

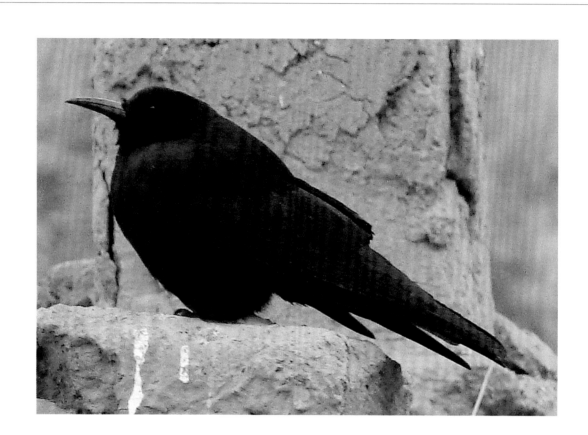

【蒙药名】

冲宁。

【形态特征】

体长约36cm。通体黑色，与一般乌鸦相同，但嘴形细长而曲，并呈朱红色。幼鸟两翅和尾闪烁着金属光泽，与成鸟一样，全身余部均纯黑褐色，而无辉亮。嘴端和嘴缘尤淡，近角色；虹膜偏红；脚污褐色。雌雄羽色相同。

【生境分布】

河西地区分布于山地及平原。平时结成群集，飞翔山谷间，有时散见于近山平原的田地或园圃间觅食。有时和寒鸦混在一起飞行。

【采集加工】

四季捕猎，捕后取肉鲜用或晾干。

【性味功能】

味酸，性平。祛风定痫，滋阴止血。

【功能应用】

头风眩晕，小儿风痫，肺痨咳嗽，吐血。

【文献记载】

《中华本草》第9册，510页；

《中国药用动物志》，1360页；

《中国药用动物原色图鉴》，351页；

《甘肃祁连山陆生野生脊椎动物图鉴》，147页；

《甘肃中草药资源志》下册，1064页。

麻雀

来源 雀科麻雀属动物麻雀 *Passer montanus* Linnaeus 的肉或全体。

【蒙药名】

毕勒珠海音—玛哈。

【形态特征】

体长约12cm。嘴粗短,圆锥状,黑色。虹膜暗红褐色。额后颈纯栗褐色,眼下缘、眼先、颏和喉的中部均黑色;颊、耳羽和颈侧白色,耳羽后都具有黑色斑块。上体砂褐色,翁和两肩密布黑色粉纹,并缀以棕褐色。两翅的小覆羽纯栗色,中、大覆羽黑褐而具白端,大覆羽更具棕褐色外缘;小翼羽、初级覆羽及全部飞羽均为黑褐色,各羽具有狭细的淡棕褐色边缘;外侧初级飞羽的缘纹,除第1枚外,其余羽基和近羽端两处,形稍扩成2道横斑状;内侧次级飞羽的缘纹较宽,棕色也较浓。尾暗绿色,羽缘较淡。腹淡灰近白,有褐彩,两胁转为淡黄色,尾下覆羽较胁更淡。脚趾均为黄褐色。

【生境分布】

河西地区多栖于有人类活动的地方。

【采集加工】

秋、冬季捕杀,除去羽毛、爪及内脏,洗净晒干或在牛油中煮煎后晒干。

【药材性状】

本品呈圆柱形,两头钝圆,略弯曲,长4~8cm,直径1~2cm,表面灰白色或灰棕色。质稍硬,易折断,断面棕色,呈粒状。气微腥臭。

【性味功能】

味甘,性温。效重、腻。补精壮阳,祛寒,愈伤。

【主治应用】

肾衰弱,精液耗损,阳痿,身体虚弱。

【文献记载】

《中华本草》第9册,513页;
《中华本草》蒙药卷,445页;
《中国药用动物志》,1370页;
《中国药用动物原色图鉴》,356页;
《甘肃中草药资源志》下册,1143页。

注:中药名麻雀肉。味甘,性温。补肾壮阳,益精固肾。

221

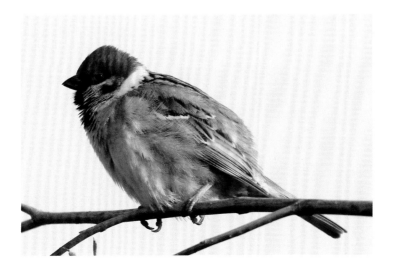

动物药

刺猬

来源 猬科猬属动物刺猬 *Erinaceus europaeus* Linnaeus 的皮刺。

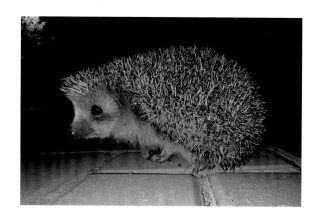

【蒙药名】

札拉音—乌苏。

【形态特征】

体型较大,体长约22cm,尾长约2cm。头宽,吻尖。耳短,不超过其周围之棘长。足及爪较长。身体背面被粗而硬的刺,头顶部之刺略向两侧分列。刺之颜色可分两类:一为纯白色,或尖端略染棕;另一基部白色或土黄色,其上棕色,再上端复为白色,尖呈棕色。整个体背呈土棕色。脸部、体侧和腹面以及四肢的毛为灰白或浅灰黄色。四足浅棕色。头骨之额关节窝后突甚小,明显低于颞乳突窝之高。

【生境分布】

河西地区多分布于平原、丘陵或山地的灌木丛及农田。昼伏夜出,冬眠期长达半年。遇敌蜷缩成一刺球。食物以昆虫及其幼虫为主,亦食幼鸟、鸟卵、蛙、蜥蜴,以及瓜果、蔬菜等。

【采集加工】

全年均可捕捉,于冬眠时捕获更易。捕后,用刀纵剖腹部,将皮剥下,翻开,撒上一层石灰,于通风处阴干。取净刺密封煅成炭或炒黄。

【药材性状】

本品呈扁囊状或不规则的片块状,大小不等,长、宽约20cm。外面密生硬刺,刺长1.5~3cm,坚硬如针,白色,灰白色或灰黄褐色,边缘多生有灰褐色软毛。内面灰白色或污黄色,去净油肉的带刺的基部显小疙瘩。气腥臭。

【性味功能】

味苦、微甘,性平。化瘀止痛,止血,涩精、缩尿。

【主治应用】

遗精,便血,催乳,胃脘疼痛。

【文献记载】

《中华本草》蒙药卷,434页;

《中华本草》第9册,519页;

《甘肃中草药资源志》下册,1082页。

注:本品为传统中药刺猬皮的来源之一。味苦、涩,性平。化瘀止痛,收敛止血,涩精缩尿。

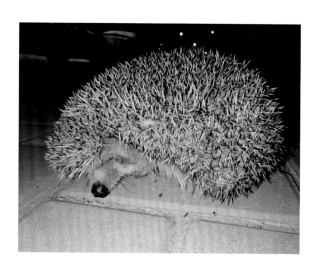

狼

来源 犬科犬属动物狼 *Canis lupus* Linnaeus 的舌、胃。

【蒙药名】

奇奴瓦音—赫勤;奇奴瓦音—浩道杜。

【形态特征】

体长 1~1.5m,尾长 35~50cm,体重 30~40kg,雌性较小。外形和狼狗相似,但吻略尖长,口稍宽阔,耳竖立不曲。尾挺直状下垂。身体强壮,四肢有力。一般身体暗黄,头部浅灰色;背部毛色黑与棕相混杂;腹部及四肢内侧纯白色,但腹部稍带棕色,足部黄白或浅棕色,尾部与背部同色。个体毛色差异很大,有棕色、浅黄或灰白色等。此外,还有全白色或全黑色的。

【生境分布】

河西地区分布于海拔 2400~4300m 山地、森林、丘陵、草原、荒漠等地。

【采集加工】

全年均可采集,捕杀后,割取舌;剖腹取出胃,除取杂质,洗净,晒干或烘干。

【性味功能】

舌:味甘、苦,性凉;杀黏,消肿;胃:味甘,性热;温中,消食。

【主治应用】

舌:舌肿,化脓性扁桃体炎,结喉,龈肿;胃:消化不良,胃巴达干病,胃痛,肋痞。

【文献记载】

《中华本草》蒙药卷,440 页;

《中华本草》第 9 册,544 页;

《中国药用动物志》,1410 页;

《甘肃祁连山陆生野生脊椎动物图鉴》,317 页;

《中国药用动物原色图鉴》,371 页;

《甘肃中草药资源志》下册,1127 页。

【濒危情况】

《国家重点保护野生动物名录》:Ⅱ 级。

注:中药使用其肉、脂肪等,不包括舌和胃。

223

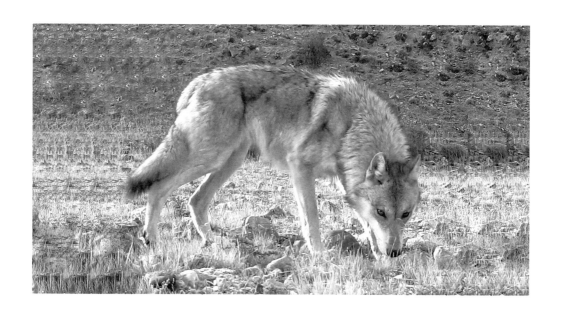

动物药

狐狸

来源 犬科狐属动物狐狸 *Vulpes vulpes* Linnaeus 的肺。

【蒙药名】

乌讷根—奥西格。

【形态特征】

体长 60~90cm,尾长 40~60cm,体重 5~10kg,外形似狗而略细长,颜面部狭,吻尖,耳大,四肢较短。肛门附近有臭腺,能分泌狐臊气味。尾毛蓬松。毛色变异很大,一般头部灰棕色,耳背面黑或黑褐色,唇和下颏到前胸部暗白色。背红棕色,颈、肩和身体两侧稍带黄色。尾部与背色相同,尾尖端白色。四肢浅褐色或棕色,外侧有宽狭不等的黑褐色纹。

【生境分布】

河西地区多分布于森林草原、丘陵等处的树洞或土穴中。嗅觉、听觉发达,昼伏夜出,行动敏捷。食性很杂,喜食老鼠、野兔、各种野禽、昆虫、蛙、鱼及野果。

【采集加工】

全年可采。捕杀后割取肺,割成条,晒干或烘干。

【药材性状】

呈不规则的扁块状,长约8cm,宽约7cm,厚约3cm。表面褐色,上部有残存的气管。体轻,质脆易断。断面不平坦,红棕色,具蜂窝状孔,有空洞。气腥。

【性味功能】

味甘,性平,效软。滋肺,定端。

【主治应用】

肺脓肿,干咳,肺陈热,肺气肿。《无误蒙药鉴》:"治肺脓疡,痰中带血症。"

【文献记载】

《中华本草》蒙药卷,435页;

《中华本草》第9册,573页;

《中国药用动物志》,1413页;

《中国药用动物原色图鉴》,373页;

《甘肃祁连山陆生野生脊椎动物图鉴》,317页;

《甘肃中草药资源志》下册,1088页。

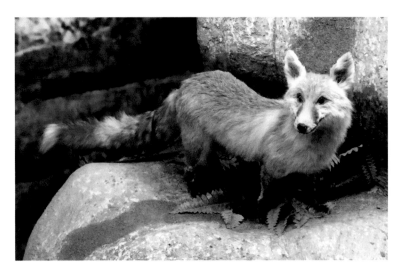

棕熊

熊科熊属动物棕熊 *Ursus arctos* Linnaeus 的胆汁。

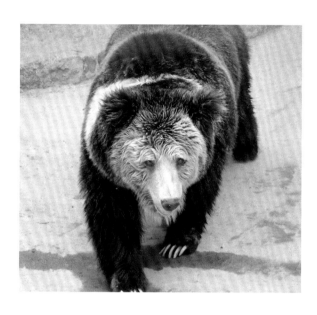

【蒙药名】

巴巴盖音—苏斯。

【异名】

熊。

【形态特征】

体长 1.5~2.8m,肩高 0.9~1.5m,体重 200kg 左右。头圆而宽,吻长,鼻宽,耳大,肩背和后颈部肌肉隆起。四肢粗大,5 趾;前足爪较后足爪长,前肢腕部的肉垫细小,后趾跖部的肉垫宽厚,并在其内侧具短毛。尾短。全身为棕黑色,头部较浅,稍带褐色;腹面毛色比背部浅暗;四肢黑色。

【生境分布】

河西地区分布于祁连山海拔 4000~4300m 高山,有冬眠习性。多在白天活动,能直立行走,善爬树和游泳,多独居。

【采集加工】

一般于冬季捕捉,捕获后,剖腹取胆,割时先将胆口扎紧,小心剥除胆囊外附着的油脂,用木板夹扁,悬挂于通风处阴干,或置于石灰缸中干燥。不宜晒干或烘干。

【性味功能】

味苦,性凉。锁脉止血,平息协日,明目,止腐,生肌。

【主治应用】

鼻衄,吐血,咯血,子宫出血,肝热,协日病,黄疸,目赤肿痛,疮疡。

【文献记载】

《中华本草》蒙药卷,457 页;

《中华本草》第 9 册,574 页;

《中国药用动物志》,1420 页;

《中国药用动物原色图鉴》,375 页;

《甘肃祁连山陆生野生脊椎动物图鉴》,301 页;

《中国民族药辞典》,847 页;

《中国民族药志》第三卷,567 页;

《甘肃省志·动植物志》上册,988 页;

《甘肃中草药资源志》下册,1161 页。

【濒危情况】

《国家重点保护野生动物名录》:Ⅱ级。

禁止滥捕。

注:中药名熊胆。《中华人民共和国药典》1977 年版一部曾收载熊胆,1985 年版起再未收录。现极少使用,或通过人工养殖获取。

225

动物药

香鼬

来源 鼬科鼬属动物香鼬 *Mustela altaica* Pallas 的肉。

【蒙药名】

扫龙嘎音—玛哈。

【形态特征】

体形似黄鼬,但较小。体重 100~300g,体长 21~34cm,尾长 10~16cm。体细长,四肢短。雄性较雌性体大。上唇、下颌皆白色。颜面部和耳背棕色。体背褐黄色或棕黄褐色,腹面淡黄色或橘黄色而呈白。背部中央呈淡褐色,足部有时杂有白色,夏毛色泽较深,背面的颜色几近于棕褐色。

【生境分布】

栖息于山地森林和草原,利用别的动物洞穴居住。以鼠类为食。

【采集加工】

冬季捕捉,捕杀后,剥皮,剖腹,剔除骨骼,取肉烘干。

【性味功能】

味甘,性温。祛寒。

【主治应用】

遗尿,肝硬化,炭疽。

【文献记载】

《中华本草》蒙药卷,439 页;

《中华本草》第 9 册,584 页;

《中国药用动物志》,1431 页;

《甘肃祁连山陆生野生脊椎动物图鉴》,305 页;

《甘肃中草药资源志》下册,1110 页。

注:中药名香鼬。味甘,性温。解毒。

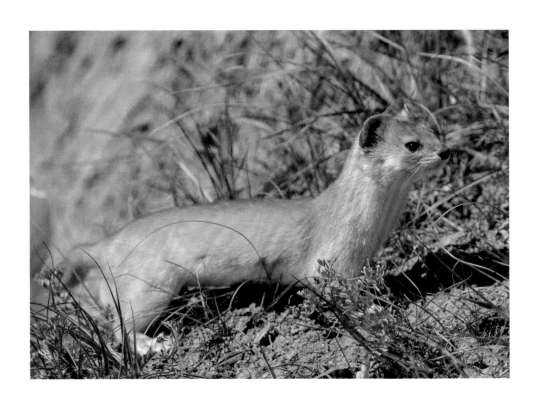

驴

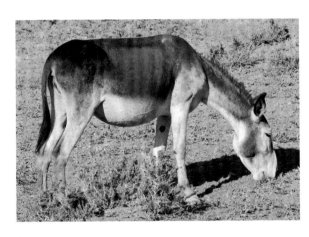

【蒙药名】

额勒吉根—赤素。

【形态特征】

体形如马而较小。头大,眼圆,耳长。面部平直,头颈高扬,颈部较宽厚,鬃毛稀少。四肢细长,蹄质坚硬。尾基部粗而末梢细。体毛厚而短,有黑色、栗色、灰色。嘴部有明显的嘴圈。耳郭背面同身色,内面色较浅,尖端几呈黑色,腹部及四肢内侧均为白色。

【生境分布】

为饲养家畜。河西各县皆有饲养。

【采集加工】

秋季或冬季杀后采血,放入平底器皿中晾干或烘干。

【药材性状】

本品呈大小不等的不规则块状,大者成块,小者为粒。灰褐色,小颗粒表面暗淡,质松脆。气微腥,嚼之有滑感。

【性味功能】

味咸,性温。燥协日乌素。

【主治应用】

关节协日乌素病,痛风,游痛症,巴木病。

【文献记载】

《中华本草》蒙药卷,434页;

《中国药用动物志》,1436页;

《中国药用动物原色图鉴》,393页;

《甘肃中草药资源志》下册,1075页。

注:马科动物驴的干燥皮或鲜皮经煎煮、浓缩制成的固体胶为传统中药阿胶,见《中华人民共和国药典》2020年版一部,197页。

227

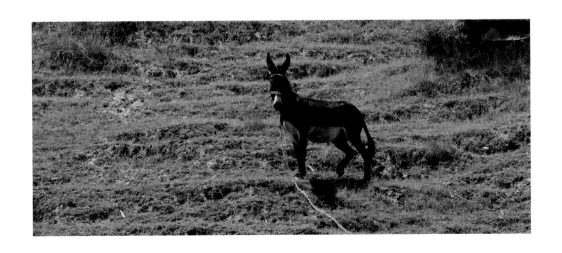

动物药

野马

马科马属动物野马 *Equus caballus* Linnaeus 的鲜奶经发酵而得的液体。

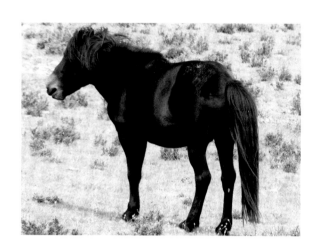

【蒙药名】

策格。

【形态特征】

体长1.5~2.5m，高1~1.5m。毛色随种类而不同。头、面狭长，耳直立能动。前额阔，上披长毛如发。颈部长，有鬃毛，自头后沿颈背向下披垂。躯干部长，胸部比腹部宽大。四肢细长，下部有距毛，前肢腕骨上方和后肢附骨下方，有一部分无毛而有坚固的灰白色胼胝体，俗称"夜眼"。足趾仅第3趾发达，成末端卵圆形的实性蹄；第2、第4趾均退化。尾自基部末端具总状长毛，形如尘拂。

【生境分布】

河西地区各县皆有养殖。

【采集加工】

夏季马产奶时挤下鲜奶倒入容器中，加适量酸马奶，用杆搅拌，保持一定的温度，避免过分发酵，数日后，打开容器时喷出热气，边缘有小气泡，并发出沙沙声，味酸甜即可服用。

【性味功能】

味辛酸，性平。温胃，消肿，补肺，降气。

【主治应用】

肺结核，心刺痛，动脉硬化，高血压，消化不良，消肿，浮肿。

【文献记载】

《中国药用动物原色图鉴》，391页。

《中华本草》第9册，611页。

注：中药使用其肉，不包括其乳品。

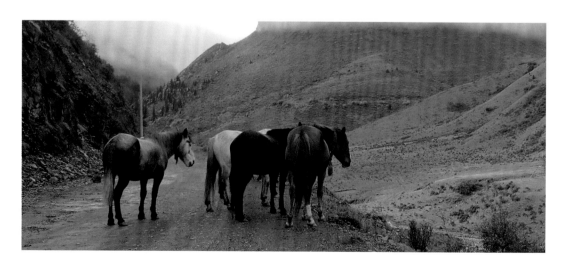

猪

来源 猪科猪属动物猪 *Sus scrofa domestica* Brisson 的血液。

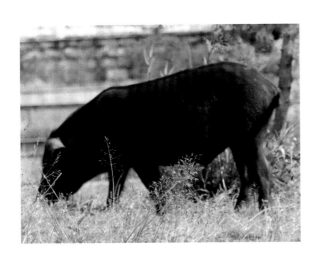

【蒙药名】

嘎海音—赤素。

【形态特征】

躯体肥胖,头大。鼻与口吻皆长,略向上屈。眼小,耳壳有的大而下垂,有的较小而前挺。四肢短小,4趾,前2趾有蹄,后2趾有悬蹄。颈粗,项背疏生鬃毛。尾短小,末端有毛丛。毛色有纯黑、纯白或黑白混杂等。

【生境分布】

河西地区各地都有养殖。

【采集加工】

全年均可采收。杀猪时采血,放置平底器皿中,置通风处阴干。

【药材性状】

本品呈大小不等的不规则块状,大者成块,小者成粒。黑褐色,小颗粒表面略有光泽,质松脆。气微腥。

【性味功能】

味甘,性凉。协日乌素,解毒,收敛包如扩散。

【主治应用】

协日乌素病,毒症,包如病。

【文献记载】

《中华本草》蒙药卷,444页;

《中华本草》第9册,614页;

《中国药用动物志》,1422页;

《中国药用动物原色图鉴》,395页;

《甘肃中草药资源志》下册,1156页。

注:中药名猪血。味咸,性平。补血养心,熄风镇惊,下气,止血。

229

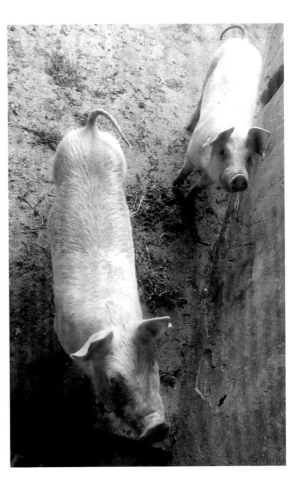

动物药

野猪

来源 猪科猪属动物野猪 *Sus scrofa* Linnaeus 的血液。

【蒙药名】

嘎海音—赤素。

【形态特征】

体长 1~1.5m。体躯健壮,四肢粗短,头较长,耳小并直立,吻部突出似圆锥体,其顶端为裸露的软骨垫(也就是拱鼻);每脚有4趾,且硬蹄,仅中间2趾着地;尾巴细短;犬齿发达,雄性上犬齿外露,并向上翻转,呈獠牙状;野猪耳披有刚硬而稀疏针毛,背脊鬃毛较长而硬;整个体色棕褐或灰黑色,因地区而略有差异。雄性比雌性大。猪崽带有条状花纹。

【生境分布】

河西地区分布于海拔 2400~3300m 灌丛、较低湿草地。

【采集加工】

全年均可采收,猎杀取血,蒸煮切块,晒干。

【药材性状】

本品呈大小不等的团块状获小块碎片状,乌黑发亮,成块者直径2~3cm。表面黑色、微有光泽,有多数细孔。体轻,质松脆,易碎。气微,味淡。

【性味功能】

味甘,性凉。燥协日乌素,解毒,收敛包如扩散。

【主治应用】

协日乌素病,毒症,包如病。

【文献记载】

《中华本草》蒙药卷,453页;

《中华本草》第9册,613页;

《中国药用动物志》,1440页;

《中国药用动物原色图鉴》,394页;

《甘肃中草药资源志》下册,1152页。

注:中药名野猪血。味甘、咸,性平。解毒,和胃。

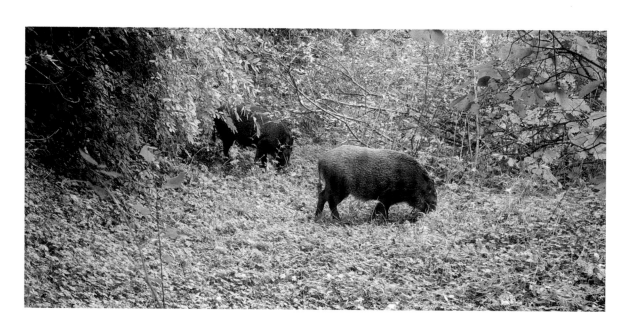

230

马麝

来源 麝科麝属动物马麝 *Moschus chrysogaster*（Hodgson）的成熟雄性香囊中的干燥分泌物。

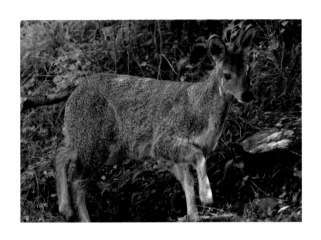

【蒙药名】

札阿日。

【异名】

西麝、高山麝、獐子、香獐子。

【形态特征】

体长 80~90cm，肩高 50~60cm，体重 10~15kg。个体大小似成体山羊，全身沙黄褐色，头形狭长，吻端尖，耳朵直竖。雌、雄均没有角。耳狭长，雌麝较长。成兽颈背有 4~6 个大型棕黄色斑点，颌白色，颈下纹浅黄或灰白色。尾短粗。耳背端部毛色棕黄。雄性有发达的獠牙，裸于唇外，腹部有麝香腺囊。背部为浅黄褐色。后部棕褐色，往往以跳跃方式行进。

【生境分布】

河西地区分布于海拔 2400~3900m 高山灌丛、草甸和山地森林草原带。

【采集加工】

野麝多在冬季至次春猎取，猎获后，割取香囊，阴干，习称"毛壳麝香"；剖开香囊，除去囊壳，习称"麝香仁"。家麝直接从其香囊中取出麝香仁，阴干或用干燥器密闭干燥。

【药材性状】

麝香仁：野生者质软，油润，疏松；其中不规则圆球形或颗粒状者习称"当门子"，表面多呈紫黑色，油润光亮，微有麻纹，断面深棕色或黄棕色；粉末状者多呈棕褐色或黄棕色，并有少量脱落的内层皮膜和细毛。

【性味功能】

味辛、苦，性凉，效钝、轻、糙、腻。杀黏，解毒，开窍，止痛，燥协日乌素，消肿。

【主治应用】

黏症，瘟疫，虫疾，亚玛，毒热，脉病，中风，热性协日乌素症，肾病，肝病。

【文献记载】

《中华本草》蒙药卷，462~464 页；

《中国药用动物志》，1463 页；

《中国药用动物原色图鉴》，398 页；

《甘肃祁连山陆生野生脊椎动物图鉴》，322 页；

《甘肃中草药资源志》下册，1258 页；

【濒危情况】

《国家重点保护野生动物名录》：Ⅰ级。

注：本品为传统中药麝香来源之一，主要功效：开窍醒神，活血通经，消肿止痛。见《中华人民共和国药典》2020 年版一部，402 页。

马鹿

| 来源 | 鹿科鹿属动物马鹿 *Cervus elaphus* Linnaeus 尚未骨化的角(鹿茸)或已骨化的角(鹿角)。 |

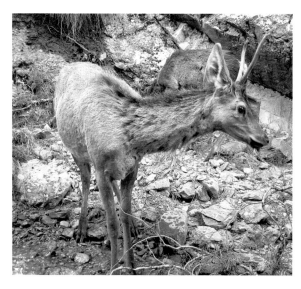

【蒙药名】

楚松—额布日;宝格音—额布日。

【异名】

鹿、八叉鹿。

【形态特征】

体型较大。体长可达2m;肩高约1.2m;体重约200kg。雄性有角,眉叉斜向前伸,与主干几成直角,主干长,稍向后倾斜,并略向内弯;第2叉紧靠眉叉;第3叉与第2叉的距离远,有时主干末端有分叉;角基有一圈隆起,表面有粗糙的峡突。鼻端裸露,有眼下腺。耳大而直立。颈下被毛较长。尾短,有软的尾毛。蹄大成卵圆形,两侧蹄较长。毛色均匀,冬毛厚密,棕灰色。嘴和下颌毛色棕黑,两颊较浅,额上棕色,耳郭背黄褐色。颈上有棕黑色鬃毛,脊背平直,上有一条棕黑色背纹。体例黄棕色,臀部有黄白色斑。夏毛较短,赤褐色,睑、嘴及四肢内侧苍灰色。

【生境分布】

河西地区祁连山区有野生,栖息于混交林、高山森林草原。河西部分地方有养殖。

【采集加工】

鹿茸:夏、秋二季锯取鹿茸,经加工后,阴干或烘干。鹿角:多于春季拾取,除去泥沙,风干。

【性味功能】

鹿茸:味甘、咸,性温。燥脓,燥协日乌素,益精补血,强筋骨,壮身。鹿角:味咸,性温。燥脓,燥恶血,平协日乌素,消肿,止刺痛,解毒。

【主治应用】

鹿茸:肺脓肿,瘀血,遗精,滑精,阳痿,月经不调,创伤,伤筋折骨,体虚精衰。《蒙医药选编》:"燥胸部脓血,燥协日乌素。"鹿角:肺脓肿,咳血痰,胸伤水肿,胸胁刺痛症,乳肿,疮疡。

【文献记载】

《中华本草》蒙药卷,446页;

《中国药用动物志》,1469页;

《中国药用动物原色图鉴》,401页;

《甘肃祁连山陆生野生脊椎动物图鉴》,323页;

《甘肃中草药资源志》下册,1167页;

《中华人民共和国药典》2020年版一部,335页。

【濒危情况】

《国家重点保护野生动物名录》:Ⅱ级。

野牦牛

来源　牛科牛属动物野牦牛 *Bos grunniens* Linnaeus 的心脏。

【蒙药名】

宝哈—古热森—珠日和。

【形态特征】

体型大而粗壮,成年雄兽长达3.6m。肩高可至1.6m,体重500kg以上。肩部有凸起的隆肉。耳小。四肢短而粗。雄性角大,角基略扁,两角距离很大,角先直升,再向外,复向上弯曲,角尖又有向后弯的趋势。被毛暗褐色,头和背部的毛短而光滑,体侧、颈、腹、胸、尾部均具长毛。吻部、鼻部稍呈白色。年老时,头部的毛色较灰,背部带棕红色。尾下垂至踵部。家养的牦牛体型较小,毛色或有变化。繁殖期在秋季,怀孕期8~9月。

【生境分布】

栖息在海拔4000~5000m的青藏高原,食草为生。能耐寒冷而畏热。常数十成群。

【采集加工】

全年均可采集,捕杀后取出心脏晒干或割成条晒干。

【药材性状】

本品完整者呈心形,大小不等,长约15cm,宽约7cm,略带心包膜、动脉血管及少量脂肪,外表棕褐色至紫褐色。体重质坚,断面棕褐色。多纵切成4块,呈椭圆形或圆锥形,表面皱缩不平,有空腔。气腥。

【性味功能】

味甘、涩,性温,效重、腻。镇心赫依,镇静,止痛。

【主治应用】

心赫依,心律不齐,心绞痛。

【文献记载】

《中华本草》蒙药卷,442页;

《中国药用动物志》,1500页;

《中国药用动物原色图鉴》,417页;

《甘肃祁连山陆生野生脊椎动物图鉴》,330页;

《甘肃中草药资源志》下册,1085页。

【濒危情况】

《国家重点保护野生动物名录》:Ⅰ级。

注:《中华本草》第9册,677页。中药使用其角,不包括心脏。现已极少使用。

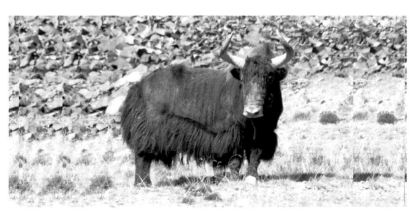

黄牛

来源　牛科牛属动物黄牛 *Bos taurus domestica* Gmelin 的胆囊、胆管及肝管中的结石。

【蒙药名】

给旺、乌赫仁——给旺。

【形态特征】

体型较大。头上有两只不大的角。鼻阔,眼耳都较大。喉下有肉垂。四肢短壮。体毛黄色的居多,也有褐色和黑色。尾端有丛毛。

【生境分布】

河西各地饲养。

【采集加工】

全年均产。于宰牛时注意牛的胆、胆管及肝管中有无硬块,如有即为牛黄,应立即滤去胆汁,将牛黄取出。除净外部薄膜,先裹以灯心草或通草丝,外面再包以白布或毛边纸,置阴凉处阴干。干燥时,切忌风吹、日晒、火烘,以防破裂或变色。

本品大多取于胆,形较圆,商品称"胆黄";取于胆管、肝管者,呈管状,称为"管黄"。

【药材性状】

本品多呈卵形、类球形、三角形或四方形,大小不一,直径0.6~3(4.5)cm,少数呈管状或碎片。表面黄红色至棕黄色,有的表面挂有一层黑色光亮的薄膜,习称"乌金衣",有的粗糙,具疣状突起,有的具龟裂纹。体轻,质酥脆,易分层剥落,断面金黄色,可见细密的同心层纹,有的夹有白心。气清香,味苦而后甘,有清凉感,嚼之易碎,不粘牙。

【性味功能】

味苦、甘,性凉。效重、钝、软、柔。清热,解毒,镇静。

【主治应用】

瘟疫毒热,肝热,胆热,高烧抽搐昏迷,神志不清,狂犬病,癫狂症。

【文献记载】

《中华本草》蒙药卷,426页;

《中华本草》第9册,694页;

《中国药用动物志》,1505页;

《中国药用动物原色图鉴》,414页;

《甘肃中草药资源志》下册,1027页;

《中华人民共和国药典》2020年版一部,72页。

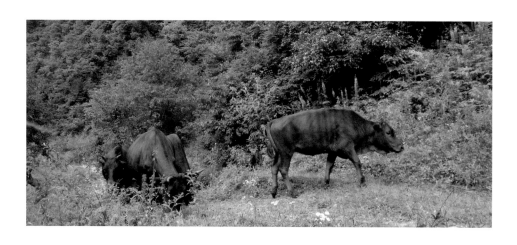

山羊

来源 牛科山羊属动物山羊 *Capra hircus* Linnaeus 的血液。

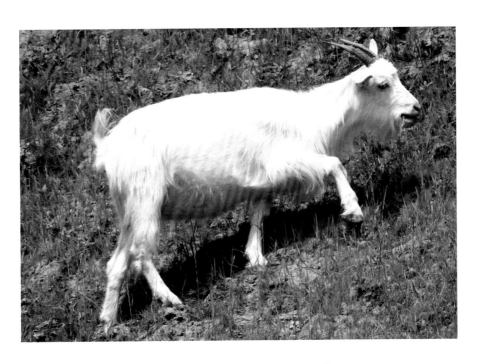

【蒙药名】

伊麻音—赤素、拉日哈。

【形态特征】

体长1~1.2m。头长,颈短,耳大,吻狭长。雌雄额部皆有1对角,雄性的角特长;角基部略呈三角形,尖端略向后弯,角质中空,表面有环纹或前面呈瘤状。雄者颚下有总状长须。四肢细。尾短。全体被粗直短毛,毛色有白、黑、灰或黑白相杂等多种。

【生境分布】

河西地区各县皆有养殖。

【采集加工】

全年均可采,但秋、冬季采收质佳。一般杀后取血置平底器皿中晒干后切成小块。也可将鲜血灌于刮净油脂的羊肠内,扎成3~4cm长的小节,晒干。

【药材性状】

本品呈干燥的块状或片状,黑褐色或深紫色,稍显光泽。体轻,气腥。

【性味功能】

味甘,性凉。解毒,愈伤,接骨,止血,燥协日乌素。

【主治应用】

杨梅疮,黑、白天花,肌肉损伤,骨伤,外伤肿痛,各种癣。

【文献记载】

《中华本草》蒙药卷,423页;

《中华本草》第9册,715页;

《中国药用动物志》,1512页;

《中国药用动物原色图鉴》,418页;

《甘肃中草药资源志》下册,1062页。

动物药

岩羊

来源 牛科岩羊属动物岩羊 *Pseudois nayaur*（Hodgson）的血液。

【蒙药名】

阳格日—伊麻音—赤素、哲日利格—伊麻音—赤素。

【形态特征】

与绵羊颇相似，体型中等，成体重约50kg。头狭长，耳小，颏下无须。尾较长。全身的毛长度相似。无眶下腺，但该部位的毛较稀疏而近乎裸露。足腺及鼠蹊腺不发达，或仅小兽有之，乳头2对，位于鼠蹊部。体背毛色棕黄或灰褐色、腹面和四肢内侧均为白色，背腹间有明显的黑色条纹。角相当粗大，但不长，角基始向外分歧而不往高生长，角尖略微偏向上方，角弯度不大，最长约60cm。雌兽角短小。角表面光滑，角尖端部之内侧有极微的小棱，但不形成环棱。

【生境分布】

河西地区多分布于海拔2400~4000m山峦起伏及开阔的山谷草地。

【采集加工】

全年均可采收，捕杀后采血放置器皿中，置通风干燥处阴干。

【性味功能】

味甘，性凉。愈伤，止血。

【主治应用】

各种出血，骨伤。

【文献记载】

《中华本草》蒙药卷，435页；

《中华本草》第9册，734页；

《中国药用动物志》，1522页；

《中国药用动物原色图鉴》，427页；

《甘肃祁连山陆生野生脊椎动物图鉴》，332页；

《甘肃中草药资源志》下册，1084页。

【濒危情况】

《国家重点保护野生动物名录》：Ⅱ级。

禁止滥捕。

注：中药名岩羊血。味甘，性温。活血化瘀，消滞止痢，解酒毒。

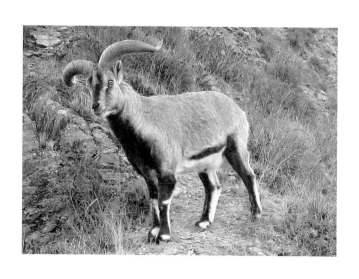

喜马拉雅旱獭

来源 松鼠科旱獭属动物喜马拉雅旱獭 *Marmota himalayana*（Hodgson）的肉、油脂。

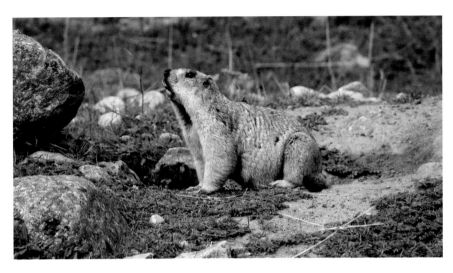

【蒙药名】

塔日布嘎纳。

【形态特征】

体重3~6kg,体长460~580mm。身体肥胖。耳小,耳壳短圆。尾短,长125~140mm,尾形略扁平。四肢短而粗。前足具4指,姆指不显,后足具5指。体背深褐带草黄色,缀不规则的黑色散纹。腹色较背色稍深,腹中央有橙黄色纵纹。足背灰黄色,趾端近爪处较深,近似黑褐色。尾背和体背色相似,尾端黑色或黑褐色。吻端和鼻上部有黑斑,吻周暗白色,眼眶上沿缀黑色条纹,耳壳呈深黄色,毛色随地区和个体的不同而有所变异。

【生境分布】

河西地区多分布于海拔2800~3600m的高山草甸草原带。栖息于高山草原上的阳坡、斜坡、谷地,也见于丘陵和山岳地带。喜群居,洞群多为家族型。每组家族洞群分主洞(越冬洞)、副洞(夏洞)和临时洞。洞口多有"旱獭丘",为洞道中推出的土堆积而成。视觉、听觉良好,受惊时往往相互呼叫报警。主要为白天活动,以上午9~10时活动最为频繁。有冬眠习性,次年春季出蛰。

【采集加工】

捕杀旱獭后取旱獭肉新鲜药用或晾干备用。取其脂肪,装入胃内,挂通风处阴干备用,也可熬制入药。

【性味功能】

肉:味甘,性温。祛寒,愈疮。油脂:味甘,腻,性温。祛寒,散肿。

【主治应用】

肉:妇女病。油脂:外用治关节痛。

【文献记载】

《中华本草》第9册,548页;

《中国药用动物志》,1568页;

《中国药用动物原色图鉴》,434页;

《甘肃祁连山陆生野生脊椎动物图鉴》,293页;

《甘肃中草药资源志》下册,1141页。

动物药

高原兔

| 来源 | 兔科兔属动物高原兔 *Lepus oiostolus* Hodgson 的心脏。 |

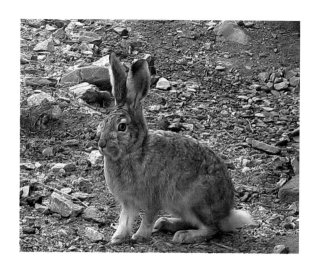

【蒙药名】

陶来音—珠日和。

【形态特征】

体型较大,毛长而蓬松。耳长,向前折时显著超过鼻端。全身背部为暗黄灰色,毛细长而略带波纹。臀部全为灰色细毛,中央较深而两侧较浅。头部尤其是鼻部中央颜色较深,面颊部及眼圈周围色较淡。颈背呈浅棕灰色,颈腹为黄灰色。腹毛纯白色。前肢为极浅的棕黄色,后肢外侧棕色,足背白色。尾背有一个很窄的暗灰区域,尾的两侧为白色,并有灰色毛基。

【生境分布】

河西地区多分布于海拔较高的高山草甸及草原地区。无固定洞穴,白天常在草丛中活动,吃植物性食料。

【采集加工】

全年均可捕猎。捕杀后取出心脏,晒干或烘干。

【药材性状】

本品呈心形,长约4.5cm,直径约3cm。表面灰棕至棕褐色,有的残有脂肪,上部可见心孔腔,有斜向和纵向肌肉纹理,质轻,断面棕褐色,不整齐。气腥。

【性味功能】

味甘、涩,性温,效腻。镇赫依,镇静,镇刺痛。

【主治应用】

气喘,心刺痛,失眠,心神不安,胸闷,心赫依引起的昏迷,命脉赫依病。

【文献记载】

《中华本草》蒙药卷,441页;

《中华本草》第9册,544页;

《中国药用动物志》,1599页;

《中国药用动物原色图鉴》,430页;

《甘肃祁连山陆生野生脊椎动物图鉴》,289页;

《甘肃中草药资源志》下册,1161页。

注①:草兔 *L.capensis* Linnaeus 在河西地区与高原兔同等药用。

注②:中药使用其肉、骨、血、肝脏等,不包括心脏。其来源包括:高原兔、草兔等。

兔肉:甘、寒。健脾补中,凉血解毒。

兔骨:甘、酸、平。清热止渴,平肝祛风。

兔血:咸、寒。凉血活血,解毒。

兔肝:甘、苦、咸、寒。养肝明目,清热退翳。

矿物药

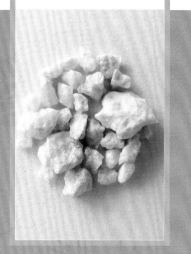

大青盐

来源 本品为卤化物类石盐族湖盐结晶体，主含氯化钠（NaCl）。

【蒙药名】

呼和—达布斯。

【形态特征】

晶体通常为立方体，集合体为疏松或致密的晶粒和块状，晶面具漏斗状之阶梯凹。纯净的石盐呈无色透明或白色，但因染色质不同，常染有各种颜色，如灰色（泥质油点）、黄色（氢氧化铁）、红色（无水氧化铁）、褐色或黑色（有机质）等，有时有蓝色的斑点不均匀地分布其中。条痕为白色。具玻璃光泽，稍受风化的表面为脂肪光泽。断口呈贝壳状。硬度2.5，相对密度2.1~2.6。性脆。有咸味。具吸湿性，易溶于水。

【生境分布】

河西地区常产于干燥地区的盐湖中。盐岩常与其他盐矿、石膏及砂岩、黏土伴生于沉积岩中。

【采集加工】

全年可采，一般多在6~8月间进行，自盐湖中取出，晒干。

【药材性状】

本品为立方体、八面体或菱形的结晶，有的为歪晶，直径0.5~15cm。白色或灰白色，半透明，具玻璃样光泽。质硬，易砸碎，断面光亮。气微。

【性味功能】

味咸、涩，效温。消食，破痞，通便。

【主治应用】

消化不良，赫依血引起胸满，牙痛。

【文献记载】

《甘肃中草药资源志》下册，1258页；

《中华人民共和国药典》2020年版一部，23页。

注：中药名大青盐。本品亦为传统中药。味咸，性寒。清热，凉血，明目。

241

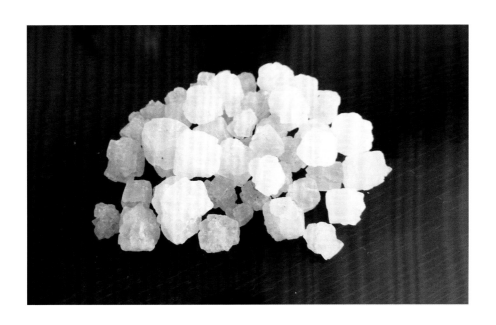

矿
物
药

石膏

来源 本品为硫酸盐类矿物石膏族石膏，主含含水硫酸钙（CaSO₄·2H₂O）。

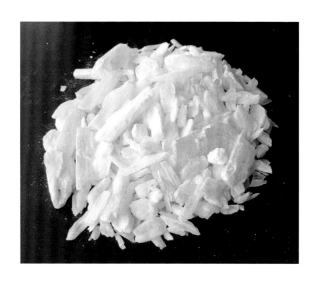

【蒙药名】

朝伦—竹冈。

【形态特征】

单斜晶系。晶体常呈板状，集合体常呈致密粒状、纤维状或片状。通常白色，结晶体无色透明，当成分不纯时，可呈现灰色、肉红色、蜜黄色或黑色等。条痕白色。透明至半透明。解理面呈玻璃样光泽，纤维状者呈绢丝光泽。片状解理显著。断口贝壳状、多片状。硬度1.5~2，相对密度2.3。具柔性和挠性。

【生境分布】

河西地区常产于内陆盐湖和湖泊形成的沉积岩中。

【采集加工】

一般于冬季采挖。挖出后，去净泥土及杂石。

【药材性状】

本品为纤维状的集合体，呈长块状、板块状或不规则块状。白色、灰白色或淡黄色，有的半透明。体重，质软，纵断面具绢丝样光泽。气微。

【性味功能】

味微甘，性凉，效较、重、钝。清热，止咳，愈伤，退黄。

【主治应用】

肺热咳嗽，肺瘤疾，伤热，骨折，黄疸。

【文献记载】

《甘肃中草药资源志》下册，1266页；

《中华人民共和国药典》2020年版一部，98页。

注：中药名石膏。本品亦为传统中药。味甘、辛，性大寒。清热泻火，除烦止渴。

煅石膏为石膏的炮制品，呈白色粉末或酥松块状物，表面透出微红色的光泽，不透明。体较轻，质软，易碎，捏之成粉。味甘、辛、涩，性寒。收湿，生肌，敛疮，止血。

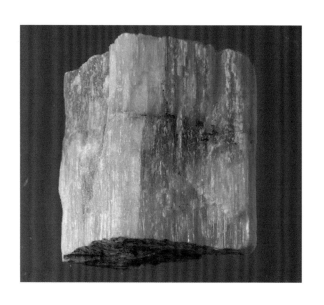

代赭石

【来源】 本品为氧化物类矿物刚玉族赤铁矿,主含三氧化二铁(Fe_2O_3)。

【蒙药名】

乌兰—吉必—朝鲁。

【形态特征】

晶体常呈薄片状、板状。一般以致密块状、肾状、葡萄状、豆状、鱼子状、土状等集合体最为常见。结晶者呈铁黑色或钢灰色;土状或粉末状者,呈鲜红色,但条痕都呈樱桃红色。结晶者呈金属光泽。

【生境分布】

产于许多种矿床和岩石中。含铁岩石风化岩可形成残余的赤铁矿床;变质岩含赤铁矿很丰富,成为重要铁矿。河西部分地方有分布。

【采集加工】

随时采,挖出后,去净泥土杂物。

【药材性状】

本品为鲕状、豆状、肾状集合体,多呈不规则的扁平块状。暗棕红色或灰黑色,条痕樱红色或红棕色,有的有金属光泽。一面多有圆形的突起,习称"钉头";另一面与突起相对应处有同样大小的凹窝。体重,质硬,砸碎后断面显层叠状。气微。

【性味功能】

味苦,性寒。愈伤,接骨,干脓,燥协日乌素,祛云翳。

【主治应用】

颅脑损伤,外伤疮口化脓,筋或白脉损伤所致的肢体拘挛,视力模糊,昏朦症,目翳,眼睑干性糜烂。《蒙药学》:"味苦;性寒。"

【文献记载】

《甘肃中草药资源志》下册,1169页;

《中华人民共和国药典》2020年版一部,388页。

注:中药名赭石。本品亦为传统中药。味苦,性寒。平肝潜阳,重镇降逆,凉血止血。

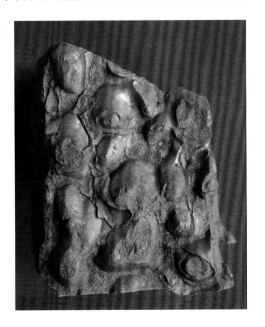
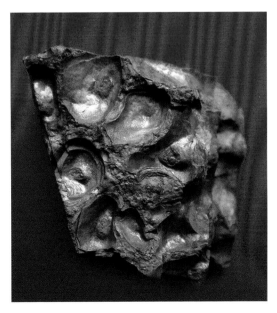

矿物药

硫黄

来源 本品为自然元素类矿物硫族自然硫,采挖后,加热熔化,除去杂质;或用含硫矿物经加工制得。

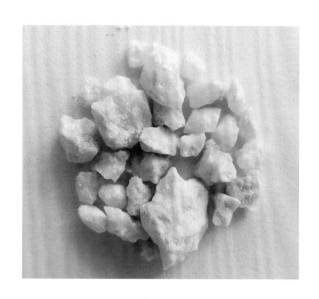

【蒙药名】

扣呼日。

【形态特征】

呈不规则块状、粗颗粒状。浅黄色、黄色或略呈绿黄色。条痕白色或淡黄色。表面不平坦或粗糙,常具多数小孔隙。脂肪光泽。体轻,质松脆,易砸碎。有的断面呈蜂窝状,纵面可见细柱或针状晶体,近于平行排列,金刚光泽。具特异臭气,味淡。以块整齐、色黄、有光泽、质松脆、无杂质者为佳。

【生境分布】

以游离态和化合态存在于自然界中,化合态主要有硫化物和硫酸盐。在地壳中的丰度为0.048%。肃北蒙古族自治县等地有分布。

【药用基源】

为自然元素类硫黄族矿物自然硫(S)。

【采集加工】

任何时候可采挖。本品易燃,注意防火。

【药材性状】

本品呈不规则块状。黄色或略呈绿黄色。表面不平坦,呈脂肪光泽,常有多数小孔。用手握紧置于耳旁,可闻轻微的爆裂声。体轻,质松,易碎,断面常呈针状结晶形。有特异的臭气。

【性味功能】

味酸,性温。有毒! 止痒杀虫。

【主治应用】

黄水病,疥癣,黄水疮,疥疮。

【文献记载】

《甘肃中草药资源志》下册,1303页;

《中华人民共和国药典》2020年版一部,350页。

注:中药名硫黄。本品亦为传统中药。味酸,性温。有毒! 外用解毒杀虫疗疮;内服补火助阳通便。

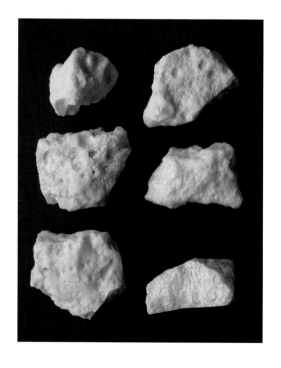

主要参考文献

[1] Flora of China Ediorial Commitee. *Flora of China*: Volume 1~25[M]. Beijing: Science Press & St. Louis: Missouri Botanical Garden Press. 1994~2013.

[2]中国植物志编辑委员会.中国植物志: 1~80 卷[M]. 北京: 科学出版社, 1961~2004.

[3]中国科学院植物研究所中国高等植物图鉴: 1~5 卷[M]. 北京: 科学出版社, 1985.

[4]刘贤德, 姚春云, 狄多隆, 等.祁连山药用植物志[M]. 兰州: 兰州大学出版社, 2001.

[5]张勇, 冯起, 高海宁, 等.祁连山维管植物彩色图谱[M]. 北京: 科学出版社, 2013.

[6]张勇, 刘贤德, 李鹏, 等.甘肃河西地区维管植物检索表[M]. 兰州: 兰州大学出版社, 2002.

[7]孙学刚, 张玉斌, 刘晓娟, 等.甘肃盐池湾国家级自然保护区植物图鉴[M].北京: 林业出版社, 2013.

[8]国家药典委员会.中华人民共和国药典: 2020年版　一部[S]. 北京: 中国医药科技出版社, 2020.

[9]国家中医药管理局《中华本草》编委会.中华本草: 1~10 册[M]. 上海: 上海科学技术出版社, 1999.

[10]国家中医药管理局《中华本草》编委会.中华本草: 蒙药卷[M]. 上海: 上海科学技术出版社, 2004.

[11]赵汝能.甘肃中草药资源志: 上册[M]. 兰州: 甘肃科学技术出版社, 2004.

[12]赵汝能.甘肃中草药资源志: 下册[M]. 兰州: 甘肃科学技术出版社, 2007.

[13]甘肃省食品药品监督管理局.甘肃省中药材标准 (2009 年版) [M]. 兰州: 甘肃文化出版社, 2009.

[14]朱亚民.内蒙古植物药志: 1~3 卷[M].呼和浩特: 内蒙古人民出版社, 1993.

[15]布和巴特尔.常用蒙药原色图谱 (蒙古文) [M].赤峰: 内蒙古科学技术出版社, 2008.

[16]热格德勒, 江琦.肃北蒙古族自治县地产蒙药材[M].呼和浩特: 内蒙古人民出版社, 2002.

[17]李军德, 黄璐琦, 曲晓波.中国药用动物志[M]. 2 版.福州: 福建科学技术出版社, 2013.

[18]黎跃成.中国药用动物原色图鉴[M].上海: 上海科学技术出版社, 2010.

[19]马堆芳.甘肃祁连山陆生野生脊椎动物图鉴[M].兰州: 甘肃科学技术出版社, 2020.

中文名索引

中文名索引

拉丁名索引

250

甘肃西部蒙药资源

拉丁名索引

拉丁名索引